153

Anaesthesiologie und Intensivmedizin
Anaesthesiology
and Intensive Care Medicine

vormals „Anaesthesiologie und Wiederbelebung"
begründet von R. Frey, F. Kern und O. Mayrhofer

Herausgeber:
H. Bergmann · Linz (Schriftleiter)
J.B. Brückner · Berlin   M. Gemperle · Genève
W.F. Henschel · Bremen   O. Mayrhofer · Wien
K. Peter · München

Schmerzbehandlung
Epidurale Opiatanalgesie

Ergebnisse des
Zentraleuropäischen Anaesthesiekongresses
Berlin 1981
Band 3

Herausgegeben von J.B. Brückner

Mit 90 Abbildungen und 50 Tabellen

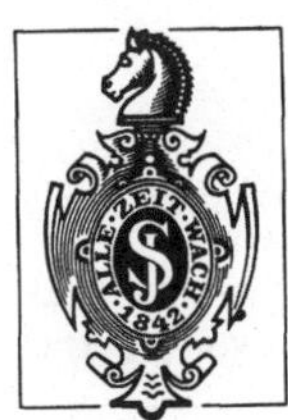

Springer-Verlag
Berlin Heidelberg New York 1982

Prof. Dr. Jürgen B. Brückner
Institut für Anaesthesiologie der
Freien Universität Berlin
Klinikum Charlottenburg
Spandauer Damm 130
D-1000 Berlin 19

CIP-Kurztitelaufnahme der Deutschen Bibliothek
ZAK < 1981, Berlin, West >:
Ergebnisse des Zentraleuropäischen Anaesthesiekongresses: Berlin 1981/
hrsg. von J.B. Brückner. – Berlin; Heidelberg; New York: Springer
(Anaesthesiologie und Intensivmedizin; . . .)
NE: Brückner, Jürgen B. [Hrsg.]
Bd. 3 → Schmerzbehandlung – Epidurale Opiatanalgesie

Schmerzbehandlung – Epidurale Opiatanalgesie/hrsg. von J.B. Brückner. –
Berlin; Heidelberg; New York: Springer, 1982.
(Ergebnisse des Zentraleuropäischen Anaesthesiekongresses; Bd. 3)
(Anaesthesiologie und Intensivmedizin; 153)
ISBN-13:978-3-540-11830-5   e-ISBN-13:978-3-642-68745-7
DOI: 10.1007/978-3-642-68745-7
NE: Brückner, Jürgen B. [Hrsg.]; 2. GT

Satz: Schreibsatz-Service Weihrauch, Würzburg

2119/3321-543210

Vorwort

Die Erfahrungen in der Behandlung von Schmerzen während und
nach Operationen, in der Anwendung von Analgetika, Lokalanaesthetika und regionalen Blockaden, weisen den Anaesthesisten
als Spezialisten in der Schmerzbehandlung aus. Die Therapie des
chronischen Schmerzes wie auch des Tumorschmerzes erfordert
die Zusammenarbeit von Spezialisten aus verschiedenen medizinischen Disziplinen um Erfolg zu haben. Der Anaesthesist wird
aber auch hier bei Anwendung der Methoden seines Fachgebietes
ein unverzichtbarer Partner im Schmerzteam sein. Es überrascht
deshalb nicht, daß der wissenschaftlichen Beschäftigung mit den
Schmerzphänomenen und ihrer Therapie in unserem Fachgebiet
ein immer breiterer Raum gewidmet wird.

Neue Erkenntnisse, wie die Entdeckung der Opiatrezeptoren
und des Endorphinsystems, führten einerseits zu einer intensiveren
Beschäftigung mit älteren Methoden der Schmerzbehandlung, wie
z.B. Akupunktur und Elektrostimulationsanalgesie, aber auch zur
Entwicklung neuer Methoden, wie z.B. der epiduralen Anwendung
von Opiaten. Gerade diese Methode hat in den letzten drei Jahren
eine so stürmische Entwicklung durchgemacht, daß manchmal unter Erfolgskasuistiken und theoretischen Abhandlungen die kriti-
sche, distanzierte Stellungnahme in den Hintergrund trat.

Die epidurale Anwendung von Opiaten kann bei falscher Applikation und mangelnder Überwachung erhebliche Gefahren für den
Schmerzpatienten bringen. Es ist das Verdienst von S. Piepenbrock und M. Zenz auf dem Zentraleuropäischen Anaesthesie-
kongreß 1981 in Berlin zusammen mit Experten aus der Klinik
ein Panel: „Die aktuelle Kontroverse: Peridurale Opiatanalgesie,
Indikationen und Gefahren" organisiert zu haben, um die gesicher-
ten Aspekte dieser Form der Schmerztherapie für den Praktiker
darzustellen und notwendige Sicherheitsstandards sowie Grenzen
der Methode zu definieren. Die Ergebnisse dieses Rundtischge-
spräches (für die Mithilfe beim Copy Editing sei S. Piepenbrock
recht herzlich gedankt) sollen in diesem Band zusammen mit den
Vorträgen der Sitzung „Epidurale Opiatanalgesie" (Vorsitzende:
F. Kern und G. Kreienbühl) sowie den Ergebnissen anderer Vorträge

des ZAK 1981 zur Behandlung des postoperativen und des chronischen Schmerzes unter besonderer Berücksichtigung von Akupunktur und Elektrostimulationsanalgesie abgedruckt werden.

Den Autoren und den Vorsitzenden der Sitzungen, dem Springer-Verlag und dem J.F. Bergmann Verlag (Frau S. Waldhütter) sei an dieser Stelle noch einmal herzlich gedankt für das Zustandekommen dieses Teils der Proceedings des ZAK 1981.

Berlin-Charlottenburg, November 1982   Jürgen B. Brückner

Inhaltsverzeichnis

Panel
Die aktuelle Kontroverse:
Peridurale Opiatanalgesie, Indikationen und Gefahren
(Moderatoren: S. Piepenbrock und M. Zenz)

Einleitung (S. Piepenbrock und M. Zenz)   3

Peridurale versus intrathekale Opiatanalgesie (M. Zenz)   4

Intraoperative Anwendung der periduralen Opiatanalgesie
(H. Müller, M. Stoyanov, U. Börner, H. Gips, A. Brähler und
G. Hempelmann) 10

Postoperative Nicomorphine Analgesia by Spinal or Epidural
Application (J.W.M. Pinckaers, G.M.M. Nijhuis, and
R. Dirksen) 16

Die Morphin-Periduralanalgesie in der Geburtshilfe (H.-J. Hartung, W. Wiest, A. Hettenbach, P.-M. Osswald, R. Klose
und R. Pohl) 25

Epidural Morphine for the Treatment of Pain After Multiple
Rib Fractures — A Double Blind Comparison with Bupivacain (S. Reiz) 31

Anwendung der periduralen Opiatanalgesie bei Karzinomschmerzen (B. van den Berg) 35

Peridurale Opiatanalgesie: Grenzen der Methode
(S. Piepenbrock) 39

Freie Vorträge und Poster
Epidurale Opiatanalgesie

Untersuchungen zur epiduralen Opiatanalgesie (M. Rust,
M. Gessler, W. Zieglgänsberger, R. Egbert und A. Struppler)   49

Schmerzbekämpfung mit intrathekaler und epiduraler
Morphininjektion: Ein Vergleich zwischen Effektivität und
Komplikationen (E. Gebert, C. Kam, H. Nagel und
J. Sarubin) 54

Untersuchungen über epidurales Morphin: Wirksamkeit,
Lösungsmittel und analgetische Supplementation (J. Bläss,
H. Gerber und K. Spelina) 60

Sympathikusblockade bei Periduralanaesthesie und bei
periduraler Opiatanalgesie (B. van den Berg, E. van den Berg
und M. Zenz) 65

Untersuchungen zur Beeinflussung der Atemerregbarkeit
in Relation zur Plasmakonzentration nach periduraler Morphinanalgesie (W. Schleinzer, W. Dick, P. Lotz,
H.-H. Mehrkens und M.R. Möller) 71

Peridurale Analgesie mit Buprenorphin und Morphin bei
postoperativen Schmerzen (M. Zenz, S. Piepenbrock,
B. Hübner und M. Glocke) 78

Die Rippenserienfraktur — eine Indikation für die peridurale Opiatanalgesie (I. Kiss und M. Abel) 90

Epidurales Morphin bei der Behandlung von Gelenksteifen
des Kniegelenkes (H. Ponhold und R. Reschauer) 93

Respiratory Effects of Epidural Morphine (J. Jakubaszko,
A. Aronski, B. Lazarkiewicz und S. Organowski) 96

Lungenfunktion unter postoperativer periduraler
Opiatanalgesie (N. Frings, B. von Bormann, H. Konder
und H. Lennartz) 102

Hämodynamik und Lungenfunktion von Thoraxverletzten
bei kontrollierter Beatmung und Spontanatmung unter
thorakaler Epiduralanalgesie mit Lokalanaesthetika und
Morphin (W. Vogelsberger, U. Börner, H. Müller, P. Eglins,
M. Tabbert und G. Hempelmann) 108

Erfahrungen mit der periduralen Opiatanalgesie in Selbstversuchen (W. Rieder, H. Müller, N. Klug, D. Kling,
V. Lüben, M. Stoyanov und G. Hempelmann) 113

Postoperative Komplikationen bei zwei Analgesiemethoden.
Zweijahresstudie (M. Zenz, S. Piepenbrock, H. Brämswig,
M. Hüsch und G. Otten) 116

Freie Vorträge
Schmerztherapie

Postoperative Schmerzbehandlung nach Schmerzeinschätzung
(L. Grabow, P. Wesierski, H. Stannigel und P. Roebruck) . . . 123

Buprenorphine, Tramadol and Nicomorphine for Control
of Postoperative Pain (E. Alon, I. Rajower, G. Schulthess,
and G. Hossli) 127

Postoperative Schmerzeinschätzung (L. Grabow, H. Stannigel,
P. Wesierski und P. Roebruck) 132

Plasma-ADH-Spiegel als postoperativer Streß-Parameter
unter verschiedenen Analgesieverfahren (B. von Bormann,
B. Weidler, N. Frings, R. Dennhardt, K. Sturm und
G. Hempelmann) 137

Vergleichende Untersuchungen über die perioperative
Schmerz-Streßausschaltung unter verschiedenen Narkose-
verfahren anhand des Plasma-ADH-Spiegels (B. Weidler,
B. von Bormann, R. Dennhardt und G. Hempelmann) 142

Buprenorphin bzw. Pentazocin zur intravenösen postoperativen Schmerzbekämpfung nach Baucheingriffen (S. Piepenbrock, M. Zenz, R. Gorus und P. Lestau) 149

Akupunktur und Elektrostimulation

Psychosomatische Korrelation bei Schmerzpatienten und
Elektrohypalgesie (J. Berlin, E. David, F. Schmidt,
J. Klimm und W. Tolksdorf) 159

Verhalten von Kortisol, Renin-Angiotensin und anderer
Streßparameter bei Operationen in ESA nach der
Heidelberger Methode (M.V. Fischer, O.H. Just und
A. von der Linden) 162

Beziehung zwischen Akupunkturbehandlungserfolg und ·
Persönlichkeitsstruktur des Patienten (M.V. Fischer,
O.H. Just, M. Hufnagl und I. Reitinger) 169

Die Elektrostimulationsanalgesie (ESA) bei nicht prämedizierten und Atropin prämedizierten Patienten (F. Schimek,
J.J. Schimek, K.-F. Rothe und W. Heller) 174

Der Einfluß der transkutanen elektrischen Nervenstimulation (TES) auf die analgetische Komponente des Stick-
oxyduls (F. Schimek, C.R. Chapman, J. Gehrig, R. Gerlach
und Y. Colpitts) 181

Die Differenzialwirkung der Intensität der Akupunkturstimulation auf den dentalen Schmerz und die bezogenen
evozierten Potentiale (F. Schimek, C.R. Chapman und
R. Gerlach) 187

Sachverzeichnis 193

Verzeichnis der Referenten, Moderatoren und Panelteilnehmer

Alon, E., Dr. med., Institut für Anaesthesiologie, Universitätsspital,
CH-8091 Zürich

Berlin, J., Dr. med., Leiter der Abteilung für Anaesthesiologie und
Algesiologie des Kreiskrankenhauses, Äußere Grabenstr. 22,
D-8563 Schnaittach

Bläss, J., Dr. med., Dept. für Anaesthesie der Universität Basel,
Kantonsspital, Spitalgasse 21, CH-4031 Basel

Bormann, B. von, Dr. med., Abt. für Anaesthesiologie und Intensivmedizin der Justus-Liebig-Universität, Klinikstr. 29,
D-6300 Gießen

Fischer, M.V., Dr. med., Abt. für Anaesthesiologie der Chirurgischen Universitätsklinik, Im Neuenheimer Feld 110,
D-6900 Heidelberg

Frings, N., Dr. med., Abt. für Anaesthesie und interdisziplinäre
Intensivmedizin, Klinikum der Philipps-Universität, D-3550 Marburg

Gebert, E., Dr. med., Anaesthesieabteilung des Krankenhauses
Maria Hilf, D-5483 Bad Neuenahr

Grabow, L., Prof. Dr. med., Zentrale Abt. für Anaesthesiologie
und Intensivmedizin, Ev. Krankenanstalten, D-4100 Duisburg-Nord

Hartung, H.-J., Dr. med., Institut für Anaesthesiologie und Reani-
mation an der Fakultät für klinische Medizin Mannheim der Universität Heidelberg, Postfach 23, D-6800 Mannheim 1

Jakubaszko, J., Dr. med., Institut für Anaesthesiologie und Reani-
mation der Medizinischen Akademie Breslau, Chalubinskiego Str. 1a,
Wroclaw, Polen

Kiss, I., Dr. med., Institut für Anaesthesiologie der Universitäts-
kliniken, Hugstetter Straße 55, D-7800 Freiburg

Müller, H., Dr. med., Abt. für Anaesthesiologie und Intensivmedizin am Klinikum der Justus-Liebig-Universität, Klinikstr. 29,
D-6300 Gießen

Nijhuis, G.M.M., Dr. med., Dept. of Anaesthesia, Radboudzieken-
huis Geert Grooteplein Zuid 10, Nijmegen, Niederlande

Piepenbrock, S., Prof. Dr. med., Institut für Anaesthesiologie und
operative Intensivmedizin, Klinikum Steglitz der Freien Universität
Berlin, Hindenburgdamm 30, D-1000 Berlin 45

Pinckaers, J.W.M., Dr. med., Dept. of Anaesthesia, Radboudzieken-
huis, Geert Grooteplein Zuid 10, Nijmegen, Niederlande

Ponhold, H., Dr. med., Institut für Anaesthesiologie der Universität Graz, Augenbruggerplatz 5, A-8036 Graz

Reiz, S., Dr. med., Dept. of Anaesthesia and Critical Care Medicine,
University of Umeå, Umeå, Schweden

Rieder, W., Dr. med., Abt. für Anaesthesiologie und Intensivmedizin am Klinikum der Justus-Liebig-Universität, Klinikstr. 29,
D-6300 Gießen

Rust, M., Dr. med., Institut für Anaesthesiologie der TU München,
Klinikum rechts der Isar, Ismaningerstr. 22, D-8000 München 80

Schimek, F., Dr. med., Dept. of Anesthesiology RN 10, University of Washington, Seattle, WA 98195, USA

Schleinzer, W., Dr. med., Zentrum für Anaesthesiologie der Universität Ulm, Prittwitzstr. 43, D-7900 Ulm

Van den Berg, B., Dr. med., Zentrum für Anaesthesiologie der
Medizinischen Hochschule Hannover, Abt. IV, Krankenhaus Oststadt, Podbielskistr. 380, D-3000 Hannover 51

Vogelsberger, W., Abt. für Anaesthesiologie und Intensivmedizin
am Klinikum der Justus-Liebig-Universität, Klinikstr. 29,
D-6300 Gießen

Weidler, B., Dr. med., Abt. für Anaesthesiologie und Intensivmedizin der Justus-Liebig-Universität, Klinikstr. 29, D-6300 Gießen

Zenz, M., Dr. med., Zentrum für Anaesthesiologie der Medizinischen Hochschule, Abt. IV, Krankenhaus Oststadt, Podbielskistr. 380, D-3000 Hannover 51

Panel
Die aktuelle Kontroverse: Peridurale Opiatanalgesie, Indikationen und Gefahren

Moderatoren: S. Piepenbrock und M. Zenz

Einleitung

S. Piepenbrock und M. Zenz

Ich darf Sie recht herzlich begrüßen und freue mich, daß Sie trotz der frühen Morgenstunde
schon so zahlreich hierher gekommen sind. Wir haben uns ein Thema vorgenommen, das
in der Anaesthesietechnik noch sehr neu ist. Die peridurale Opiatanalgesie ist eine Applika-
tionstechnik von Opiaten, die im Grunde erst seit 2½ Jahren klinisch angewendet wird.
Sie hat in der Folge helle Begeisterung bei den Therapeuten ausgelöst. Es sind dann aber
auch bereits Stimmen laut geworden, die vor der Methode gewarnt haben. Es gab andere,
die gesagt haben, die Methode funktioniert gar nicht so, wie das immer behauptet wird.
Es ist also eine Kontroverse darüber entstanden, ob die Methode gut funktioniert und es
ist insbesondere auch keine Klarheit vorhanden, wo und wann man diese Technik anwenden
soll, welche Indikationen sie hat und welche Kontraindikationen gegeben sind. Wir wollen
uns bemühen, praktische Gesichtspunkte in den Vordergrund zu stellen, wir wollen nicht
zu tief in die Theorie einsteigen. Es sind inzwischen eine Fülle von Untersuchungen gemacht
worden zu den Grundlagen, die aber für den praktischen Gebrauch uns noch keine Hinweise
geben. Wir haben deshalb zu diesem Panel Praktiker eingeladen, d.h. Leute, die sich mit der
Methode in der praktischen Anwendung auseinandergesetzt haben und die dies auch in faß-
bare Daten ummünzen konnten.

Peridurale versus intrathekale Opiatanalgesie

M. Zenz

Der Nachweis spinaler Opiat-Rezeptoren hat zu der klinischen Anwendung von topisch-regional applizierten Opiaten geführt und in der Schmerztherapie neue Wege aufgezeigt. Das Zusammenwirken von extern zugeführten Opiaten und den körpereigenen Opiat-Rezeptoren im Bereich der Substantia gelatinosa des Rückenmarkes bewirkt eine regional ausgeprägte Form der Hypalgesie, die unter weitgehender Erhaltung aller anderen Qualitäten lediglich die Empfindung von dumpfem diffusem Schmerz blockiert.

Zwei Wege zur rückenmarksnahen Applikation von Opiaten können beschritten werden: die intrathekale und die peridurale Injektion. Beide Zugangswege eröffnen eine gute und langanhaltende Schmerzdämpfung, sie unterscheiden sich jedoch hinsichtlich ihrer Nebenwirkungen. Es soll daher versucht werden, in diesem ersten Teil des Panels die Frage zu klären, welche Methode verantwortbar angewandt werden kann, und welche Methode bei bestimmten Indikationen nicht angewandt werden sollte.

Welche Möglichkeiten bestehen, diese zwei in der Literatur ausführlich beschriebenen Zugangswege, um Opiate rückenmarksnah zu applizieren, zu vergleichen? Eine Differenzierung ist möglich von Seiten der Technik, der Analgesiequalität, durch Vergleich verschiedener Indikationen, vor allem aber stellen die verschiedenen Nebenwirkungen und die Nebenwirkungsrate der beiden Alternativmethoden das bestimmende Moment dar.

Die *Technik* der intrathekalen Punktion ist sicherlich für die meisten ein leichterer Weg als die peridurale Punktion, zumal wenn ein Katheter gelegt werden soll. Aber die Infektionsmöglichkeit bei intrathekaler Punktion ist als höher anzusehen. Darüber hinaus besteht bei Durapunktion zunächst immer die Gefahr, daß der sog. postspinale Kopfschmerz auftritt. Dies läßt sich auch nicht ganz umgehen durch Benutzung feinkalibriger Punktionskanülen. Ein wesentliches Unterscheidungsmerkmal zwischen intrathekalem und periduralem Zungangsweg stellt die Möglichkeit zur Dauertherapie dar. Für den intrathekalen Zugang ist die Anlage eines Katheters nur von wenigen Außenseitern als Möglichkeit zur Dauertherapie beschrieben; dagegen gehört die Katheteranlage im Periduralraum zu den anaesthesiologischen Routinemaßnahmen. Von Seiten der Technik her bestehen also lediglich Vorteile hinsichtlich der Punktion beim intrathekalen Zugang, alle anderen Kriterien zeigen Vorteile für die peridurale Methode.

Die *Analgesiequalität* scheint nach Berichten in der Literatur bei intrathekaler Applikation des Opiates sicherer, konstanter und länger ausgeprägt zu sein. Im folgenden sind die Ergebnisse einer Literaturübersicht der Jahre 1979 bis 1981 zusammengestellt, und zwar nur diejenigen Arbeiten, die nicht in Anekdotenform geschrieben sind. Dabei wurden ausgewertet: 2642 Behandlungen mit periduraler Opiatanalgesie und 313 Behandlungen mit intrathekaler Opiatanalgesie. Nach dieser Literaturübersicht folgt bei intrathekaler

Applikation des Opiates in 95% der Fälle eine gute bis sehr gute Analgesie, bei periduraler Applikation des Opiates in 88%. Aber es wird auch folgendes deutlich: Schon die zweite intrathekale Gabe eines Opiates hat eine kürzere Wirkungszeit und zeigt in einem höheren Prozentsatz Versager als bei der zweiten periduralen Applikation.

Nach den Kriterien Technik und Analgesiequalität bestehen also Vorteile lediglich auf Seiten der periduralen Applikation des Opiates.

Hinsichtlich der *Indikation* zur Behandlung soll hier nur über die Schmerztherapie in der postoperativen Phase, bei Rippenserienfrakturen, in der Geburtshilfe und bei Karzinomschmerz besprochen werden. In der postoperativen Phase ist meist eine über mehrere Tage andauernde Analgesie notwendig und unabdingbar, das heißt, die Methode muß gewährleisten, daß die Analgesie über 3–4 Tage aufrechterhalten bleiben kann. Bei intrathekaler Applikation wären hierzu mehrere Punktionen mit den entsprechenden Komplikationsmöglichkeiten notwendig, so daß eine intrathekale Opiatanalgesie für die postoperative Schmerztherapie nicht in Frage kommt. Bei solchen Operationen, die primär in Spinalanaesthesie durchgeführt werden, ist eine zusätzliche Gabe eines Opiates durchaus nicht unproblematisch. In Spinalanaesthesie werden meist kleinere Operationen oder kurzdauernde Knocheneingriffe durchgeführt; diese Patienten werden postoperativ auf die Normalstation entlassen, und hier ist die für spinale Opiat-Injektionen notwendige kontinuierliche Überwachung nur in Einzelfällen gewährleistet. Bromage hat in diesem Zusammenhang ausdrücklich darauf hingewiesen, daß eine rückenmarksnahe Injektion von Opiaten in keiner Weise geeignet ist, lediglich dem Komfort des Patienten zu dienen, der womöglich noch in einem Einzelzimmer auf einer peripheren Station postoperativ ohne Überwachung bleibt.

Auch bei der Schmerztherapie bei Rippenserienfrakturen besteht dasselbe Problem: Die Analgesie sollte mindestens bis zum 3. oder 4. Tag durchgeführt werden — in den meisten Fällen länger —, so daß auch hier nur eine Methode in Frage kommt, die diese Bedingungen erfüllt. Dies ist ebenfalls bei der intrathekalen Opiatanalgesie nicht gegeben.

Genau umgekehrt erscheint das Problem bei der geburtshilflichen Analgesie: Hier soll eine relativ kurze überschaubare Analgesiephase abgedeckt werden, etwa der Zeitraum von 4–8 Stunden. Hier wäre der sonst genannte Vorteil der intrathekalen Opiatapplikation, nämlich die Wirkungszeit von 20–24 Stunden, gerade ein Nachteil. Diese Patienten müßten nach der Geburt noch längere Zeit überwacht werden. Dies ist in den meisten geburtshilflichen Abteilungen nicht möglich. Darüber hinaus scheint mir die rückenmarksnahe Applikation von Opiaten keine sinnvolle Alternative zur Periduralanaesthesie in der geburtshilflichen Schmerztherapie darzustellen.

Bei der Behandlung von Karzinomschmerz ist der Zeitraum, über den eine Analgesie notwendig ist, in keiner Weise vor Therapiebeginn abzuschätzen. Dieser Zeitraum kann zwischen Tagen und Monaten variieren. Über mehrere Monate ist es aber vernünftigerweise nicht möglich, in 2tägigen oder täglichen Abständen eine Durapunktion zur Applikation von Opiaten vorzunehmen. Bei der Behandlung von Karzinomschmerzen kommt, wenn eine solche Methode gewählt werden soll, nur die Anlage eines Periduralkatheters zur rückenmarksnahen Applikation von Opiaten in Frage.

Bei den genannten 4 Indikationen ergeben sich in keiner Weise Vorteile für den intrathekalen Zugangsweg.

Das wesentlichste Unterscheidungskriterium zur Wahl zwischen intrathekaler und periduraler Opiatanalgesie stellen aber die möglichen und beschriebenen Nebenwirkungen beider Methoden dar. Auch hier sollen die Daten der Literaturzusammenstellung als Entscheidungshilfen dienen. Wenig Unterschiede bestehen im Auftreten von Übelkeit und Erbrechen nach beiden Methoden. Anders beim Kriterium „Sedierung". Bei periduraler Applikation des Opiates tritt in 1,5% der Fälle eine Sedierung auf, bei intrathekaler Applikation in 25%.

Urinretention tritt nach periduraler Opiatanalgesie in 8% auf; bei intrathekaler Opiatanalgesie in 11%. Bei 3% der Patienten konnte nach periduraler Opiatanalgesie Hautjucken beobachtet werden, bei intrathekaler Opiat-Gabe bei 12% der Patienten.

Die gefährlichste Nebenwirkung bzw. Komplikation der spinalen Opiatanalgesie stellt die mögliche Atemdepression dar, da hierdurch der Patient vital gefährdet ist. Von 2642 Patienten, die mit periduraler Opiatanalgesie behandelt wurden, zeigten 0,3% eine Atemdepression. Bei intrathekaler Applikation des Opiates waren dies 8,3% der Patienten, also fast die 30fache Anzahl (Abb. 1).

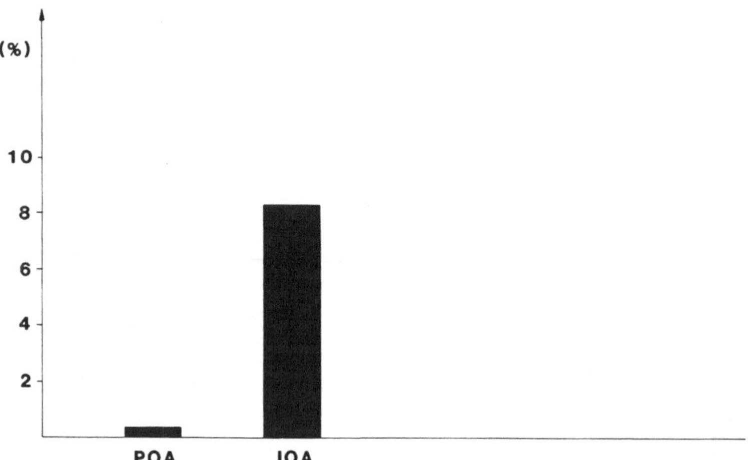

Abb. 1. Atemdepression

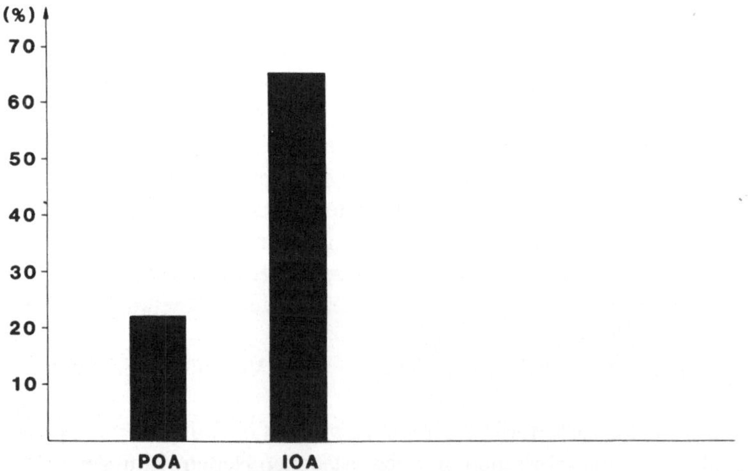

Abb. 2. Nebenwirkungen total

Betrachtet man die Nebenwirkungen insgesamt, d.h. die Addition der Nebenwirkungen Atemdepression, Übelkeit, Urinretention, Sedierung usw., dann zeigt sich ein Verhältnis von 3 : 1 zwischen intrathekaler und periduraler Opiatanalgesie. Das bedeutet: Bei intrathekaler Opiat-Gabe ist 3mal so häufig mit einer Nebenwirkung zu rechnen (Abb. 2).

Leider geht aus der Literatur auch folgendes hervor: Die Komplikationsrate bei intrathekaler Opiatanalgesie unterscheidet sich nicht zwischen den Jahren 1979, 1980 und 1981. Dies müßte eigentlich als enttäuschend empfunden werden, denn es zeigt, daß ein Großteil der Kollegen aus dem, was andere bisher gefunden haben, nichts gelernt hat oder nichts lernen wollte.

Die Konsequenz beim Vergleich zwischen intrathekaler und periduraler Opiatanalgesie lautet: Die intrathekale Opiat-Gabe ist der periduralen hinsichtlich der Kriterien Technik, Indikationen, Nebenwirkungen so deutlich unterlegen, daß lediglich eine peridurale Injektion von Opiaten zu verantworten ist. Auch bei periduraler Opiat-Gabe sind Vorsichtsmaßnahmen einzuhalten, bei deren Beachtung eine weitere Verminderung der beschriebenen Nebenwirkungsrate möglich ist. Hierüber wird bei den einzelnen Indikationen zu sprechen sein.

Diskussion

Piepenbrock: Vielen Dank, Herr Zenz, die Aussage war ganz eindeutig, trotzdem möchte ich Sie bitten, direkt zu diesem Vortrag Fragen zu stellen oder vielleicht gar eine andere Meinung zu dem einen oder anderen Punkt zu äußern.
Gebert: Ich will keinen Gegenvortrag halten, aber ich habe doch einige Bedenken. Wie Sie wissen, gehörten wir zu den ersten, die auf die Komplikationsmöglichkeiten hingewiesen haben. Ich möchte aber ganz deutlich darauf hinweisen, daß es sich um eine Methode handelt, die sich noch in der Erforschung befindet. Wir wissen noch zu wenig über den Wirkungsmechanismus, wir wissen auch nicht genug über andere Pharmaka, die wir auch auf diese Weise applizieren können. Wir sollten deshalb diese Methode für die Praxis noch mit einem großen Fragezeichen versehen. Kliniken, die sich jedoch ernsthaft mit der Weitererforschung beschäftigen, sollten jedoch weiterarbeiten.

Noch eine Bemerkung zu der Einteilung, die uns Herr Zenz gegeben hat: Die Atemdepressionen sind in erster Linie konkret bei postoperativen Patienten beschrieben worden, d.h. dann, wenn auch andere Substanzen gegeben wurden, die um den Rezeptor konkurrieren. Wir haben schwere Atemdepressionen nie bei Karzinompatienten gesehen. Vielleicht genügen die Patientenzahlen noch nicht, aber das ist es doch, was noch in der Forschung ist, was noch sine ira et studio erschlossen werden sollte.
Piepenbrock: Ihre Aussage ist auch ganz eindeutig, aber wir wollten hier eigentlich eine Aussage für die Praxis machen. Für ganz kontrollierte Studien kann man diese Aussage natürlich nicht so stehenlassen. Ich möchte Sie trotzdem fragen, wie Sie bei Karzinompatienten über die Dauer intrathekal appliziert haben.
Gebert: Wir haben selbstverständlich nur einmal gegeben und wir haben bei den meisten unserer Patienten den Schmerzzyklus durchbrechen können, soweit man bei den kleinen Zahlen überhaupt eine Aussage treffen kann. In der Regel brauchten wir hinterher überhaupt keine Analgetika, weil ein Karzinompatient ja nicht unbedingt komplett schmerzfrei sein muß. Er soll ja, das ist das Ziel unserer Therapie, zumindestens mit seinen Schmerzen leben können, besser leben als vorher!

In der Regel genügt es aber dann über längere Zeit — bis zu drei/vier Wochen — mit ganz normalen Medikamenten oder völlig ohne Medikamente auszukommen.

Zenz: Herr Gebert, ich muß Ihnen in zwei Punkten widersprechen. Erstens meine ich nicht, daß irgendeine Methode, und das meine ich ganz klar und vielleicht auch im Widerspruch zu Herrn Piepenbrock, daß irgendeine Methode, über die ein bestimmtes Basiswissen besteht, weiter am Patienten ausprobiert werden sollte, wenn bestimmte Dinge darüber klar sind und Alternativen bestehen, und die Alternative besteht in der periduralen. Und ich meine das ganz, ganz eindeutig. Zweitens, wenn Sie sagen, das ist nur postoperativ aufgetreten, dann stimmt das nicht. Literatur: Jones (1980): 63jähriger Patient mit einer arteriellen Verschlußkrankheit, der intrathekal 4 mg Morphin zur Schmerztherapie bekam und 12 Stunden später eine Zyanose und Atemfrequenz von 8 zeigte. Davis (1980): postoperativ unter Spinalanaesthesie mit Bupivacain, also keine Interferenz mit Opiaten oder Vollnarkosemitteln, drei Patienten insgesamt und nicht nur alte; ein Patient 20 Jahre alt; zwei Patienten davon einen totalen Atemstillstand, also keine Atemdepression, sondern Atemfrequenz 0 mit allen Zeichen einer zentralen Depression, und ich meine, daß solche Befunde nun wirklich ausreichen, um in der Erforschung von solch einer Methode auf das Tier überzusteigen. Es verwehrt ja keiner irgendwelchen Leuten, intrathekale Opiate zu erforschen, aber bitte am Tier und nicht am Menschen.

Müller: Ich glaube, man sollte eines klarstellen. Es handelt sich hier gar nicht mal um einen qualitativen Unterschied zwischen diesen beiden Methoden, das Entscheidende ist die Quantität. Im Prinzip wirken beide Methoden an denselben Rezeptoren, beide Methoden erzeugen Konzentrationen im Liquor, auf die es ja wahrscheinlich ankommt, und das Problem ist, wir wissen noch nicht die tatsächlich notwendigen Konzentrationen im Liquor, und es ist durchaus denkbar, daß mit noch niedrigeren intrathekalen Dosen ähnliche Verhältnisse zu erreichen sind, wie bei periduraler Gabe.

Zenz: Aber dann würde ich doch sagen, das ist ein Problem, was, wie auch die ersten Untersuchungen, Herr Yaksh am Tiermodell lösen könnte. Und das halte ich für ganz hervorragend geeignet. Ich will das nicht für jetzt und alle Zeiten sagen. Ich sage nur, nach den jetzt bekannten Nebenwirkungen wehre ich mich einfach dagegen, daß das irgendeinem Patienten oder irgendeinem Verwandten von mir angetan würde. Das muß ich wirklich in dieser Form sagen, denn wir haben Alternativen, die die Anaesthesisten, die rückenmarksnahe Opiate gebrauchen, beherrschen sollten.

Gebert: Ich möchte doch noch mal darauf hinweisen, die Karzinompatienten, die Sie erwähnt haben, haben ja eine drei- bis vierfach höhere Dosis bekommen als unsere. Wir können das anhand unserer Befunde zeigen, daß diese Atemdepressionen absolut dosisabhängig sind. Was Herr Müller ganz richtig sagt, auch die Substanz, peridural angewandt, muß ja erst in den Liquor hinein. Der Weg ist derselbe, also ist es wirklich eine Dosisfrage. Es gibt eine Fülle von anderen Opiatsubstanzen, die eine wesentlich geringere Atemdepression bewirken, die gleichzeitig aber mit anderen Nebenwirkungen, wie z.B. Halluzination, verbunden sind.

Zenz: Welche Dosis nehmen Sie? Nehmen Sie immer, wie in Ihrer Literatur empfohlen, Glucose und Kopftieflage, das steht da expressis verbis unter Empfehlungen drin (s. Anaesthesist 1980).

Gebert: Die Karzinompatienten betreffend, kann ich Sie beruhigen, wir machen auch da nur noch eine Periduralanaesthesie. Trotzdem will ich diese Methode auch in Zukunft freihalten, damit wir da weiterforschen können.

Zenz: Sie haben das ja mit dem letzten Wort schon gesagt, daß Sie weiterforschen können, und ich meine, der Mensch ist in vielen Situationen nicht das richtige Modell. Ich sage das deshalb in so schroffer Form, weil ich immer wieder hier Diskussionen gehabt habe und immer wieder von dem einen oder anderen Kollegen stolz gehört habe, „jetzt machen wir diese Substanz intrathekal und haben schon 10 Patienten und 2 Doktorarbeiten fertig . . .". Wir sollten uns wahrscheinlich doch lieber am Patienten orientieren und nicht nur an den wissenschaftlichen Ergebnissen, und die Praxis hinsichtlich der Ergebnisse, auch der Ergebnisse, die die Wissenschaft erbracht hat, ist eindeutig auf seiten des periduralen Zugangsweges. Keiner nimmt heute mit Wissen dessen, was wir auf anderen Kongressen gelernt haben, noch Substanzen wir Propanidid [Epontol (Bayer)] leichtfertig. Ich meine, wir sollten es bei diesen beiden Methoden auch lernen.

Kußmann: Ich glaube nicht, daß man es so apodiktisch sagen darf. Nachdem beide Substanzen im gleichen Bereich wirken, ist es ja wirklich nur eine Frage, wie hoch die Liquorkonzentrationen sind. D.h. es ist genauso, als sagte man, eine Spinalanaesthesie mit Lokalanaesthetika ist obsolet, weil es die peridurale gibt.

Das einzige, was sicher zu fordern ist, daß spinale Opiatgaben noch gründlicher überwacht werden, als die peridurale Opiatgabe, aber für beide ist eine Überwachung zu fordern, da es bei beiden zu Atemdepressionen kommen kann und insofern finde ich, daß man die beiden Methoden durchaus gleichartig behandeln sollte.

Zenz: Wenn wir das jetzt nicht nur von seiten der Nebenwirkungen aus betrachten würden, was meiner Meinung nach das schlagendste Argument ist, sondern von seiten der Indikation aus, dann habe ich immer noch kein Argument gehört von einer Indikation, wo ich wirklich intrathekal anwenden *muß* und wo das die einzige Alternative gegenüber peridural ist, und vielleicht würde mich das überzeugen. Ich habe aber gesagt, und das ist bisher auch unwidersprochen, daß für die postoperative Phase eine längere Analgesiephase notwendig ist, für die Rippenserienfraktur, für die Geburtshilfe eine kürzere als bei intrathekal und für einen Karzinompatienten meine ich, daß wir nicht nur erreichen sollten, daß er *einmal* erlebt, wie es ohne Schmerzen ist oder weitgehend schmerzgedämpft, sondern daß wir da schon gewährleisten sollten, ihm das auch *mehrmals* zu gönnen. Das können wir eben nicht mit *einer* Spritze in den Intrathekalraum. Wenn wir dies beides, die Nebenwirkungen und die Indikation, zusammenziehen, ist für mich die Antwort eindeutig. Solch ein Forum ist auch eine Gelegenheit, das klar zu sagen.

Bergmann: Wenn Sie so wollen, können Sie die Indikation für die intrathekale Morphinapplikation nur dann sehen, wenn Sie ohnehin im Rahmen einer Spinalanalgesie den Subarachnoidalraum punktieren. Nur zur Anwendung von Morphin oder Morphinoiden den Subarachnoidalraum zu punktieren, halte ich nicht für angezeigt.

Intraoperative Anwendung der periduralen Opiatanalgesie

H. Müller, M. Stoyanov, U. Börner, H. Gips, A. Brähler und G. Hempelmann

Einleitung

Spektakuläre, weil offensichtliche Vorteile bietet die peridurale Opiatanalgesie vor allem in den klassischen Indikationsbereichen systemischer Opiate, insbesondere bei chronischen und postoperativen Schmerzen. Die Wirkung dieser Methode, die spinale Hemmung der nociceptiven C-Faser-Transmission (dumpfer Schmerz) ohne wesentliche Beeinträchtigung der übrigen Sensorik, läßt eine alleinige Anwendung im operativen Bereich nicht nahe-liegend erscheinen. Andererseits sprechen eine Reihe von zwischenzeitlich gemachten Erfahrungen für eine supplementäre Anwendung periduraler Opiate als Komponente einer „balanced anaesthesia" im Rahmen eines kombinierten Anaesthesieverfahrens:
— Synergistische Wirkungsverstärkung von systemischen Analgetika und Sedativa-reduzier-ter Bedarf an Narkotika [6, 15]. Es liegt nahe, daß dabei auch unerwünschte zentrale Effekte, wie die Atemdepression, verstärkt werden können. So trat einer der ersten beschriebenen Fälle von später Atemdepression durch intrathekales Morphin nach der Anwendung zur operativen Analgesie im Rahmen einer Kombinationsnarkose auf [8].
— Synergistische Wirkungsverstärkung (und -verlängerung) peridualer Lokalanaesthetika [1, 9, 10, 13]. Dieser Effekt betrifft nicht nur die Analgesie, sondern auch andere, zumeist vorteilhafte Einflüsse der rückenmarksnahen Leitungsanaesthesie, wie die Unterdrückung endokriner Streßreaktionen [5] und die kardiovaskuläre Stabilität [4].

Methode

Ohne Zweifel sind eine Vielzahl von Kombinationsmöglichkeiten (peridurales Lokalanaes-thetikum/peridurales Opiat/systemische Narkotika) denkbar und praktikabel. Die von uns gewählte Kombination ist durch eine relativ hohe Dosis periduralen Fentanyls bei nur niedrigem Anteil von peridualem Lokalanaesthetikum gekennzeichnet. Nach der periduralen Gabe von 5 ml Bupivacain 0,5% und Fentanyl 0,005 mg/kg KG, verdünnt mit physiologi-scher Kochsalzlösung, erfolgt die Narkoseeinleitung mit Etomidate und Pancuronium und die kontrollierte Beatmung mit N_2O-O_2 bei zusätzlicher Sedierung mit kleinen Benzo-diazepindosen. Dieses Verfahren soll im folgenden mit einer entsprechenden Kombinations-narkose mit alleiniger peridualer Lokalanaesthetika-Applikation (5 + 15 ml Bupivacain 0,5%) verglichen werden, und zwar im Hinblick auf:

— Intraoperative hämodynamische Verhältnisse
— Postoperative hämodynamische und respiratorische Verhältnisse
— Intra- und postoperatives Verhalten von Streßhormonen.

Weiterhin wurden die Blut- und Liquorspiegel nach periduraler Fentanylgabe bestimmt und mit den bekannten Daten über entsprechende Konzentrationen nach Neuroleptanalgesie verglichen. Alle Untersuchungen wurden im Zusammenhang mit Unterbauchlaparotomien bei gesunden Patientinnen (ASA-Score I) durchgeführt.

Intraoperative hämodynamische Untersuchungen

Die intraoperative Messung hämodynamischer Daten im großen und kleinen Kreislauf bei 20 Patientinnen ergab eine bemerkenswerte Konstanz der Kreislaufverhältnisse unter der periduralen Opiatanaesthesie. Nur bei längeren operativen Eingriffen kommt es nach 3–4 h zum Anstieg von Blutdruck und Herzfrequenz, der durch die Nachinjektion kleiner Lokalanaesthetika-Dosen beherrscht werden kann. Diese hämodynamische Stabilität ist Ausdruck einer ausreichenden Analgesie, die auch dazuführt, daß die Patienten postoperativ ohne Schmerzen aufwachen und erst nach einem Intervall von $5,9 \pm 1$ h zur Erstinjektion eine peridurale Nachinjektion für erforderlich halten.

Im Gegensatz dazu kommt es bei der periduralen Applikation von 20 ml Bupivacain 0,5% unter N_2-O_2-Beatmung (n = 10, Vergleichsmessungen 10 min nach der periduralen Lokalanaesthetika-Gabe) zu einem deutlichen Abfall des systemischen Blutdrucks ($p_{syst.}$ — 22,9%), der sich mehr auf eine Verminderung der kardialen Leistung (CI — 16,4%) als auf eine Abnahme des peripheren Gefäßwiderstands (TSR — 5,7%) zurückführen läßt. Im weiteren Verlauf finden sich auch hier über lange Zeit konstante Kreislaufverhältnisse.

Postoperative hämodynamische und respiratorische Untersuchungen

Die unmittelbar postoperative Messung von Atmungs- und Kreislaufparametern (Atemfrequenz, arterielle Blutgase, arterieller Mitteldruck und Herzfrequenz über 60 min) ergab sowohl nach der kombinierten periduralen Opiatanaesthesie (n = 30) als auch nach der Kombinationsnarkose mit peridualem Bupivacain (n = 20) keine Hinweise für eine Atmungsbeeinträchtigung. Auch unterschiedliche intraoperative Sedierungsmethoden (10 mg Diazepam oder 0,3 Vol.-% Halothan) bewirkten keine signifikanten Unterschiede. Nach Neuroleptanalgesie (n = 10) ergab sich bei entsprechenden Messungen eine gegenüber den Kombinationsverfahren deutlich niedrigere Atemfrequenz und ein um 5–7 mmHg höherer $paCO_2$.

Intra- und postoperative Untersuchungen der Streßhormone

Die Bestimmung der Streßhormone (ACTH, Cortisol, ADH, n = 20) ergab bei beiden Methoden eine suffiziente Unterdrückung von endokrinen Reaktionen auf die Operation, wobei die intraoperativen Verhältnisse für ADH und ACTH, wohl als Ausdruck einer deutlicheren zentralen Komponente, bei der kombinierten periduralen Opiatanaesthesie signifikant besser waren. Durch den bei Beendigung der Allgemeinanaesthesie auftretenden zentralen Streß kommt es zu einem Anstieg von ACTH und ADH, dem aber aufgrund der fortbestehenden adrenokortikalen Blockade eine nur abgeschwächte Cortisol-Reaktion folgt [3, 7]. Da man davon ausgehen kann, daß die alleinige peridurale Opiatgabe keinen wesentlichen Einfluß auf die durch neurogene Stimuli hervorgerufene Streßreaktion hat [14], ist der beobachtete

Effekt wiederum als synergistische Wirkungsverstärkung der gleichzeitig applizierten periduralen Lokalanaesthetikadosis zu erklären, zumal bekannt ist, daß Schmerzstimuli nur z.T. als Trigger-Mechanismus der endokrinen Reaktion verantwortlich gemacht werden können [2].

Fentanyl-Konzentrationen in Plasma und Liquor

Die bei periduraler Fentanyl-Applikation gemessenen Plasma-Konzentrationen lagen deutlich unter denen einer Neuroleptanalgesie [11] in der Größenordnung einer entsprechenden intramuskulären Injektion. Im Gegensatz dazu waren die Liquor-Konzentrationen um das 10–20fache höher wie bei einer Neuroleptanalgesie [12]. Ein in Einzelfällen beobachteter Rebound von Plasmakonzentrationen äußerte sich zwar nicht in relevanten postoperativen respiratorischen Störungen, legt aber eine postoperative Atmungsüberwachung wie bei jeder periduralen Opiatgabe und wie bei der Neuroleptanalgesie nahe. Eine Antagonisierung systemischer Opiatwirkungen mit intravenösem Naloxon ist ohne wesentliche Beeinträchtigung der spinalen Analgesie möglich.

Schlußfolgerung

Beide untersuchten Narkoseformen bieten gegenüber Anaesthesieverfahren mit systemischer Analgesie vor allem Vorteile in der postoperativen Phase (Möglichkeit zur Fortsetzung der Analgesie über einen Periduralkatheter, rasche Kooperationsfähigkeit des Patienten ohne wesentlichen Narkoseüberhang), wobei jedoch bei der kombinierten periduralen Opiatanaesthesie keine wesentliche postoperative Beeinträchtigung der Motorik vorhanden ist. Intraoperativ kann durch einen teilweisen Ersatz der periduralen Lokalanaesthetika-Dosis durch peridurales Opiat die Hypotension durch Sympathikolyse gemildert werden.

Literatur

1. Birkfian HJ, Rosenberg B, Simon K, Moskowitz B (1982) Epidural morphine. A new approach to postoperative analgesia in urologic surgery. In: Yaksh TL, Müller H (Hrsg) Spinal opiates. Anaesthesiologie und Intensivmedizin, Springer, Berlin Heidelberg New York
2. Christensen P, Møller IW, Hjortsø E, Rem J, Brandt MR, Kehlet H (1982) Comparative effects of epidural morphine, epidural analgesia with local anaesthetics, and spinal anaesthesia on the endocrine-metabolic response to surgery. In: Wüst HJ, Zindler M (Hrsg) Neue Aspekte der Regionalanaesthesie III. Anaesthesiologie und Intensivmedizin, Springer, Berlin Heidelberg New York
3. Cosgrove DO, Jenkins JS (1974) The effect of epidural anaesthesia on the pituitary-adrenal response to surgery. Clin Science and Molecular Medicine 46:403
4. De Castro J, D'Inverno E, Lecron L, Levy D, Toppet-Balatoni E (1980) Perspectives d'utilisation des morphinoides en anesthésie locorégionale. Anesth Analg Réanim 37:17
5. Dennhardt R (1982) Einfluß epiduraler Fentanyl-Applikation in der postoperativen Phase auf die Blutspiegel hypothalamischer Hormone. In: Wüst HJ, Zindler M (Hrsg) Neue Aspekte der Regionalanaesthesie III. Anaesthesiologie und Intensivmedizin, Springer, Berlin Heidelberg New York
6. Dirksen R, Nijhuis GMM (1980) Epidural opiate and perioperative analgesia. Acta anaesth scand 24:367
7. Engquist A, Brandt MR, Fernandes A, Kehlet H (1977) The blocking effect of epidural analgesia on the adrenocortical and hyperglycaemic responses to surgery. Acta anaesth scand 21:330

8. Glynn CJ, Mather LE, Cousins MJ, Wilson PR, Graham JR (1979) Spinal narcotics and respiratory depression. Lancet 2:356

9. Haag W, Luois C, Hartung E, Freye E (1982) Buprenorphin als Monoanaesthetikum und in Kombination mit Bupivacain zur periduralen Leitungsanaesthesie. In: Wüst HJ, Zindler M (Hrsg) Neue Aspekte der Regionalanaesthesie III. Anaesthesiologie und Intensivmedizin, Springer, Berlin Heidelberg New York

10. Kawashima Y, Uchida N, Kawahira S, Meguro K, Nampo T, Fujita Y (1982) A step to complete pain relief after surgery. In: Yaksh TL, Müller H (Hrsg) Spinal opiates. Anaesthesiologie und Intensivmedizin, Springer, Berlin Heidelberg New York

11. Michiels M, Hendriks R, Heykants J (1977) A sensitive radioimmunoassay for fentanyl. Plasma levels in dogs and man. Europ J Clin Pharmacol 12:153

12. Schleimer R, Benjamini E, Eisele J, Henderson G (1978) Pharmacokinetics of fentanyl as determined by radioimmunoassay. Clin Pharmacol Therap 23:188

13. Varga L (1982) Continuous epidural analgesia in the perioperative period. In: Yaksh TL, Müller H (Hrsg) Spinal opiates. Anaesthesiologie und Intensivmedizin, Springer, Berlin Heidelberg New York

14. Welchew EA, Thornton JA (1982) The control of postoperative pain by thoracic epidural fentanyl and its effect upon the stress response. In: Yaksh TL, Müller H (Hrsg) Spinal opiates. Anaesthesiologie und Intensivmedizin, Springer, Berlin Heidelberg New York

15. Yakashita Y, Fukuda K, Morioka T, Kano T, Araki Y (1979) Intrathecal application of morphine. I. As a supplement of anesthesia and a prolonged relief of postoperative pain. Jap J Anesth 12:1584

Diskussion

Piepenbrock: Würden Sie zu den Untersuchungen, die Sie an gynäkologischen Patientinnen durchgeführt haben, generell sagen, daß man bei Operationen im Unterbauch diese Methode intraoperativ anwenden sollte? Bei welcher Operation konkret?

Müller: Ich würde dies nicht generell sagen. Es ist eine Alternative. Sie wollen auf die postoperative Überwachung hinaus, die wir natürlich auch fordern. Ich sehe keinen Anlaß, dies nicht zu tun, wenn eine postoperative Überwachung gewährleistet ist. Dazu muß auch keine Intensivstation vorhanden sein. Voraussetzung ist, daß immer eine Überwachungsperson dabei ist. Man kann diese postoperative Atemdepression schon sehr früh und ziemlich sicher erkennen. Sie müssen nur auf die Atemfrequenz achten und den Wachheitszustand des Patienten sowie auf die Kreislaufverhältnisse, wo sich das eventuell vorher ankündigen kann. Bedenken Sie immer, Fentanyl und auch Morphin können antagonisiert werden, ich sehe dabei kein Problem.

Piepenbrock: Kann man, oder soll man es bei einer Hysterectomie machen?

Müller: Ich sehe keinen Grund, der dagegenspricht. Sie können das bei Oberbauch- und Unterbauchoperationen machen. Bei Oberbauchoperationen brauchen Sie eine höhere und eine bessere lokalanaesthetische Blockade der Streßreaktion. Das brauchen Sie aber genauso, wenn Sie nur Lokalanaesthetika anwenden.

Zenz: Daß wir es machen *können*, hat die Literatur ausführlich beschrieben. Wo ist es aber wirklich empfehlenswert, unabhängig von den Überwachungsmethoden und der Analgesie? Wo bringt es intraoperativ einen Nutzen?

Müller: Den Nutzen sehe ich in den Vorteilen dieser Methode. Z.B. können Sie gewisse Nachteile der alleinigen periduralen Lokalanaesthetikagabe dadurch günstig beeinflussen. Die Dosis würde ich ganz offenlassen.

Zenz: Mich interessiert nur die Frage, bei welcher Operation wir es nicht postoperativ, sondern schon intraoperativ mit Opiaten machen sollen; im Gegensatz zu Lokalanaesthetika, was wir ja auch machen. Wir kombinieren Lokalanaesthetika mit einer Vollnarkose und sind davon überzeugt, daß dies gut ist. Bei welchen Narkosen soll ich statt Bupivacain Fentanyl oder Morphin spritzen, peridural?

Müller: Wir nehmen auch Lokalanaesthetika dazu. Es ist so, daß die zusätzliche Gabe von Opiat zum Lokalanaesthetikum eine noch bessere Unterdrückung der Streßreaktion, zumindest bei diesem Kollektiv ergibt.

Zenz: Dann könnte man sich doch darauf festlegen zu sagen, immer da, wo man eine Indikation für die peridurale Opiatanalgesie in der postoperativen Phase sieht, zeigt das intraoperativ eventuell durch diese Addition mit Lokalanaesthetika und durch das Einsparen Vorteile. Das würde dann aber auch expressis verbis heißen, es gilt nicht unbedingt für die vaginale Hysterectomie, das gilt für die ausgedehnte Magenrevision. Das würde für alle Formen von größeren Oberbauchoperationen gelten, weil ich da die postoperative Überwachung gewährleistet habe. Könnten wir auf so einem Punkt übereinstimmen?

Müller: Da stimmen wir vollkommen überein. Diese Untersuchungen sind bei Unterbauchlaparotomien gemacht; Untersuchungen bei Oberbauchlaparotomien stehen noch aus. Die postoperative Überwachung sollte auf jeden Fall gewährleistet sein.

Ponhold: War die Muskelentspannung bei dieser Methode für die Operation ausreichend bei der niedrigen Dosierung des Lokalanaesthetikums?

Müller: Bedenken Sie, daß es ein Verfahren mit einer Lachgas-Sauerstoffbeatmung ist, wobei natürlich Relaxans gegeben wird.

Ponhold: In diesem Zusammenhang müßte doch darauf hingewiesen werden, daß dann die Kombination zwischen der Sympathikusblockade und der positiven Druckbeatmung eigentlich als negativer Punkt angesehen werden muß, da dann die Stase in der unteren Extremität verstärkt wird.

Müller: Es gibt eine Vielzahl von Untersuchungen, die eine Anwendung von periduralen Lokalanaesthetika als Teil eines Kombinationsverfahrens empfehlen, und es gibt eine Vielzahl von Vorträgen, die gezeigt haben, daß dies zweckmäßig ist.

Ponhold: Meine Zweifel sind dahingehend, daß wir uns auf die postoperativen Komplikationen auch konzentrieren sollen, und ein Vorteil der Epiduralblockade ist das geringere Vorkommen von tiefen Beinvenenthrombosen. Dieser Vorteil könnte durch die Behinderung des Blutrückstromes bei der positiven Beatmung beeinträchtigt werden.

Müller: Das Problem ist im Grunde genommen folgendes: Kann jemand genau sagen, wieviel peridurales Lokalanaesthetikum wir für diese positiven Effekte brauchen? Brauchen wir die volle analgetische Dosis für solche günstigen Effekte?

Ponhold: Die positive Druckbeatmung bildet einen Widerstand gegen den Blutrückstrom mechanischer Art, während die Spontanatmung einen negativen Druck ausübt und somit den Blutrückstrom aus der unteren Körperhälfte begünstigt.

Müller: Meinen Sie Wechseldruckbeatmung?

Ponhold: Nein, ich meine, bei Ihrer Methode müssen Sie eine kontrollierte positive Druckbeatmung durchführen. Das im Gegensatz zur Spontanatmung bei Verwendung einer größeren Menge eines Lokalanaesthetikums, bei der die Entspannung ausreicht, ohne daß man damit dann eine Druckbeatmung braucht.

Müller: Es gibt eine ganze Reihe von Operationen, wo Sie mit der alleinigen Periduralanaesthesie, z.B. bei Laparotomien, nicht auskommen. Bei anderen Indikationen, z.B. orthopädischen, machen wir auch nur eine Periduralanaesthesie mit Lokalanaesthetikum.

Agoston: Wie lange haben Sie den Katheter postoperativ liegen lassen und wie oft haben Sie bei der Mischgruppe Pruritus und Übelkeit gesehen?

Müller: Wir lassen genau wie alle anderen den Katheter für die übliche postoperative Phase liegen, also 2, 3, 4 Tage, bei speziellen Zuständen auch länger. Über Pruritus und Nebenwirkungen gibt es entsprechende Veröffentlichungen von uns, die etwas höher sind als die von anderen. Es gab eine Menge anderer Nebenwirkungen, die aber nicht relevant waren. Die Patienten wurden nicht von vornherein auf diese Nebenwirkungen hingewiesen. Wir kommen auf Prozentzahlen, die sich z.T. auf 50% bewegen.

Reiz: A short comment on the use of the epidural morphine during anaesthesia. I think there are two basic ways to suppress surgical stress. One is by increasing your dose of general anaesthetics and one is to combine general and regional anaesthesia. If we go to the additional use of epidurale or intrathecale opiates in conjunction with local anaesthesia, I think that we have to rebuild our recovery rooms in order to be able to adopt all the patients that we have to take care in the postoperative phase. So to me there is still to be seen the right indication for the use of epidurale morphine as a postoperative treatment of pain.

Postoperative Nicomorphine Analgesia by Spinal or Epidural Application

J.W.M. Pinckaers, G.M.M. Nijhuis, and R. Dirksen

The effectiveness of perimedullar nicomorphine[1] application for control of per and post-operative pain is proven in our former studies [9, 10].

Nicomorphine or 3.6-dinicotinoyl morphine (Fig. 1) we used on basis of availability, experience in its use by the i.v. or i.m. way and based on its lack of known tissue toxicity. For comparizing is given the structural formula of morphine (Fig. 2). Nicomorphine is hydrolyzed (t½ = 800 min) to 6 mononicotinoylmorphine a compound with nearly the same opiate receptor characteristics as morphine [28]. Research in progress [13] does suggest an interaction of the nicotinoylic residu with other (muscarinic) receptors thereby suggesting a difference in effect and side effects between nicomorphine and morphine. The relative analgesic potency of nicomorphine compared with morphine is 2 to 1 (in mg) as found in humans peroperative (not published) but 1 to 2 rats in the hot-platetail flick assay [13].

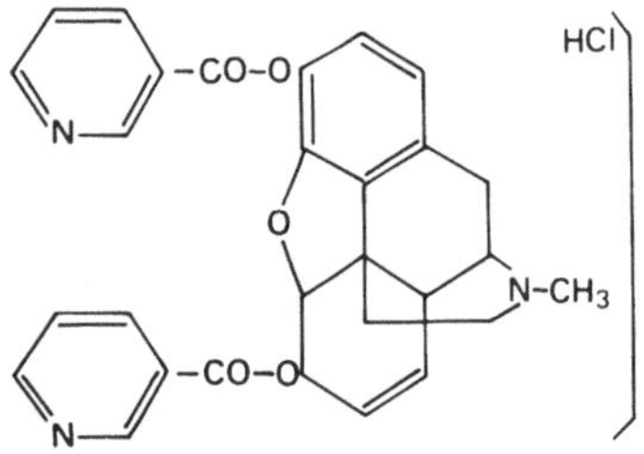

Morfine-bis (pyridine-3-carbonzure-ester) -monohydrochloride

Fig. 1. Structural formula of nicomorphine

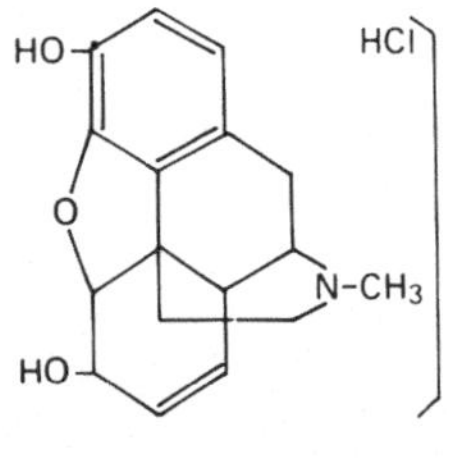

Morfine (3,6-Dihydroxy-N-Methyl-4,5 epoximorphinen-7)

Fig. 2. Structural formula of morphine

1 Vilan, Nourypharma, P.O. Box 77, 5340 AB Oss, Holland

Results of other studies (Nourypharma) comparing nicomorphine with other opiates are given in tables 1 and 2 showing a difference in effects and side effects between nicomorphine (Vilan) and morphine. The patients cooperating in this study were aged between 36 and 77 years with ASA classifications from 1 to 3. The premedications given were 5–10 mg diazepam orally and 1/4–1/2 mg sulfasatropine i.m. one hour before the start of the operation.

The preparation for operation included, besides the i.v. drip and monitoring lines, the placement of an intraarterial line and an epidural catheter or an spinal injection of the chosen analgesic solution. The analgesia necessary for the surgical procedure was obtained with bupivacaine 0.5% in an volume adequate for the type of application (epidural or

Table 1. Reaction in cats on subcutaneously applied analgetics

	Time to normal pupil reaction	Vomiting	Excitation	Fearness	Behaviour against mice
Morphinhydrochloride 1 mg/kg	6 h	++	intermediate	yes	neutral
Oxycodone 1 mg/kg	5 h 10 min	++	strongly	yes	neutral
6-dimethylamine 4.4 diphenylheptanone 3-chlorhydrate 1 mg/kg	more than 9 h	+++	intermediate	yes	neutral
d-2.2-diphenyl-3-methyl-4-morpholino-butyrilpyrolidine-d-bitartrate 0.5 mg/kg	more than 10 h	nausea	strongly	yes	neutral
Morphine-bis-pyridine-3-carbonic acid-ester monohydrochlorode (Vilan)	3 h 40 min	none	none	none	killing

Table 2. Comparison of equipotent doses of analgetics in traumatic patients (1956–58; 16)

Analgetic	Analgetic effectiveness			Side effects			
	Dose (mg)	Start of analgetic effect	Duration of effect	Respiration	Bowel bladder	CNS	Nausea vomiting
Morphine	10	appr. 30 min	2–3 h	↓	↓	↓	+
Meperidine	100	appr. 20 min	2–4 h	↓	0	(↓)	±
Vilan	10	appr. 10 min	6–8 h and longer	↑	0	0	–

spinal). If necessary anaesthesia was supplemented with a sleep dose of thiopentone and a small dose of the muscle relaxant pancuronium (Pavulon) to obtain an adequate controlled ventilation. After completion of the surgery the patients were brought to the recovery room where the observations presented in this study were made. For pain scoring was used the Inverse Linear Analog Scale (100% = no pain). Blood gases were sampled with regular intervals to obtain the arterial PCO_2 (kPa). Side effects as they occurred during the observation period were noted. In the following figures the results of this study, the delineation of safety margins and side effects of epidural nicomorphine application for postoperative analgesia, are summarized. The pain relief obtained after epidural nicomorphine 3.75 mg or 10 mg diluted with dextrose 5% up to a total volume of 20 ml — is presented in Fig. 3 and Table 3. In Figure 3 is given the time in hours (abcis) and the Inverse Linear Analog Scale for pain scoring (ordinate). A dose dependency seems to be evident but remarkable is the large spread in duration of the effectiveness of the obtained analgesia (see also Table 3).

In Figure 4 is represented the number of repeat epidural injections (abcis) of nicomorphine requested for by the patients and the number of patients (ordinate) who requested these repeat injections. A dose dependency does not come forward out of these numbers, but remarkable is the unexpected spread of the number of patients per number of requested repeat injections.

The side effects found during the observation period (Tables 4 and 5) are nausea, vomiting and headache. Headache does not seem to be dose dependent but nausea and vomiting surely is. The worrying late respiratory depression as mentioned in case reports of intrathecal morphine application [3, 4, 20, 24] urged us to measure the arterial PCO_2 to have an indication if and when nicomorphine did indude an respiratory depression. Out of the total observation period (more than 12 hours) the most relevant data are given in the Figs. 5, 6 and 7.

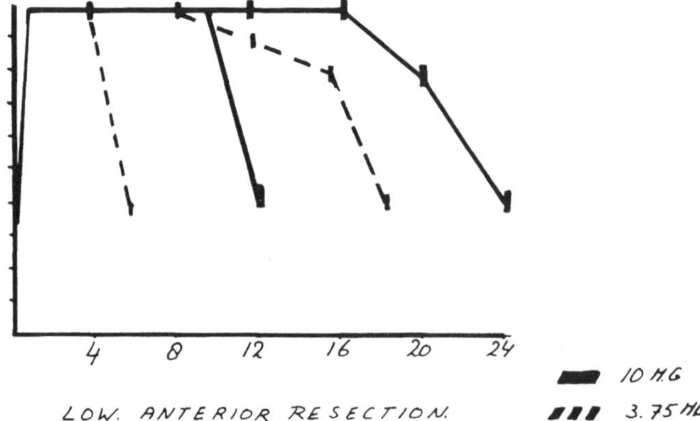

Fig. 3. Pain relief after epidural nicomorphine during 24 hours

Table 3. Pain relief after epidural nicomorphine application in patients

10 mg	18 ± 6 h
3,75 mg	12 + 6 h

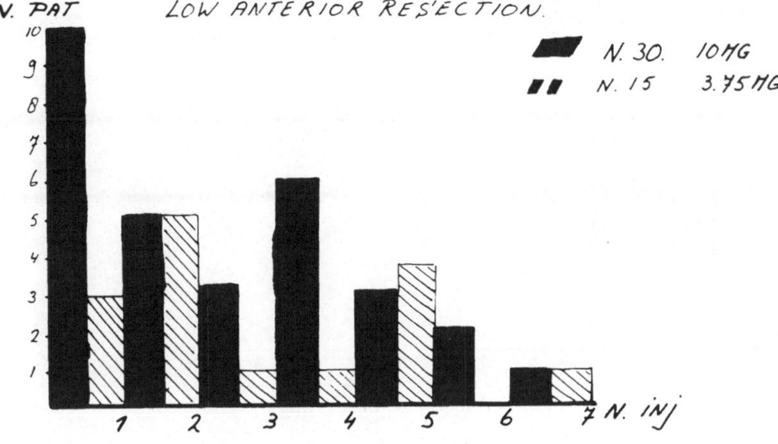

Fig. 4. Number of patients requiring the given number of repeated injections

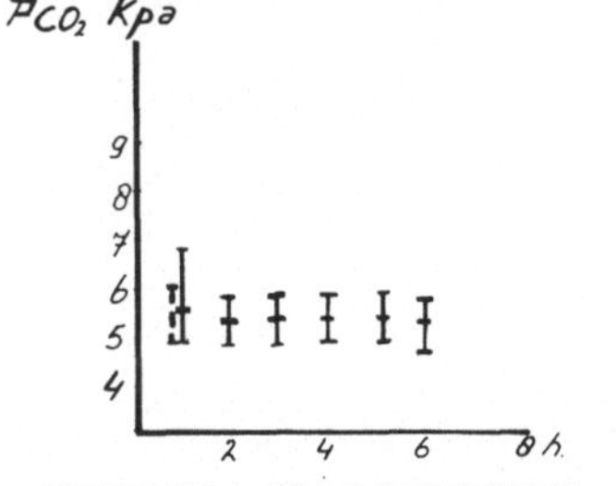

Fig. 5. Postoperative $PaCO_2$ course after epidural nicomorphine

Table 4. Side effects after epidural nicomorphine (3,75 mg) application

Side effects	n = 15	
Respiratory depression	0	0%
Nausea, vomiting	1	6,6%
Itching	0	0%
Urinary retention	0	0%
Headache	1	6,6%

Table 5. Side effects after epidural nicomorphine (10 mg) application

Side effects	n = 30	
Respiratory depression	0	0%
Nausea, vomiting	8	27%
Itching	0	0%
Urinary retention	0	0%
Headache	2	6,6%

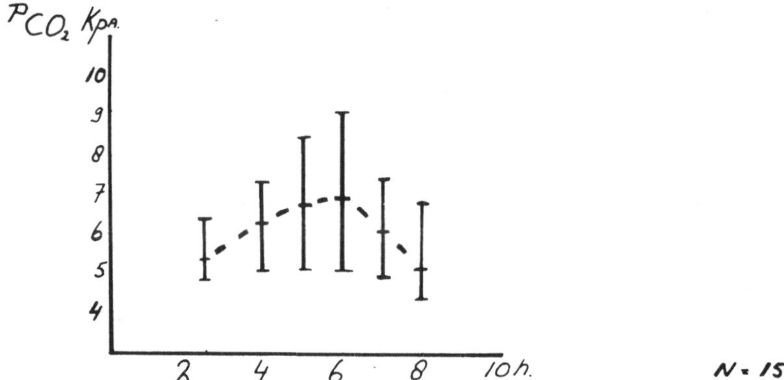

Fig. 6. Postoperative PaCO$_2$ course after intrathecal nicomorphine (2 mg)

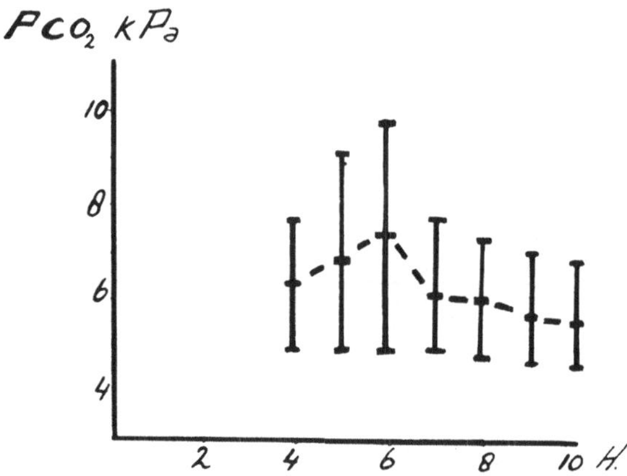

Fig. 7. Postoperative PaCO$_2$ course after intrathecal nicomorphine 3 and 4 mg

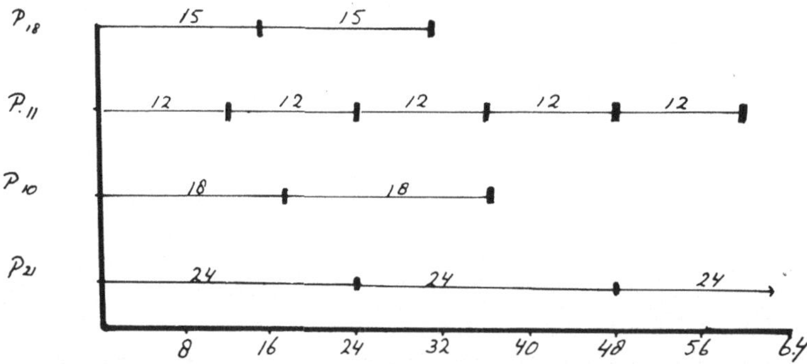

Fig. 8. Four patients with their own specific interval times (hours) between epidural injections

Nicomorphine, epidural given, did not induce a relevant PaCO$_2$ change, a slight change of the PaCO$_2$ was observed in the first hour after the epidural nicomorphine in the 10 mg series (Fig. 5). Nicomorphine, intrathecal given, did induce relevant PaCO$_2$ changes with peak effects occurring 6 hours after the intrathecal injection declining in the following two hours (Figs. 6 and 7).

The use of nicomorphine epidurally in these series does not give any indication of the development of early or late respiratory depression. The earlier mentioned remarkable findings as presented in Fig. 3 and Table 3, the large spread in duration of the analgesia obtained, and as presented in Fig. 4, the unexpected spread of number of patients requiring a certain number or repeat injections, induced an reexamination of our results.

This reexamination suggests that there is a fixed time interval per patient between epidural injections, as presented in Fig. 8 where for 4 patients these time intervals in hours are given. We were withhold from drawing statistical relevant conclusions by the limited number of patients in this study, but *specifically* by the indication of the afore mentioned patient bound time intervals that we found.

Although nicomorphine used epidurally, as comes forward out this study, is a reliable and safe method for obtaining analgesia, the indication of a patient bound injection time interval means a warning.

Our interpretation of this remarkable phenomenon is, that the sensitivity of the endorphine system to opiates shows a wide interindividual variability. Maybe resulting in "late" respiratory depression (although we never observed this) in the endorphin hypersensitive extremes. That pain sensitivity showing a wide interindividual variability is a daily experience. The congenital insensitivity to pain [5–7, 35] as well the elevated pain thresholds in hypertensive humans [40] and spontaneously hypertensive rats [41, 42] is now well known. That these latter two are endorphin mediated is shown by the lowering of the pain thresholds by naloxone.

That the endorphin system must interact with the cardiovascular system [19] is substantiated by the catastrophic reaction [8, 18, 29, 31, 34] found after naloxone reversal of opiate overdosage and by the effects of naloxone treatment in shock [11, 12, 14–16, 22, 23, 32, 36, 37]. Moreover the cooperative clonidine, a central acting antihypertensive agent of the α_2 presynaptic norephinephrine type, in obtaining analgesia [17] proves this interaction of the endorphin and the cardiovascular system to be of physiological value. As does the cooccurrence of opioid like substances and catecholamines in the adrenal medulla, the sympathetic system [19, 25, 38, 39] and in pheochromocytoma.

The proven interference of α_2 catecholamines, serotonin, acetylcholine a.o. neurotransmitters with pain perception and thus with analgesia does implicate that analgesia is not solely dependent on endorphin receptor activation and endorphins do not solely control painperception [1, 30]. The nervous systems function is to perceive and process information. Pain activates such an information perception and processing function. A prerequisit for such a function is the availability of adequate neuronal structures including their neurotransmitters and modulators. This does not implicate that these neuronal structures and their chemical agents are solely to use for pain perception and processing. Thermo, mechano and polymodal afferents can convey pain information into the C.N.S.

Interpreting effectiveness and safety margins of epidural or spinal opiate application deserves an evaluation of the past history as well as the present status of the nervous system at least insofar cholinergic, serotoninergic, catecholaminergic and endorphinergic transmission is involved.

The classification of opiates (as mu, kappa, delta) deserves a reevaluation. The possibility that opiates activate, besides the endorphin receptors, also catecholamine and or choline receptors, does emerge and therewith a new classification of these opiates.

Conclusion

1. Vilan as used in our studies did not cause problems with respiratory depression when used epidurally.
2. Vilan was a reliable narcotic analgesic for epidural use in our studies.
3. The effects and side effects of endorphinomimetics depend on the kind of the narcotic analgesic and the sensitivity of the patient involved, to this kind of narcotic analgesic, and that with respect to the involvement not only of the endorphinicreceptors but too with respect to the involvement of the α_2-catecholamin receptors and the cholinergic receptors.
4. The patient bound injection interval time does suggest a (circadian) rhythmicity to be involved in opiates effectiveness.

References

1. Bohus B(1980) Pro-opio-melanocortin fragments, memory and cognition. Proceedings Congress Nijmegen. Analgesia by peridural and spinal opiates. Cools AR, Nijhuis GMM (eds) pp 49–61
2. de Castro J, Lecron L, Andrieu G, Lezing (1981) Epidural and spinal opiates. Berlin 7.2.1981
3. Davies GK, Tolhurst-Cleaves CL, James TL (1980) C.N.S. depression from entrathecal morphine. Anesthesiology 52:280
4. Davies GK, Tolhurst-Cleaver Ch, James TL (1980) Respiratory depression after intrathecal narcotics. Anaesthesia 35:1090
5. Dehen H, Willer JC, Bourceau F, Cambier J (1977) Congenital insensitivity to pain, and endogenous morphine like substances. Lancet II:293
6. Dehen H, Willer JC, Prier S, Bourceau F, Cambier J (1978) Congenital insensitivity to pain and the "morphine-like" analgesic system. Pain 5:351
7. Dehen H, Willer JC, Prier S, Bourceau F, Gonce M, Cambier J (1978) Insensibilite a la doucheur: êtude électrophysiologique du réflexe nociceptif: influence de la Naloxone. Rev Neurol 134:255
8. Desmonts JM, Bohm G, Coudere E (1978) Hemodynamic responses to low doses of naloxone after narcotic nitrous oxide anesthesia. Anesthesiology 49:12
9. Dirksen R, Nijhuis GMM (1980) Epidural opiate and perioperative analgesia. Acta Anaesth Scand 24:367
10. Dirksen R, Pinckaers JWM, Nijhuis GMM (1980) Analgesia by peridural and spinal opiates. Proceedings Congress Nijmegen. Analgesia by peridural and spinal opiates. Cools AR, Nijhuis GMM (eds)
11. Dirksen R, Otten MH, Wood GJ, Verbaan CJ, Haalebos MMP, Verdouw PV, Nijhuis GMM (1980) Naloxone in shock. Lancet I:1360
12. Dirksen R, Wood GJ, Nijhuis GMM (1981) Mechanism of naloxone therapy in the treatment of shock. A hypothesis. Lancet I:607
13. Dirksen R (1982) Thesis, Nijmegen
14. Editorial (1981) Naloxone for septic shock. Lancet I:507
15. Faden AI, Holaday JW (1979) Opiate antagonists: A role in the treatment of hypovolemic shock. Science 205:317
16. Faden AI, Holaday JW (1980) Naloxone treatment of endotoxin shock: stereospecificity of physiologic and pharmacologic effects in the rat. J Pharm Exp Ther 212:441
17. Fielding S, Lal H (1981) Clonidine: New research in psychotropic drug pharmacology. Medicinal Research Reviews 1:97
18. Flacke JW, Flacke WE, Williams GD (1977) Acute pulmonary edema following naloxone reversal of high dose morphine anesthesia. Anesthesiology 47:376
19. Fuxeek K, Anderson K, Loeutelli V, Mutt V, Lundberg J, Hökfelt T, Agnati LF, Eneroth P, Bolme P (1980) Neuropeptides and central catecholamine systems: Interaction in neuroendocrine and central cardiovascular regulation. In: Costa E, Trabucchi M (eds) Neural peptides and neuronal communication. Raven Press, New York, pp 37–50

20. Glynn CJ, Mather LE, Cousins MJ, Wilson PR, Graham JR (1979) Spinal narcotics and respiratory depression. Lancet II:356
21. Gold MS, Pottash ALC, Sweeney DR, Kleber HD (1980) Efficacy of clonidine in opiate withdrawal: a study of thirty patients. Drug and alcohol dependence 6:201
22. Holaday JW, Faden AL (1978) Naloxone reversal of endotoxin hypotension suggests role of endorphines in shock. Nature 275:450
23. Holaday JW, Faden AI (1980) Naloxone acts at central opiate receptors to reverse hypotension, hyperthermia and hypoventilation in spinal shock. Brain Res 189:295
24. Jones RDM, Jones JG (1980) Intrathecal morphine. Naloxone reverses respiratory depression but not analgesia. British Medical Journal 281:645
25. Jones BN, Stern AS, Lewis RV, Kimura S, Stein S, Udenfriend S, Shively JE (1980) Structure of two adrenal polypeptides containing multiple enkephalin sequences. Archives of biochemistry and biophysics 204:392
26. Kraus E, Le Bars E, Besson JM (1981) Behavioral conformation of "diffuse noxious inhibitory controls" (DNIC) and evidence for a role of endogenous opiates. Brain Res 206:495
27. Liolios A, Andersen FH (1979) Selective spinal analgesia. Lancet II:357
28. Lobbezoo MW, van Rooy HH, van Wijngaarden I, Soudijn W (submitted for publication) Opiate receptorbinding of nicomorphine and its hydrolysis products in rat brain. Europ J Pharmacol
29. Michaelis LL, Hickey PR, Clark TA, Dixon WM (1974) Ventricular irritability associated with the use of naloxone hydrochloride. Ann Thorac Surg 18:608
30. Olson GA, Kastin AJ, Coy DH, Olson RD (1980) Systemic injections of enkephalins and endorphins alter behavior. In: Cools AR, Nijhuis GMM (eds) Analgesia by peridural and spinal opiates. Proceedings congress Nijmegen, p 63
31. Patschke D, Eberlein HJ, Hess W, Tarnow J, Zimmerman G (1977) Antagonism of morphine with naloxone in dogs: cardiovascular effects with special reference to the coronary circulation. Br J Anesth 49:525
32. Reynolds OG, Gurll NJ, Vargish T, Lechner RB, Faden AI, Holaday JW (1980) Blockade of opiate receptors with naloxone improves survival and cardiac performance in canine endotoxic shock. Circulatory Shock 7:39
33. Stevens JC (1979) Thermal intensification of touch sensation: further extensions of the veber-phenomenon. Sensory Processes 3:240
34. Tanaka GY (1974) Hypertensive reaction to naloxone. JAMA 228:25
35. Thrush DC (1973) Congenital insensitivity to pain. A clinical genetic and neurophysiological study of four children from the same family. Brain 96:369
36. Tiengo M (1980) Naloxone in irreversible shock. Lancet I:690
37. Vargish T, Reynolds DG, Gurll NJ, Lechner RB, Holaday JW, Faden AI (1980) Naloxone reversal of hypovolemic shock in dogs. Circulatory shock 7:31
38. Wilson PS, Abou-Donia MM, Chang KJ, Viveros OH (1981) Reserpine increases opiate like peptide content and tyrosine hydroxylase activity in adrenal medullarly chromaffin cells in culture. Neuroscience 6:71
39. Wilson PS, Klein RL, Chang KJ, Gasparis MS, Viveros OH, Yang WH (1980) Are opioid peptides cotransmitters in noradrenergic vesicles of sympathetic nerves. Nature 288:707
40. Zamir N, Shuber E (1980) Altered pain perception in hypertensive humans. Brain Res 201:471
41. Zamir N, Segal M (1979) Hypertension induced analgesic: changes in pain sensitivity in experimental hypertensive rats. Brain Res 160:170
42. Zamir N, Simantav R, Segal M (1980) Pain sensitivity and opioid activity in genetically and experimentally hypertensive rats. Brain Res 184:299

Diskussion

Piepenbrock: Vielen Dank Herr Nijhuis. Ihr Vortrag hat schon Hinweise darauf gegeben, daß wir keineswegs nur Morphin als einzige Substanz zur Verfügung haben, um peridural Opiate zu applizieren. Darf ich mal an das Auditorium die Frage stellen, wer andere Substanzen als Morphin anwendet? (6 Hände heben sich).

Es gibt also einen Hinweis darauf, daß andere Alternativen bestehen. Soweit ich Sie verstanden habe, ist der Vorteil von Nicomorphin darin zu sehen, daß es im Gegensatz zum Morphin eine zweite, fettlöslichere Phase hat, so daß evtl. die Nebenwirkungen dadurch vermindert werden können.

Zurück zur postoperativen Anwendung von Opiaten. Auch hier müssen wir versuchen, eine Einigung zu erzielen. Würden Sie meinen, Herr Nijhuis, daß ein orthopädischer Patient mit einer Meniscectomie und einem liegenden Periduralkatheter eine Indikation darstellt, um Opiate peridural zu applizieren?

Nijhuis: You have seen my studies on the nearly same subject. The effects of opiates in these cases are too long lasting for the pain to be expected. You have no indications for such a long acting method of opiate application. But I would like to make a commend: You said, and I want not to oppose it, that Nicomorphine is less respiratory depressant because it is in second phase lipophilic. Maybe that is one cause, but the other cause as I presented it seems to be the interaction with a cholinergic receptor and therefore preventing the inhibiting control of the respiratory center.

Piepenbrock: Ich bedanke mich besonders für die Aussage hinsichtlich der orthopädischen Patienten. Diese Methode wird häufig in der Orthopädie angewendet und nicht immer zu recht.

Nijhuis: There are reports on α_2-agonists in the literature. The α_2-receptor activation means for the thrombocytes that you get clotting. So, maybe the general, systemic application of opiodes will promote the thrombocinesis.

Die Morphin-Periduralanalgesie in der Geburtshilfe

H.-J. Hartung, W. Wiest, A. Hettenbach, P.-M. Osswald, R. Klose und R. Pohl

Die moderne Geburtshilfe beinhaltet — neben einer optimalen Vorsorge und Überwachung der Schwangeren — Schmerz und Angst der Mutter bei der Geburt zu verhindern bzw. ganz auszuschalten. Angst, Spannung und Schmerz und die damit verbundene sympathikotone Ausgangssituation können eine dominante Stellung hinsichtlich Störungen des Geburtsablaufes darstellen. Verschiedene Verfahren der Regionalanaesthesie werden daher zur Linderung des Wehenschmerzes eingesetzt, jedoch kann keines dieser Verfahren weder für Mutter noch für das zu erwartende Kind als risikolos bezeichnet werden.

Rückenmarksnahe Leitungsanaesthesien, wie die Periduralanaesthesie, mit verschiedenen Lokalanaesthetika, können durch die neurale Blockade den Geburtsvorgang beeinflussen, insbesondere bei Blockierung motorischer Aktivitäten der Mutter. Indirekt kann die Uterusperfusion durch mögliche Alterationen des kardiozirkulatorischen Systems herabgesetzt werden [10]. Jegliche Abnahme der myometrischen Perfusion infolge einer systemischen Hypotension, verursacht durch die Leitungsanaesthesieverfahren, kann so eine Gefährdung des Fötus verursachen. Daneben spielt die systemische Wirksamkeit der Lokalanaesthetika — resorbiert aus dem Epiduralraum — eine nicht unbedeutende Rolle. So konnten verschiedene Autoren zeigen, daß die fötale Herzfrequenz bei klinisch zu erwartenden fötalen Lokalanaesthetika-Konzentrationen nach PDA deutlich verändert wird, wobei die klinische Wertigkeit dieses Ergebnisses noch nicht abzusehen ist [1].

Weitaus gravierende fötale Herzfrequenzdepressionen sind in hohem Prozentsatz nach parazervikalem Block beschrieben. Eine Ursache liegt in der hohen Lokalanaesthetikaaufnahme in den fötalen Kreislauf [12]. Die systemische Applikation von Opiatderivaten zur Wehenschmerzbekämpfung ist ebenfalls wegen möglicher maternaler und fötaler depressorischer Nebenwirkungen problematisch. Eine gute suffiziente Analgesie — selbst mit relativ hohen Dosen, wie z.B. 100 mg Pethidin, entsprechend 15 mg Morphin — ist nicht für längere Zeit zu erreichen.

Demgegenüber läßt die peridurale Morphinapplikation aus den bislang publizierten Erfahrungen eine Reihe von Vorteilen erwarten:
1. Fehlen einer sympathischen Blockade,
2. keine Beeinträchtigung der motorischen Funktion,
3. lange Wirkdauer.

Publikationen über die Anwendung einer epiduralen Morphinapplikation in der Geburtshilfe liegen bislang von verschiedenen Arbeitsgruppen vor. So berichten Booker u. Mitarb.[3] über eine komplette Analgesie bei 48% der Patienten und in weiteren 16% über eine Schmerzlinderung, wobei die Dauer der Analgesie zwischen 3½ und 11 Stunden bei einem Mittel von 5 1/4 Stunden variierte. Husemeyer u. Mitarb. [6] konnten in 10 Fällen mit einer Dosis von 2 mg Morphin in 8 ml Kochsalzlösung keinen analgetischen Effekt erzielen. Magora [7] berichtete bei Schwangeren am Termin über unbefriedigende Ergebnisse im Gegensatz zu Schwangerschaftsunterbrechungen im zweiten Trimenon. Perris fand nach epiduraler Pethidingabe gute analgetische Effekte in bis zu 75% der Fälle. Er konnte dabei weiterhin zeigen, daß die Qualität der Analgesie sowie die Wirkungsdauer eindeutig dosisabhängig waren, wobei bis zu 100 mg Pethidin appliziert wurden [8]. Unsere eigenen Erfahrungen zeigten, daß bezüglich des Wehenschmerzes in bis zu 71% eine gute bis vollständige Schmerzlinderung, in weiteren 19% eine nur mäßige analgetische Wirkung erreicht werden konnte. Nur knapp 10% der Patientinnen zeigten auf die peridurale Opiatgabe keinerlei Beeinflussung des Wehenschmerzes. Die cutane Schmerzperzeption bleibt weitgehend erhalten. Die Zeitspanne der Wirkungsdauer reichte von Werten unter 60 min bis zu einer Zeitdauer von 5½ Stunden, wobei wir unseren Patientinnen 10 mg Morphin, gelöst in 15 ml physiologische Kochsalzlösung, in Höhe L_2/L_3 applizierten.

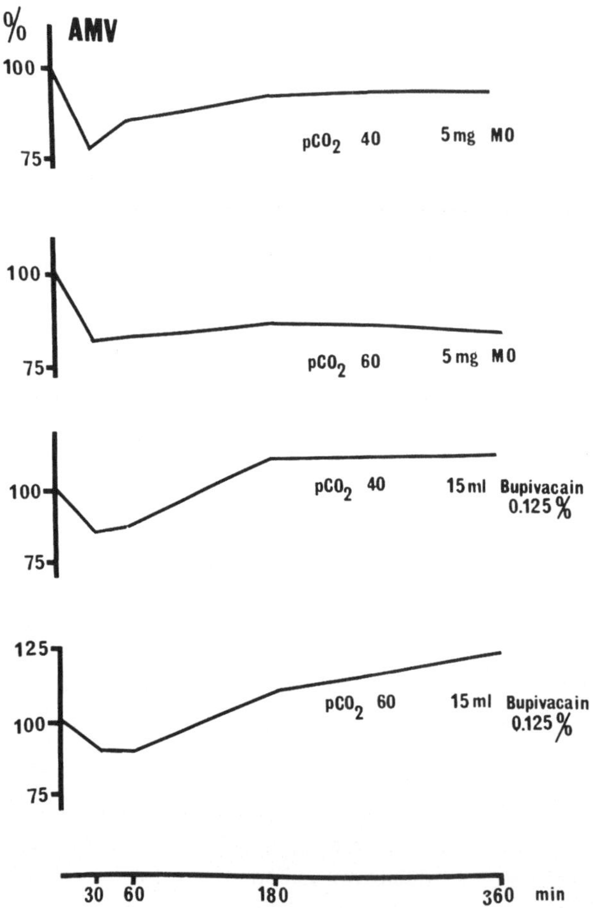

Abb. 1. Ventilatorische CO_2-Antwort bei 40 und 60 mmHg CO_2, gemessen bis zu 6 Stunden nach epiduraler Gabe von Morphin bzw. Bupivacain. 100% ist das Atemminutenvolumen vor Medikamentenapplikation

Unsere positiven Erfahrungen gegenüber den anderen Arbeitsgruppen sind möglicherweise durch eine relativ hohe Morphingabe bedingt, appliziert mit einem großen Volumen Trägerlösung.

Neben den Vorteilen der periduralen Opiatgabe — wie keine Beeinflussung des fötalen wie maternalen Kreislaufs sowie der Wehenparameter [5] — werden jedoch auch einige Nachteile und Nebenwirkungen berichtet. So Übelkeit oder Erbrechen, Hautjucken, Urinretention und als ernsteste Komplikation die respiratorische Depression. Reiz u. Mitarb. berichteten in einer Serie von 1200 Patienten über einen Fall der Atemdepression [9]. Weitere Fälle wurden von Christensen [4], Scott [11] und Boas [2] veröffentlicht. Die dabei postoperativ oder bei chronischen Schmerzpatienten mitgeteilten Atemdepressionen konnten erfolgreich mit Naloxon behandelt werden, wobei der analgetische Effekt durch das systemisch applizierte Naloxon unbeeinflußt blieb. Das Auftreten einer solchen ernsten Komplikation ließ bislang weder eine Korrelation zur verabreichten Opiatmenge noch eine zeitliche Abhängigkeit erkennen, so daß die Pathogenese weiterhin unklar bleibt. Unsere eigenen Untersuchungen an Schwangeren ließen bislang keinerlei Beeinflussung der Respiration erkennen, wobei jedoch nur klinische Parameter sowie Blutgasanalysen durchgeführt wurden. Weitergehende Untersuchungen an nichtschwangeren Patientinnen liegen z.B. von der Arbeitsgruppe um Sybrecht aus Hannover vor [13]. Er untersuchte den Einfluß von periduraler Morphinanalgesie auf die ventilatorische CO_2-Antwort. Die Ergebnisse zeigten, daß trotz Fehlens klinischer Hinweise auf eine Atemdepression eine Stunde nach epiduraler Morphinapplikation bei allen Probanden eine zentrale Atemdepression vorlag, in Form einer Verminderung der ventilatorischen CO_2-Antwort. Unsere eigenen Untersuchungen — durchgeführt über einen wesentlich längeren Zeitraum (6 h) — bestätigen diese Ergebnisse, wobei allerdings das Maximum der Atemdepression bei unserem Patientengut innerhalb von 30 min nach Applikation zu sehen ist und über mehr als 6 h nachweisbar bleibt. Unklar bleibt jedoch die Relevanz dieser Untersuchungsergebnisse, da einerseits eine Auswirkung auf die Blutgase nicht beobachtet werden konnte, andererseits nach periduraler Lokalanaesthetika-Applikation ein ähnlicher Abfall der ventilatorischen CO_2-Antwort nachgewiesen werden konnte, für einen Zeitraum von etwa 2 h (Abb. 1).

Bei kritischer Würdigung der Literatur und unserer eigenen Ergebnisse läßt sich feststellen, daß die peridurale Opiatapplikation eine durchaus akzeptable Alternative zur Schmerzbekämpfung unter der Geburt darstellt, da bislang keine relevanten Alterationen der Hämodynamik noch des Cardiotokogramms beobachtet wurden. Bis zur endgültigen Klärung der Wertigkeit der respiratorischen Beeinflussung ist jedoch die sorgfältige und langdauernde Überwachung der Schwangeren unabdingbare Voraussetzung.

Literatur

1. Anderson KE, Geunser K, Nilsson E (1970) Contractility of isolated human foetal hearts: Influence of contraction rate, acid-base parameters and a local anaesthetic. Acta Physiol Scand [Suppl 353] 80:5
2. Boas RA (1980) Hazards of epidural morphine. Anaesth Intens Care 8:377
3. Booker PD, Wilkes RG, Bryson THL, Beddard J (1980) Obstetric pain relief using epidural morphine. Anaesthesia 35:377
4. Christensen V (1980) Respiratory depression after extradural morphine. Br J Anaesth 52:841
5. Hartung HJ, Wiest W, Hettenbach A, Osswald PM, Klose R (1982) Wirkungen und Nebenwirkungen der Morphin-induzierten Peridural-Analgesie in der Geburtshilfe. In: Neue Aspekte der Regional-Anaesthesie III. Springer, Berlin Heidelberg New York

6. Husemeyer RP, O'Connor M, Davenport HT (1980) Failure of epidural morphine to relief pain in labour. Anaesthesia 35:161
7. Magora E, Olshwang D, Einerl D, Shorr J (1980) Observations on extradural morphin analgesia. Br J Anaesth 52:247
8. Perris BW (1980) Epidural pethidine in labour. Anaesthesia 35:380
9. Reiz S, Westberg M (1980) Side-effects of epidural morphine. Lancet 26:203
10. Schellenberg JC (1977) Uterine activity during lumbar epidural analgesia with bupivacaine. Amer J Obstet Gynecol 127:26
11. Scott DB, Clure JMC (1979) Selective epidural analgesia. Lancet I:1410
12. Shnider SM, Gildea J (1973) Paracervical block anesthesia in obstetrics. Amer J Obstet Gynecol 116:320
13. Sybrecht GW, Piepenbrock S, Zenz M (1981) Einfluß von periduraler Morphin-Analgesie auf den Mundokklusionsdruck und die ventilatorische CO_2-Antwort. In: Peridurale Opiat-Analgesie. Gustav-Fischer-Verlag, Stuttgart New York

Diskussion

Piepenbrock: Ist die Dosierung von 10 mg Morphin nicht zu hoch für die peridurale Applikation?

Hartung: Das ist einer der Hauptkritikpunkte, die ich immer wieder zu hören bekomme: Unsere Untersuchungen haben bis jetzt an ernsten Komplikationen, nämlich Atemdepressionen, diesen Kritikern widersprechen können. Wir haben keine Atemdepression gesehen. Niedrigere Dosierungen in der Geburtshilfe haben zu enttäuschenden Ergebnissen geführt. Das ist die eine Seite. Die andere Seite: Es wird ins Feld geführt, eine derart hohe epidurale Dosierung könnte möglicherweise zu systemischen Blutspiegeln führen die per se eine Analgesie erzeuggen. Zu diesem Punkt hat Weddel in der „Anaesthesiology" eine sehr schöne Arbeit gebracht und gezeigt, daß die systemischen Blutspiegel, die nach periduraler Opiatapplikation erreicht wurden, keine Korrelation zur Schmerzlinderung zeigten.

Piepenbrock: 10 mg ist trotzdem eine sehr hohe Dosierung. Sie würden 10 mg Morphin ja auch systemisch geben wollen. Welche Vorteile liegen nun darin, daß die gleiche Dosierung, die man systemisch gibt, peridural gegeben wird?

Hartung: Die Vorteile liegen darin, daß man nach den Erfahrungen unserer Geburtshelfer mit 10 mg Morphin über eine ähnlich lange Zeit wie nach 10 mg epidural appliziert nicht die gleiche Schmerzlinderung erreicht und nicht die gleiche Wirkungsdauer. Die Wirkungsdauer ist wesentlich kürzer, insbesondere bei einem etwas zyklischen Fortschreiten der Geburt, wo es zu einer relativ raschen Aufdehnung des Muttermundes kommt.

Reiz: When morphine is applied epidurally that we know now by plasmaconcentrations and supraspinal concentrations quite well, 2 mg of morphine injected epidurally will give the same plasmaconcentration as if it was injected intravenously. So 10 mg epidurally would be same as 10 mg parenterally injected intravenously. However, there is a substantial difference in terms of supraspinal concentration and specifically the half-life of morphine in supraspinal fluid which is much, much longer than in plasma. And as was pointed but in one patient I think from Dr. Müller it is between 20 and 30 times higher concentration as supraspinal fluid. And that might to count for the part of the explanation for the respiratory depression. I think the dose you use could be justified with our knowledge that 2 mg is normally sufficient with 4 mg at a maximum.

Piepenbrock: Würden Sie 10 mg Morphin zur Geburtshilfe peridural geben? Würden Sie das empfehlen?

Reiz: I think primarily the results in delivery in labour is still very conflicting. Our own experience and the experience of other groups are contradictory to what you had presented here. Before we start choosing doses we must perform double-blind-studies to ensure that is adequate treatment in comparison to what we are normally using. If epidurale morphine is better than conventional therapy then we have to select the dose, the proper dose for the individual patient.

Hartung: Ich meine, daß die Ergebnisse, die wir haben, einer so relativ hohen Dosis nicht widersprechen. Sowohl an Schwangeren wie an Föten konnte bislang kein negativer Effekt gesehen werden. Wir haben die Neugeborenen über 3 Tage neurologisch weiteruntersucht und keine Veränderung gefunden gegenüber den unter periduralen Lokalanaesthetika entwickelten Föten. Es ist und bleibt die Gefahr der Atemdepression. Die Korrelation zu einer bestimmten Dosierung ist bislang meines Wissens in der Literatur nicht gegeben. Wenn ich eine suffiziente Überwachung gewährleisten kann, kann ich die Methode anwenden.

Piepenbrock: Wann würden Sie Lokalanaesthetika peridural geben und wann würden Sie Morphin peridural geben?

Hartung. Ich meine, eine Lokalanaesthetika-Peridurale kommt in erster Linie dann in Frage, wenn ich Patientinnen habe mit Gestosen. Oder ich rechne mit hoher Wahrscheinlichkeit mit einer operativen Entbindung wie einer Sectio. Ansonsten würde ich zunächst die Alternative anwenden, nämlich die Opiatanalgesie unter der Vorstellung, mir primär weniger Komplikationen einzuhandeln, insbesondere kardiozirkulatorisch.

Zenz: Haben Sie in Mannheim gewährleistet, daß alle Patienten dazu überwacht werden?

Hartung: Die, die eine Morphin-Peridurale bekommen, werden überwacht.

Zenz: Welcher Zeitraum? 5 Stunden, 12 Stunden, 24 Stunden . . .?

Hartung: Bis es zur Geburt kommt, von der Anlage der Analgesie, vergehen einige Stunden. Die Schwangere bleibt danach mindestens noch 6 bis 8 Stunden unter Kreißsaalaufsicht. Insgesamt kommt man auf eine Überwachungszeit von 12–14 Stunden. Mir ist bekannt, daß respiratorische Depressionen auch nach 18 Stunden beobachtet wurden. Man wird sich überlegen müssen, wie man es organisatorisch löst, die Patientinnen länger suffizient zu überwachen.

Zenz: Welche Kriterien der Überwachung wenden die Hebammen und Schwestern an?

Hartung: Klinische Kriterien. Atemfrequenz und Vigilanz.

Berg: Die peridurale Lokalanaesthetikagabe gehört zu den sichersten Verfahren der Schmerzausschaltung. Ob man wirklich etwas gewinnt, wenn man 10 mg Morphin spritzt?

Hartung: Dazu kann ich Ihnen ein Dia zeigen über eine peridurale Lokalanaesthesie, wie „sicher" dieses Verfahren unter Umständen für den Fötus sein kann. Es handelt sich um eine 20jährige Patientin, die 20 min nach Lokalanaesthetika peridural einen Blutdruckabfall bekommen hat von 70 auf 40 mmHg. Der Fötus geht mit der Herzfrequenz auf nahezu 0. Ich kann mir nicht vorstellen, daß das gut ist.

Müller: Ein neues Analgesieverfahren muß sich an dem messen, was es bisher gab. Die Methode erreicht trotz der hohen Dosis noch nicht das, was wir mit Lokalanaesthetika erreichen konnten. Insofern sehe ich darin keinen Fortschritt. Es sei denn, man kombiniert eine einmalige einzige relativ niedrige Dosis von Morphin mit einer normalen peridualen Lokalanaesthesie mit Bupivacain. Da kam der Effekt des Morphins insofern zum Tragen, als wir weniger Lokalanaesthetikum im Laufe der Zeit benötigt haben. Die Folge davon war, daß es den Kindern offensichtlich besser ging, denn die Hämodynamik ist ohne Zweifel ein ganz wesentlicher Nachteil der periduralen Lokalanaesthetikagabe. Mehr ist aber bei dieser Methode auf keinen Fall drin. Allein zu geben, sehe ich keine Indikation.

N.N.: Was machen Sie, wenn innerhalb einer Stunde die Schmerzen wieder auftreten, nach der Periduralen?

Hartung: Es gibt zwei Möglichkeiten, entweder Sie repetieren die Morphindosierung, was wir nicht tun, oder man wird auf ein Lokalanaesthetikum umsteigen müssen.

N.N.: Husemeyer hat gezeigt, daß bei 100 mg Pethidin peridural die Blutkonzentrationen 4mal so hoch sind als nach 100 mg Pethidin intramuskulär, was bei 10 mg Morphin epidural vielleicht auch der Fall sein könnte.

Hartung: Das Prinzip ist, daß man keine Korrelation hat zwischen den erreichten Blutspiegeln, egal wie hoch sie sind, und den Schmerzen.

Müller: Ich möchte davor warnen, daß man Morphin epidural nachinjizieren sollte, wenn der analgetische Effekt unzureichend ist. Aus Einzelbeobachtungen, wo wir Plasmakonzentrationen von Schwangeren bis zu 21 Stunden bestimmt haben, konnten wir eindeutig nachweisen, daß nach 21 Stunden einmaliger Gabe epidural von 3 mg Morphin erhebliche Konzentrationen in der Mutter nachweisbar sind. Es scheint so zu sein, daß sogar eine Verschiebung des Feto-maternalen Quotienten mit der Dauer der Analgesie zu erkennen ist. Die Plasmakonzentrationen im Nabelschnurblut nehmen zu mit der Dauer der Analgesie, d.h. mit der Dauer der letzten Morphininjektion. Von daher glaube ich, daß man mit einer extremen Kumulation und damit auch mit erheblicher Depression des Neugeborenen zu rechnen hat, wenn man allzu großzügig mit der Nachinjektion von Morphin ist.

Hartung: Dazu stimme ich Ihnen bei. Ich hatte mich auch dagegen ausgesprochen.

Reiz: To comment on the concentrations that you pointed occording to pethidine. I think that you are perfectly right when you say there is no correlation between analgesic effects and plasmaconcentrations when you go to doses of 2 mg of morphine. But at 10 mg of morphine there is a close correlation. In this situation being described here, parenteral resorption of morphine could be one of the basic reasons of the pain relief. I am very surprised that the side-effects in terms of respiratory depression are so low. I would have expected much higher degrees. This is a dose which normally would give respiratory depression to the fetus.

Piepenbrock: Nachinjektionen mit periduralem Opiat bitte nicht! Da gibt es nur vorläufige Ergebnisse, daß der Morphinspiegel im Liquor erheblich ansteigen kann. Also Vorsicht mit Nachinjektion, insbesondere wenn primär schon eine so hohe Dosierung peridural injiziert worden ist. Zur Frage der periduralen Opiatanalgesie in der Geburtshilfe kann man zum jetzigen Zeitpunkt noch keine endgültige Aussage treffen. Für die Praxis bitte noch nicht anwenden. Es sind noch zu viele Fragen zu klären, insbesondere wenn man so hohe Dosierungen wie 10 mg Morphium peridural appliziert.

Epidural Morphine for the Treatment of Pain After Multiple Rib Fractures – A Double Blind Comparison with Bupivacain

S. Reiz

The use of epidurally administered morphine for the treatment of pain has gained widespread use during recent years. Main indications have been postoperative pain and terminal cancer pain. However, we are lacking controlled trials giving a good basis for our considerations on this kind of therapy in patients with rib fractures.

The aim of this controlled study has been to compare the efficacy and side effects of epidural morphine with those of epidurally administered bupivacain in patients with pain due to multiple rib fractures.

Materials and Methods

Seventy patients with the following critera were included in the study:
Multiple rib fractures without signs of lung contusion on chest X-ray.
No flail chest.
Not controlled on parenteral analgesics.

The patients material is outlined in Table 1. Patients included in the study were transferred to the intensive care unit. An epidural catheter was inserted at a thoracic interspace located at the injured area. Six ml of either morphine chloride solution (0.4 mg/ml) or bupivacain (2.5 mg/ml) with adrenaline (5 μg/ml) were injected when requested by the patient. Double blind technique was used. The analgesic effect of the treatment was followed on a linear analogue scale later divided from 0 to 10 after each dose. Blood gases were analyzed after the first dose and if respiratory depression developed. Time of onset and duration of action as well as side effects were registered. The code was broken and the study stopped after 96 h or earlier if side effects which required special attention were registered.

Table 1. Clinical patient data (Means ± SEM)

	Bupivacain-adrenaline (n = 34)	Morphine (n = 36)
Age (range)	57 ± 4 (36–78)	58 ± 5 (30–77)
Sex (M/F)	26/8	25/11
No of rib fractures	3.2 ± 0.4	3.0 ± 0.3
Previous systemic opiates	32	33

S. Reiz

Results

Time of onset did not differ between the groups. Epidurally administered morphine had a longer duration of action during the first 24 h (Table 2). Thereafter, tachyphylaxia gradually developed in both groups and at the end of the study an equal number of patients in each group had had periods of poor effect of the treatment (Table 3). The effects on blood gases of the treatment did not differ between the groups (Table 4). Three patients with early (within 30 min) and one with late (after 1 h) respiratory depression were registered in the morphine group compared with one with early depression in the bupivacain group. Other side effects are given in Table 5.

Table 2. Onset and duration of action (Means ± SEM)

	Bupivacain-adrenaline	Morphine
Onset of action (min)	17 ± 3	16 ± 10
Duration of action (1st dose) (min)	260 ± 55	442 ± 89[b]
Duration of action (2nd dose) (min)	184 ± 32	312 ± 73[a]

[a] $p < 0.05$, [b] $p < 0.01$ compared with epidural bupivacain

Table 3. Pain score and frequency of tachyphylaxia (Means ± SEM)

	Bupivacain-adrenaline	Morphine
Pain score before treatment (0–10)	8.2 ± 1.4	8.4 ± 1.9
Pain score after treatment (0–10)	0.2 ± 0.1	2.6 ± 1.2[b]
Tachyphylaxia within 48 h (%)	18	11[a]
Tachyphylaxia within 72 h (total %)	47	42
Tachyphylaxia within 96 h (total %)	73	72

[a] $p < 0.05$, [b] $p < 0.01$ compared with epidural bupivacain

Table 4. Effects of first dose on blood gases (Means ± SEM)

	Bupivacain-adrenaline	Morphine
paO_2 before treatment (kPa)	9.6 ± 1.4	9.4 ± 0.9
paO_2 after treatment (kPa)	11.4 ± 0.9[a]	11.6 ± 1.1[a]
$paCO_2$ before treatment (kPa)	5.8 ± 0.4	5.7 ± 0.6
$paCO_2$ after treatment (kPa)	4.8 ± 0.3[a]	5.1 ± 0.9

[a] $p < 0.05$ compared with pre-treatment value

Table 5. Side effects of epidurally administered bupivacain-adrenaline and morphine

	Bupivacain-adrenaline (n = 34)	Morphine (n = 36)
Blood pressure < 90 mmHg	3	1
Nausea or vomiting	2	3
Urinary retention	1	6
Pruritus	–	2
Respiratory depression (early)	1	3
Respiratory depression (late)	–	1

Discussion

The use of thoracic epidural analgesia has previously been shown effective in the treatment of patients with multiple rib fractures. A major problem when repetitive injections of local anesthetics are used is the development of tachyphylaxia. This problem can be largely coped with by the use of continuous infusion technique. Furthermore, thoracic epidural analgesia, besides dilating blood vessels in the blocked region, may also reduce cardiac contractility.

The effect on pain, blood gases, onset and duration of action of epidurally administered bupivacain-adrenaline in our study did not differ from previous studies. The incidence of tachyphylaxia with the present administration technique over the 96 hour period was high (18% after 48 h, 47% after 72 h and 73% after 96 h). Ventilatory support was required in 8 of the 34 patients. Hypotension requiring treatment was encountered in 4 of the patients given epidural bupivacain. One patient with early respiratory depression was registered after the first dose of bupivacain. Sudden withdrawal of pain in association with previously administered systemic opiates is regarded as the cause of respiratory failure in this patient. Patients given epidural morphine initially had a significantly longer duration of pain relief but a slightly but significantly higher pain score after each effective dose compared with the bupivacain patients. Tachyphylaxia developed but was significantly lower during the first 48 h (11%) only, to reach a total of 72% after 96 h. The most prominent side effects were urinary retention (17%) and respiratory depression. The latter developed within the first 30 min in three patients and late (after approximately 4 h) in one patient. Ten of 36 patients in the morphine group had to be given ventilatory support due to ineffective therapy which was comparable to the bupivacain group. Patients developing early respiratory depression had all been given large, ineffective doses of systemic opiates on the ward and were over the age of 68 years. These patients were however seen in an equal number in the bupivacain group where they did not have the same incidence of respiratory depression. We suspect, that the combination of withdrawal of pain in association with sudden increase in CSF morphine concentration and high plasma and CNS concentrations from previously administered opiates contributed to the respiratory dysfunction.

It is concluded, that epidurally administered morphine is effective in the treatment of pain associated with multiple rib fractures. Duration of action is initially longer than that seen after epidural bupivacain-adrenaline. Tachyphylaxia becomes a prominent problem after 3–4 days. A more serious problem is the development of respiratory depression, particularly encountered in elderly patients, initially treated with systemic opiates. It is recommended that the use of epidural morphine in patients with multiple rib fractures is restricted to wards where close attention is given to the patient on a 24 h basis.

Anwendung der periduralen Opiatanalgesie bei Karzinomschmerzen

B. van den Berg

Daß die peridurale Opiatanalgesie bei Patienten mit akuten Schmerzen z.B. in der postoperativen Phase oder bei Rippenserienfraktur gute analgetische Effekte zeigt, ist bereits dargestellt worden. Wie sieht es hingegen bei Patienten mit chronischen Schmerzen, insbesondere Malignomschmerzen aus?

Als problematisch könnte man hierbei die notwendige lange Liegedauer der Periduralkatheter und die chronische Anwendung von Opiaten ansehen. Ich möchte im folgenden unsere eineinhalbjährigen Erfahrungen, die wir mit der periduralen Opiatanalgesie bei der Behandlung von Patienten mit terminalen Malignomen gemacht haben, darstellen.

Alle Patienten wurden uns zur Schmerztherapie zugewiesen, da eine ausreichende Analgesie mit konventionellen Analgetika nicht mehr zu erzielen war. Nach sorgfältiger Schmerzanalyse wurden die Patienten über Methodik und Komplikationen aufgeklärt. Jeder Patient gab sein Einverständnis zur Therapie.

Die Periduralkatheter wurden zumeist lumbal, in sieben Fällen thorakal gelegt. Eine intrathekale Katheteranlage wurde durch die Injektion von 20 mg Bupivacain[1] ausgeschlossen.

Um ein versehentliches Herausrutschen der Katheter zu verhindern, werden sie von uns angenäht (Abb. 1). Wichtig ist hierbei, den Katheter mit einem braunen Pflaster zu umwickeln. Der Faden wird um das Pflaster geknotet, so daß trotz fester Fixierung das Katheterlumen durch den Knoten nicht eingeengt werden kann. Eine spätere Korrektur der Katheterlage ist möglich, ohne beim Durchtrennen des Fadens den Katheter zu beschädigen. Die Einstichstelle wird mit Polividon-Jod-Salbe, einer lückenlos desinfizierenden bakteriziden Salbe, abgedeckt und ein Hansaporsteril-Pflaster darüber geklebt. Anschließend wird der Katheter unter üblicher Pflasterfixierung über den Rücken zur Brustseite des Patienten geführt. Es wird ein Millipore-Bakterienfilter aufgeschraubt, durch den die peridurale Injektionen durchgeführt werden.

Anschließend wird eine erste peridurale Opiatgabe von 2 bis 5 mg Morphin[2], gelöst in 10 bis 15 ml Kochsalzlösung, injiziert. Der analgetische Effekt dieser ersten Injektion wird exakt protokolliert, da sich nach der Wirkung dieser Dosis die Folgedosierung des Patienten richtet. Die Folgeinjektionen werden von den Stationsärzten oder Schwestern, bei ambulanten Patienten von den Hausärzten oder Gemeindeschwestern durchgeführt.

---

1 Carbostesin; Fa. Astra, Wedel/Holstein
2 Amphiolen Morphium hydrochloricum; Fa. Merck, Darmstadt

                                                        B. van den Berg

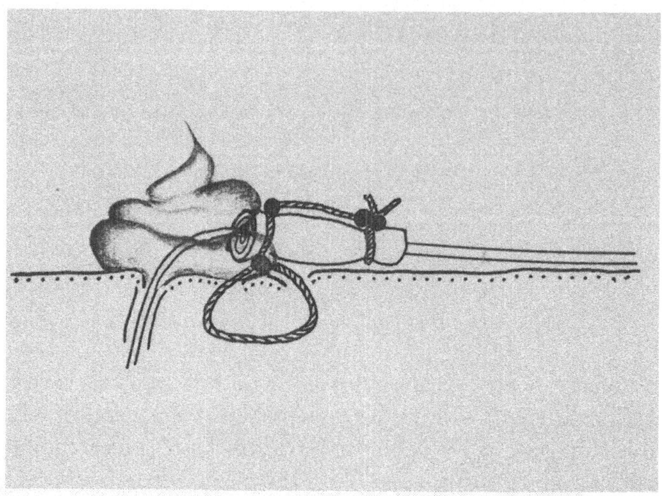

Abb. 1. Fixierung des Periduralkatheters an der Haut und Abdeckung der Einstichstelle mit Polividon-Jod-Salbe

Peridurale Opiat-Analgesie

Karzinomschmerz

n=73

Alle 2 Tage:

1. Baden (Braunosan)

2. Verbandwechsel

3. Filterwechsel

4. PVJ-Salbe

5. Hansapor-Steril-Pflaster

Abb. 2. Anweisung zur Katheterpflege

Um eine lange Liegedauer der Periduralkatheter zu erzielen, legen wir großen Wert auf eine standardisierte Katheterpflege. Die Patienten werden mit folgender schriftlicher Pflegeanweisung in ihre ambulante bzw. stationäre Weiterbehandlung entlassen (Abb. 2).

Einmal wöchentlich stellen sich die Patienten bei uns in der Schmerzambulanz vor. Punktionsstelle, Analgetikaverbrauch und Wirksamkeit der Therapie werden kontrolliert. Liegt eine lokale Infektion an der Einstichstelle vor, so wird der Katheter sofort entfernt und ein neuer Katheter in einem anderen Segment gelegt.

Wir behandelten insgesamt 73 Patienten mit 124 Kathetern. 41 Patienten wurden ambulant, 32 stationär behandelt. 43 Patienten verstarben während der Therapie an der Grunderkrankung.

Wir konnten eine gute analgetische Wirkung mit einer mittleren Einzeldosis von ca. 5 mg Morphin erreichen. Die Analgesiedauer erstreckte sich hierbei auf ca. 14 Stunden, die durchschnittliche Tagesdosis belief sich auf 10 mg. 92% der so behandelten Patienten waren mit der analgetischen Wirkung sehr zufrieden. Nur 4 Patienten brauchten zusätzlich andere Analgetika.

Dieses Ergebnis erscheint uns recht gut. Selz u. Mitarb. [1] fanden bei der Behandlung mit einer oralen Kokain-Morphin-Lösung bei einem vergleichbaren Patientenkollektiv nur in ca. 72% der Fälle eine gute Wirkung. Zudem sind bei der peridduralen Applikationsweise die Einzeldosis und die Nebenwirkungsrate geringer, die Analgesiedauer länger.

Nebenwirkungen sahen wir nur vereinzelt, insgesamt bei 8 von 73 Patienten. Erbrechen und Übelkeit trat bei 2 Patienten auf. Dies konnte in jedem Fall durch die Gabe von 3 x 20 Tropfen Domperidol behandelt werden. Hautjucken sahen wir bei einem Patienten, einen segmentalen Injektionsschmerz bei 2 Patienten. Dieser Injektionsschmerz konnte in jedem Fall durch leichte Korrektur der Katheterspitze beseitigt werden. Miktionsstörungen sahen wir bei 3 Patienten. Diese Nebenwirkung ist meist relativ therapieresistent. Sie kann in Einzelfällen ein Katheterisieren notwendig machen, führte jedoch in keinem Fall zu einem Abbruch der Therapie. Die Miktionsstörungen konnten in 2 Fällen durch einen Wechsel auf ein anderes Präparat, das Buprenorphin[3], beseitigt werden.

Eine klinische Atemdepression sahen wir in keinem Fall. Gerade bei dieser Nebenwirkung bedarf es jedoch einer besonderen Differenzierung: Postoperativ ist vermehrt mit einer Atemdepression zu rechnen, da die vorherige Vollnarkose einen dämpfenden Einfluß auf die Atemfunktion ausübt. In der postoperativen Phase sollte daher die peridurale Opiat-Analgesie nur unter intensivmedizinischer Überwachung durchgeführt werden. Bei Karzinompatienten ist das Risiko einer Atemdepression geringer. Auch liegen hier besondere Bedingungen vor, da eine gute Schmerztherapie erforderlich, die Palette von Alternativen aber durchaus begrenzt ist. Eine systemische Tagesdosis von bis zu 600 mg Morphin, wie sie von Twycross [2, 3] beschrieben worden ist, stellt sicherlich keine Alternative dar.

Bei längeren Therapieverläufen konnten wir eine Toleranzentwicklung auf die Substanz feststellen. Während in den ersten 20 Therapietagen die durchschnittliche Tagesdosis zwischen 6 und 10 mg lag, steigerte sie sich bei Patienten, die länger als 45 Tage behandelt wurden, in den letzten 20 Therapietagen auf 12 bis 15 mg. Diese Dosissteigerung ist aber sicher nur schwer gegen einen erhöhten Analgetikabedarf, bedingt durch das Fortschreiten des Krankheitsbildes und somit auch durch das Fortschreiten der Schmerzen, abzugrenzen. Probleme durch die Änderung der Schmerztoleranz haben sich bei den Patienten nicht ergeben. Die Dosis wurde entsprechend der Schmerzempfindung des Patienten gesteigert.

Die Liegezeiten, die wir bei einer sorgfältigen Katheterpflege erzielen konnten, waren zum Teil recht lang (Abb. 3). 8 Periduralkatheter lagen über 100 Tage, 20 Katheter über 60 Tage. Die durchschnittliche Liegedauer lag bei 28 Tagen. 51 Periduralkatheter mußten gewechselt werden. Die Gründe hierfür waren meist technischer Art: Poröse defekte Katheterstellen, eine fibröse Verstopfung des Katheters oder eine subkutane Schlinge, die eine weitere Injektatpassage verhinderte. Eine lokale Infektion war nur in 9 Fällen der Grund für einen Katheterwechsel. Eine spinale Infektion sahen wir in keinem Fall. Eine Abhängigkeit der Infektionsrate von der Injektionshäufigkeit konnte nicht festgestellt werden. Einige Patienten erhielten über 350 Injektionen, ohne Infektionszeichen zu entwickeln. Da vor allem die Haut die Ursache für das Einwandern von Bakterien in den Periduralraum darstellt, bedingen allein die Pflege des Katheters und der Punktionsstelle die möglichen Infektionen und deren Verhütung [4].

---

3 Temgesic; Fa. Boehringer, Mannheim

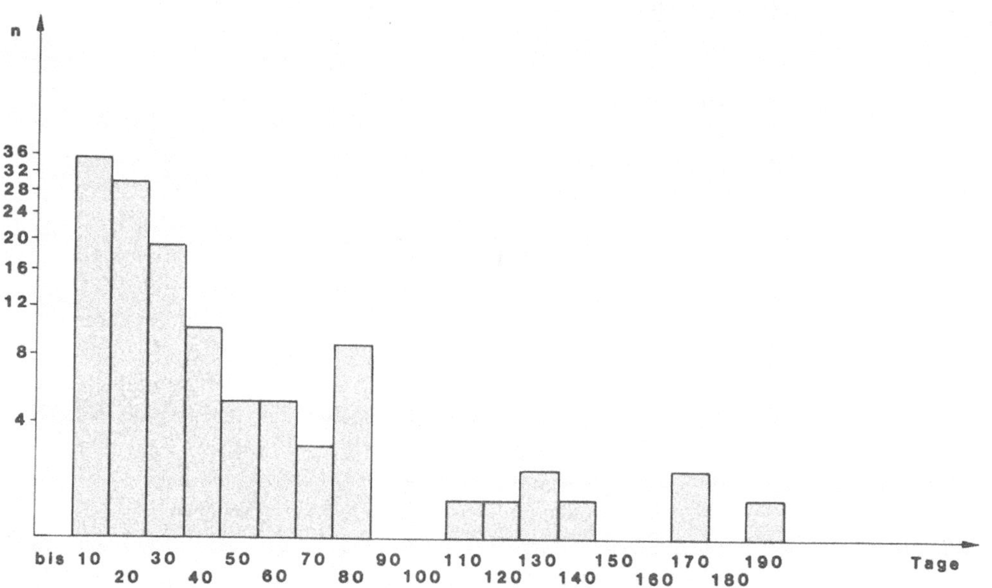

Abb. 3. Graphische Darstellung der Liegezeiten von 124 Kathetern zur periduralen Opiatanalgesie bei Karzinomschmerzen

Die Vorteile der periduralen Opiatanalgesie sind überzeugend. Allerdings sollte vor ihrer Anwendung immer eine Abwägung von Risiko und Nutzen vorgenommen werden. Gute Ergebnisse zeigte die peridurale Opiatanalgesie bei Patienten mit großen, diffusen Schmerzzonen, kaum einen analgetischen Effekt bei radikulären Schmerzen. Nicht indiziert ist die peridurale Opiatanalgesie, wenn andere Schmerztherapiemaßnahmen in Frage kommen, z.B. bei Patienten mit einseitigen Schmerzen der unteren Körperhälfte die perkutane zervikale Chordotomie, bei Patienten mit segmentalen Schmerzen die Neurolyse.

Postoperativ sollte sie großen Oberbaucheingriffen oder Risikopatienten vorbehalten bleiben und dies stets nur unter intensivmedizinischer Überwachung. Bei Karzinompatienten im Finalstadium sollte sie hingegen ohne Scheu vor der langen Liegedauer der Periduralkatheter und der chronischen Anwendung von Opiaten durchgeführt werden. Die Nebenwirkungen sind hier im Vergleich zum Therapieerfolg gering, die Analgesie für den Patienten von unschätzbarem Nutzen.

Literatur

1. Selz B, Bürgi H (1979) Erfahrungen mit einer oralen Cocain-Morphin-Lösung („Brompton-Mixture") in der Behandlung schwerer Schmerzzustände bei Krebspatienten. Schweiz Med Wochenschr 109:1161
2. Twycross RG (1975) The use of narcotic analgesics in terminal illness. J Med Ethics 1:10
3. Twycross RG (1981) Controlled release morphine tablets. Lancet I:892
4. Zenz M, Piepenbrock S, Hüsch M, Schappler-Scheele B, Neuhaus R (1981) Erfahrungen mit längerliegenden Periduralkathetern — Peridurale Morphin-Analgesie bei Karzinompatienten. Regional-Anaesthesie 4:26

Peridurale Opiatanalgesie: Grenzen der Methode

S. Piepenbrock

Im Verlaufe des Vormittags haben wir eine neue, herausfordernde Methode der Schmerzbekämpfung diskutiert. Die Vorteile der rückenmarksnahen Applikation von Opiaten im
Vergleich zu anderen Methoden der Schmerztherapie sind dargestellt worden, gleichzeitig
sind allerdings auch die Grenzen der neuen Methode deutlich geworten.

Im ersten Vortrag haben wir von Herrn Zenz gehört, daß die intrathekale Applikation
von Opiaten zum heutigen Zeitpunkt auf keinen Fall angewendet werden sollte. Die Gründe
hierfür sind eindeutig: Die Infektionsgefahr ist bei intrathekaler Applikation wesentlich
größer. Es kann postspinale Kopfschmerzen geben, und es gibt keine Möglichkeit zur
Dauertherapie. Ganz entscheidend ist aber wohl, daß die potentiell gefährlichste Nebenwirkung, die Atemdepression, bei intrathekaler Applikation wesentlich höher liegt als
bei periduraler Applikation. In der Literatur findet man therapiebedürftige Fälle von
Atemdrepression nach periduraler Punktion in etwa 0,3% der Fälle. Bei intrathekaler Gabe
von Opiaten liegt die Rate der Atemdepressionen über 8%. Andere Nebenwirkungen sind
bei einem Vergleich der beiden Applikationsformen als nicht so gravierend anzusehen, dennoch gibt es auch hier eine größere Inzidenz von Sedierung und Hautjucken nach intrathekaler Gabe. Insbesondere wegen der relativ großen Gefahr der Atemdepression sollte
die intrathekale Applikation von Opiaten zum jetzigen Zeitpunkt auf keinen Fall klinisch
angewendet werden.

In einem zweiten Vortrag haben wir von Herrn Müller gehört, daß man auch intraoperativ Opiate peridural geben und damit eine gewisse Einsparung an Narkotika erzielen kann.
Entscheidend ist aber die Indikationsstellung für diesen Anwendungsbereich. Die Indikationen decken sich bei der intraoperativen Anwendung mit denen der postoperativen, d.h.
man sollte intraoperativ nur dann Opiate peridural applizieren, wenn man postoperativ damit
fortfahren will.

Die postoperative Anwendung von periduralen Opiaten sollte unserer Meinung nach
ganz streng abgewogen werden. Sogenannte kleine Eingriffe wie z.B. Sprunggelenkfrakturen,
Meniskektomien, Herniotomien, Hämorrhoidektomien oder auch kleinere Unterbauchoperationen, wozu auch die normale Hysterektomie zählt, stellen keine Indikation für die
peridurale Opiatanalgesie dar. Das gilt auch dann, wenn diese Eingriffe in Periduralanaesthesie mit einem Periduralkatheter durchgeführt worden sind und man auf bequeme Art
und Weise den Patienten eine optimale Analgesie bieten möchte. Natürlich kann man auch
bei mittleren Unterbaucheingriffen Opiate peridural einsetzen, sowohl intraoperativ als auch
insbesondere postoperativ, aber nur dann, wenn es sich um spezielle Indikationen handelt,
d.h. um Eingriffe bei z.B. kardiopulmonalen Risikopatienten. Die Methode der periduralen
Opiatanalgesie sollte nur bei Patienten mit erhöhtem Risiko Einsatz finden. Dies ist ins-

besondere auch bei großen Oberbaucheingriffen oder Thoraxeingriffen gegeben. Die entscheidende Voraussetzung ist allerdings immer, daß diese Patienten adäquat überwacht werden können. Die Überwachung muß sich auf einen Zeitraum erstrecken, der mindestens 15 Stunden nach der letzten periduralen Injektion liegt. Es ist über einen Einzelfall berichtet worden, bei dem es 16 Stunden nach der letzten periduralen Opiatgabe zu einem atemdepressorischen Zwischenfall gekommen ist.

Vorsicht ist geboten bei der epiduralen Nachinjektion von Opiaten, wenn der analgetische Effekt unzureichend ist. Es kann dann offensichtlich zu steil ansteigenden Opiatspiegeln im Liquor kommen, und man kann dann mit vermehrten Nebenwirkungen rechnen.

In einem weiteren Vortrag hat Herr Hartung über die Anwendung von periduralem Morphin in der Geburtshilfe berichtet. Herr Hartung hat eine Dosierung von 10 mg Morphin angewendet. Wir sind hier zu der Konklusion gekommen, daß die Ergebnisse bisher noch nicht zufriedenstellend sind, und daß man in der Geburtshilfe diese Methode noch nicht in der Praxis anwenden sollte. Auch mit 10 mg Morphin sind die Ergebnisse noch unbefriedigend. Eine Versagerquote von etwa 30% ist einfach zu hoch, um diese Methode generell empfehlen zu können. Die peridurale Opiatanalgesie in der Geburtshilfe, ist ganz sicher erst nur der klinischen Erprobung in speziell ausgerichteten Zentren vorzubehalten.

Herr Reiz hat über die Anwendung von periduralem Morphin nach Rippenserienfrakturen berichtet. Er hat die klinische Effizienz dieser Applikationsform mit der von Lokalanaesthetika (Bupivacain) verglichen, wobei die Medikamente jeweils über einen thorakalen Epiduralkatheter gegeben worden sind. Die Qualität der Schmerzausschaltung war unter der Lokalanaesthetika-Therapie etwas besser, die Wirkungszeit war jedoch nach epiduralem Morphin länger. Nach epiduralem Morphin kam es jedoch in Einzelfällen zu einer Atemdepression, so daß auch hier die Forderung nach einer adäquaten, intensivmedizinischen Überwachung gestellt werden muß.

Wenn aus technischen oder organisatorischen Gründen die thorakale Periduralkatheter-Anlage nicht möglich ist, kann man bei Rippenserienfrakturen die Opiate auch lumbal peridural geben. Man muß dann ein höheres Volumen bei in etwa gleicher Opiatkonzentration geben, d.h. also 2 bis maximal 5 mg Morphin in 15 bis 25 ml Kochsalz. Die Injektion von periduralen Opiaten bei Rippenserienfrakturen kann auch bei aus klinischen Gründen intubierten und beatmeten Patienten wirkungsvoll eingesetzt werden. Mit der Schmerztherapie über einen Periduralkatheter kann man bei vielen Patienten mit Rippenserienfrakturen eine Intubation und Ventilation vermeiden, da eine suffiziente Schmerztherapie extensive atemgymnastische Übungen zuläßt. Dennoch sollte man daran denken, daß bei dem begründeten Verdacht einer schweren Lungenkontusion die Patienten so früh als möglich intubiert und kontrolliert ventiliert werden sollten.

Im letzten Vortrag hat Frau van den Berg über die Anwendung von periduralen Opiaten bei chronischen Schmerzen berichtet. Chronische Schmerzen bei terminalen Karzinomen lassen sich sehr effektiv therapieren, wenn es sich um diffuse Schmerzen handelt. Weniger gut sind offensichtlich die Schmerzen zu beeinflussen, die einen radikulären oder neurogenen Ursprung haben. Dazu zählen z.B. segmentale Schmerzen aufgrund der Kompresssion von Nerven durch Metastasen. Die Therapie von Karzinomschmerzen mit periduralen Opiaten ist in terminalen Stadien indiziert und wenn man mit anderen Verfahren keinen Erfolg erzielen kann. Wenn diese Kriterien erfüllt sind — terminales Stadium und keine Therapiemöglichkeit mit anderen Verfahren — dann ist es durchaus auch erlaubt, die Patienten nach Hause zu entlassen und diese Therapie ambulant durchführen zu lassen.

Die peridurale Opiatanalgesie ist ein neues Verfahren der Schmerztherapie, über das
man noch keine abschließenden Urteile fällen kann. Diese Methode steht noch in der klinisch theoretischen und klinisch praktischen Erprobung. Man soll sich davor hüten, die
Indikationen für diese Methode zu weit zu stellen. Man muß diese für einige Indikationen
so hervorragende Methode sehr vorsichtig behandeln, sonst gerät sie leicht in Mißkredit.
Die Anwendung sollte nur unter ganz strenger Indikation erfolgen, die nicht von der überzeu-
genden Analgesie, sondern von den möglichen Komplikationen bestimmt sein muß. Die
Untersuchungen weiterer klinischer Anwendungsgebiete sollten nur speziellen Zentren vorbehalten sein.

Paneldiskussion

Piepenbrock: Gibt es Erfahrungen mit Patienten, die über einen längeren Zeitraum Opiate
oral oder parenteral erhalten haben und die bereits abhängig sind und jetzt umgestellt
werden sollen oder umgestellt worden sind auf peridurale Opiatanalgesie? Geht das oder
brauchen sie zusätzlich noch Analgetika auf anderem Wege?

Van den Berg: Theoretisch geht das, in der Praxis ist es bei uns hin und wieder vorgekom-
men. Ich habe festgestellt, daß bei diesen Patienten meist initial eine höhere Dosis des peridural applizierten Morphins gegeben werden mußte. Ansonsten war es ohne Zusatzanalgetika
möglich.

Piepenbrock: Wie hoch lagen die Hauptschmerzpunkte? Waren Schmerzen zu therapieren,
die im Armbereich lagen, z.B. Metastasen im Armbereich?

Van den Berg: 7 Katheter haben wir aus Gründen der Lokalisation des Schmerzes thorakal
angelegt. Es waren dabei auch Schmerzen, ausgehend von einem Mammakarzinom, so zu
therapieren. Prinzipiell ist bei diesem Patienten sicher gerade ambulant etwas risikoreicher,
weil man doch in sehr hohe Bereiche mit dem Morphin kommt.

Piepenbrock: Ließen sich diese Patienten mit lumbalen Kathetern auch behandeln? Mit höheren Volumina?

Van den Berg: Bis Th. 4, Th. 5 kommt man sehr gut, was darüber hinaus ist, wird insgesamt
etwas schwieriger, ist aber bei einigen Patienten möglich.

Morr: Sie sprachen nur von Karzinomschmerz, einem globalen Schmerz. Können Sie diffe-
renzieren, was Sie behandelt haben? Einen neurogenen Schmerz, einen Druckschmerz, der
zustandekommt durch Metastasen und in diesem Zusammenhang auch die Frage, welche
Schmerzqualität ist am besten beeinflußbar? Die zweite Frage gilt insbesondere Karzinomen im Thoraxbereich, Mammakarzinom, Bronchialkarzinom. Welche Schmerzqualitäten
können Sie hier nehmen? Oder sind es solche Fälle, die gar nicht behandelbar sind und dann
auch nicht ambulant?

Van den Berg: Die meisten Schmerzen, die wir behandelt haben, waren diffus, dumpfe Ein-
geweideschmerzen in der unteren Körperhälfte. Schmerzen, die z.B. durch den direkten
Druck einer Metastase auf eine Wurzel hervorgerufen werden, lassen sich im allgemeinen
nicht günstig beeinflussen.

Zenz: Ich darf dazu vielleicht ergänzen, daß da einige Bronchialkarzinome dabei waren und
daß in diesen Fällen dann der Schmerz meist von einer diffusen Metastasierung ausgegangen
ist. Hier ist das Problem, daß wir mit anderen Methoden nur über zentrale Einflüsse diesen
diffusen Schmerz bekämpfen können. Wenn die Schmerzsegmente von Th. 3 bis in sakrale

Bereiche runtergehen, dann versagt beispielsweise so etwas wie eine Neurolyse oder wie die peridurale Anwendung von Lokalanaesthetika.

Morr: Herr Zenz, das sind also ossäre Schmerzen durch Knochenmetastasierung oder verstehe ich Frau van den Berg dahingehend richtig, daß sie die Schmerzen meint, die durch Lebermetastasierung, durch Volumenvergrößerung intraabdomineller Organe (Lymphknotenvergrößerung) zustande kommen. Das ist ja eine sehr entscheidende Frage, gerade bei der Metastasierungstendenz verschiedener Karzinome, welche Möglichkeiten da bestehen. Ich möchte aus der Klinik nur sagen, daß gerade der neurogene Schmerz Polyneuropathien im Sinne von Paraneoplasien oder aber auch direkt durch Knochenmetastasen ja gerade so immens schwierig überhaupt zu behandeln sind. Selbst durch Chordotomie ja doch nur unvollständig, was die peripheren Nerven betrifft.

Zenz: Es handelte sich um beide Arten von Schmerzen. Deswegen sind beide Antworten richtig. Wir haben das jetzt differenziert, daß wir eine Liste gemacht haben bei soundsoviel Patienten ein mehr visceraler Schmerz aufgrund von Aszites, von einer Lebervergrößerung, von örtlichen Metastasen und in ossäre Metastasen. Wir können sagen, daß wir die einzigen Versager da hatten, wo segmentale Schmerzen waren. Ganz klar segmental begrenzte Schmerzen, ausgelöst durch eine örtliche Metastase und durch Druck.

Insgesamt haben wir über 10 Patienten behandelt, die vorher eine Chordotomie erfolglos hinter sich hatten. Die war sicherlich lege artis durchgeführt, aber hat diese Schmerzqualität nicht beseitigen können. Vor allem ein diffuser Schmerz, der nicht der nervalen Versorgung eines Nerven oder zweier Nerven folgt, der eignet sich besonders gut.

Morr: Sind hochsitzende Brochialkarzinome bei Pancoast-Symptomatik ambulant behandelbar oder können sie nur im Krankenhaus behandelt werden?

Zenz: Man sollte bei diesen hochsitzenden Tumoren zumindestens in der Anfangsphase schon eine stationäre Überwachung machen und sehen, ob das gelingt. Wir haben solche Patienten behandelt, auch ambulant behandelt nach der entsprechenden Erstüberwachung, und das ist auch gut gegangen. Ich würde mich scheuen, die Empfehlung abzugeben, da ein ambulantes Regime durchzuführen.

Reiz: In terms of the Pancoast-syndrom it doesn't respond well to epidurale morphine like most neurogenic pain doesn't. So it is more suitable for anti-epileptic treatment. Administration of morphine in the cervical or high-thoracic region is no contraindication for out-patient treatment. So the patients will treat themselves at home.

Zenz: Die Lokalisation des Schmerzes und die erfolgreiche Analgesie über peridurale Opiate müssen also nicht unbedingt eine Kontraindikation für ambulante Behandlung darstellen. In diesem Zusammenhang spielt als einzige Indikation bei periduralen Opiaten auch ein humanitäres Problem herein. Diese Patienten *müssen* schmerzfrei gemacht werden, und die Alternativen sind eventuell sehr hohe Gaben von systemischen Opiaten.

Müller: Wenn wirklich etwas passiert, wird sich ein Jurist mit dieser humanen Indikation nicht zufrieden geben. Das Entscheidende wäre, in noch größeren Serien zu beweisen, daß nichts passiert. Dann kann man das gewährleisten, aber momentan sehe ich das noch nicht gegeben.

Zenz: Vom forensischen Standpunkt haben wir da schon einige Hilfen in der Hand. Herr Twycross, ehemals vom St. Christophers Hospital in London, hat sich in mehreren Publikationen ganz ausdrücklich ausgesprochen, daß er sich nicht scheut, bis zu 600 mg Morphin systemisch zu verabreichen. Das sind Dosen, die in keiner Relation zu unserer Enddosis von im Durchschnitt 14 mg stehen, und die höchste Dosis war 40 mg am Tag in 4 Dosen. Ich meine, wir hätten schon eine Hilfe, wenn ein renommierter Kollege, der sehr berühmt ist hinsichtlich der Behandlung von Karzinomschmerzen, sagt, er scheut sich nicht, 600 mg systemisch zu geben.

Piepenbrock: Man sollte ganz eindeutig festhalten, bei diesen Patienten handelt es sich um terminale Stadien eines Malignoms. Als Lebenserwartung wird von uns üblicherweise eine 3-Monatsfrist angenommen. In etwa sollte man sich daran halten. Wenn das der Fall ist, braucht man sich nicht vor irgendwelchen Juristen zu scheuen, denn es ist ein humanitäres Problem. Es ist menschenwürdig, Patienten von ihren schrecklichen Schmerzen zu befreien auf diese Art und Weise. Man kann das ganz geringe Risiko, das bei den Patienten mit Malignomen geringer ist als bei anderen Patienten, eine Atemdepression bekommen, ohne weiteres in Kauf nehmen. Man muß es in Relation setzen zu den anderen Therapiemaß-nahmen und -formen, die uns zur Verfügung stehen.

N.N.: Haben Sie Materialveränderungen an Ihren Kathetern bei der langen Liegedauer, und wo sehen Sie überhaupt eine Begrenzung durch das Material für die Liegedauer?

Van den Berg: Wir haben keine Begrenzung gesehen, obwohl es vor allem bei etwas jüngeren und mobilen Patienten häufiger vorkam, daß die Katheter durch viele Bewegungen im Rücken schon mal porös wurden und es Knickstellen gab. In diesem Fall wechselten wir die Katheter und legten einen neuen ein. Der längste Katheter hat bei uns 189 Tage gelegen und eigentlich ohne irgendwelche Änderungen am Material.

Zenz: Wir setzen die Patienten und die Angehörigen davon in Kenntnis, daß eine Atemde-pression auftreten kann. Wichtig ist dabei, darauf hinzuweisen, daß der Patient niemals eine Atemnot bekommt, wenn er atemdepressiv wird. Die Verwandten der Patienten sind angewiesen, nachts in regelmäßigen Abständen die Atemfrequenz zu zählen. Die war eigent-lich bei allen Patienten in einem Bereich von 14 oder 12, so daß wir da keine großen Be-fürchtungen haben.

Sarubin: Ich bin auch sehr für die ambulante Morphintherapie mit Periduralkatheter, doch ich glaube, die Gesetzgebung in Skandinavien ist doch anders. Stichwort „Fahrlässige Kör-perverletzung".

Zenz: Wir müssen doch ganz klar die Grenze zwischen fahrlässiger Körperverletzung sehen, wenn ich in dem einen Fall 100 ml Dolantin oder 15 mg Morphin *systemisch* gebe und die gleiche oder größere Gefahr der Atemdepression habe, und im anderen Fall gebe ich 2 oder 3 mg Morphin *peridural.* Die Messungen sind ja erfolgt hinsichtlich der Atemdepression und haben nachgewiesen, daß die *systemische* Gabe unvergleichlich größere Gefahren hin-sichtlich der Atemdepression mit sich bringt. Ich sehe hier nur auch aus forensischen Gründen einen Vorteil. Wenn Patienten mit terminalem Karzinom, die am Todestag mit 14 mg Mor-phin auskommen, auf welchem Wege auch immer, da meine ich, könnten wir es vertreten; auch den Juristen gegenüber, denn wir haben die Dosis um das 10- oder 20fache reduziert und damit sicherlich bei diesen Patienten die Gefahren reduziert. Da hätte ich keine Beden-ken forensisch.

N.N.: Wer injiziert denn dem ambulanten Karzinompatienten das Morphin?

Van den Berg: Der Hausarzt, die Gemeindeschwestern und z.T. Angehörige, die länger mit der Therapie zu tun hatten, doch das waren die Ausnahmen. In der Regel kam die Gemeinde-schwester 1- bis 2mal am Tag.

Piepenbrock: Man muß die Patienten dahingehend trainieren und informieren, daß sie es selbst machen können. In Schweden haben es die Patienten z.T. selbst gemacht.

Agoston: Herr Müller, Sie haben auch feststellen können, daß bei den Patienten, die vorher einmal *systemisch* Opiate bekommen haben, eine *peridurale* Applikation sehr wenig nützt. Wir mußten ziemlich schnell auf Lokalanaesthetika umsteigen.

Müller: Das ist richtig, wir haben auch eine deutlich verkürzte Wirkungsdauer gefunden, etwa um 40% bei den Patienten, die ganz regelmäßig mit systemischen Opiaten behandelt worden waren. Wir haben auch gefunden, daß es bei diesen Patienten zu Toleranzerscheinungen kommen kann. Es ist allerdings nicht bei allen Patienten so. Wir haben Patienten gehabt, bei denen die peridurale Morphingabe gar nichts mehr gebracht hat, obwohl der Katheter ordnungsgemäß lag und obwohl eine peridurale Gabe von Lokalanaesthetika etwas gebracht hat. Vom tierexperimentellen her ist es bewiesen, daß es so etwas wie eine lokale Toleranz gibt. Man muß auch beim Menschen damit rechnen.

Zenz: Es ist die Frage, ob bei den Patienten, bei denen es versagte und eigenartigerweise Lokalanaesthetika geholfen haben, ob da nicht die Kriterien, die wir eben angesprochen haben, nämlich beispielsweise ein segmentaler Schmerz vorhanden war, und das den Versager erklärt hat. Wir haben eine Reihe von Patienten behandelt, die vorher höchste Gaben systemischer Opiate bekommen haben und die über einen kontrollierten Zeitraum mit derselben Dosierung an Opiaten über 3 bis 4 Wochen ausgekommen sind. Die Dosen werden in einem Ausweis, den der Patient mit nach Hause bekommt, jeden Tag eingetragen und wöchentlich kontrolliert. Daraus geht hervor, daß auch Patienten mit vorher hohen systemischen Gaben damit behandelbar sind.

Müller: Die Toleranzentwicklung war eine sehr schleichende Entwicklung. Warum verschwindet sie nach einigen Tagen wieder, wenn man das Opiat läßt?

Agoston: Wir haben noch sehr wenig Erfahrung in dieser Beziehung. Haben Sie keine Abhängigkeit in dieser Richtung gesehen?

Müller: Wir haben keine Abhängigkeit gesehen. Allerdings ist der Analgetikaverbrauch hinterher bei etwa einem Viertel der Patienten erhöht. Bei chronischen Schmerzpatienten gibt es gar nicht so oft eine Abhängigkeitsentwicklung. Das Problem ist sehr differenziert.

N.N.: Mich würde interessieren, ob Sie am Anfang einer Gemeindeschwester zutrauen, 20 mg zu geben.

Van den Berg: Diese 20 mg sind bei einem einzigen Patienten peridural injiziert worden. Das war nach ca. 90 Tagen der Therapie. Er hat diese hohe Dosierung komplikationslos vertragen. Es ist dann auch ambulant gespritzt worden, ohne Komplikationen. Der Patient ist nach 2 therapiefreien Tagen an der Grunderkrankung verstorben, es hat also sicher nichts mit der periduralen Morphinanalgesie zu tun.

Piepenbrock: Wir haben es zunächst mit akuten Schmerzen postoperativ, Rippenserienfraktur, zu tun gehabt. *Jetzt* handelt es sich um chronische Schmerzen. *Akute* Schmerzen haben einen biologischen Sinn, eine Warnfunktion. *Chronische* Schmerzen führen zur Selbstzerstörung. Es handelt sich hier um chronische Schmerzen bei terminalen Malignomen. Da gelten ganz andere Prinzipien, was die Dosierung und die Überwachung angeht als bei akuten Schmerzen.

Müller: Die Toleranz kann sich nur entwickeln, wenn dieser gesteigerte Dosisbedarf des Patienten vom Anaesthesisten nachvollzogen wird, wenn also auch in kürzeren Abständen gespritzt wird. Wenn dagegen ein starres Schema eingehalten wird, dann wird kein Patient tolerant, also spinaltolerant.

Reiz: Just to comment on the tolerance in the double-blind-study performed against intramusculary morphine in similar patient. I think we could see that there was a tolerance development in both groups over the first week during which time this was compared. The tolerance development was however much, much less in the epidural morphine group. When the code was broken and the patients continued in both groups the group who had got the intramusculary morphine when they were transfered over to epidural morphine they could go down to the same dose as seen in the other group. So there is a difference between the tolerance development of epidural morphine and intramusculary morphine.

Müller: Bei der spinalen Toleranz handelt es sich rein um eine Reduzierung der Analgesie, während es im Tierexperiment eine rein zentrale Toleranz mit ganz anderen Symptomen gibt.

N.N.: In welcher Dosierung dürfen *parenteral* Analgetika verabreicht werden und welche, wenn das *epidurale* Morphin unwirksam ist?

Zenz: Parenterale plus epidurale Gabe stellen eine Gefährdung dar. Wenn Sie so einen Versager haben, müssen Sie dem Patienten klarmachen, daß er auf seinen nächsten „Schuß" warten muß. Man darf aufgrund der Atemdepressionsgefahr nicht direkt nachinjizieren.

Die Literatur zeigt: Die Atemdepressionen sind in den meisten Fällen durch eine Addition zustandegekommen, entweder von der Operation her oder daß zusätzlich noch andere Gaben dazugekommen sind bei Unwirksamkeit.

N.N.: Wie lange müßte man warten, bis man effektiv wieder nachgeben kann?

Zenz: Bei uns im Haus 6 Stunden.

N.N.: Welche Erfahrungen haben Sie mit der Antagonisierung der Nebenwirkungen? Nicht der Atemdepression, sondern von Pruritus, Urinretention und Nausea mit Naloxon?

Müller: Wir haben mit 5 Kollegen Selbstversuche gemacht. Der Pruritus und der Harnverhalt ließen sich erstaunlicherweise nur direkt lokal, also peridural antagonisieren. Vom physiologischen her spricht sehr viel dafür, daß das auch spinale Effekte sind, während andere Begleiteffekte eindeutig zentral sind. Die bekommen Sie mit systemischer Naloxongabe weg, vor allem die Übelkeit und die Müdigkeit.

N.N.: Wie antikoagulieren Sie unmittelbar postoperativ bei liegendem Epiduralkatheter? Bei Bewegungen des Patienten ist es ja möglich, daß der Katheter sich in eine Vene bohrt und daß dann die Gefahr eines epiduralen Hämatoms besteht.

Zenz: Wir haben keine Beschränkungen hinsichtlich der Heparintherapie. Wir haben eine Reihe von Dialysepatienten mit periduralen Opiaten auch behandelt und unter der Dialyse nie Komplikationen gesehen. Wir punktieren im dialysefreien Intervall, d.h. dann, wenn die Gerinnung für diesen Punktionstag o.k. ist und fahren dann mit der Heparinisierung fort.

Zur Übelkeit noch ein Hinweis. Das Naloxon ist hinsichtlich seiner kardialen Wirkung nicht ganz unproblematisch. Wir haben bisher immer mit dem Dopaminantagonisten Domperidon in der Dosierung von 3 x 20 Tropfen Erfolg gehabt. Wir hatten dabei keinen Versager.

Piepenbrock: Welche Substanz ist am geeignetsten?

Hartung: Wir haben in unserem Institut bislang nur Erfahrungen mit Morphin gesammelt. Vom pharmakodynamischen Gesichtspunkt gibt es sicher geeignetere Substanzen.

Reiz: Until we have clarified the effects of one substance carefully I think we should not make other choices or change between different substances. I think that each substance should be investigated carefully. We only got experience with morphine.

Zenz: Im Prinzip stimme ich dem zu, daß nicht in jedem Institut eine Vielzahl von Medikamenten peridural angewandt werden, weil die Erfahrungen dann damit zu gering sind. Aus der klinischen Routine sind wir aber in einigen Fällen dazu gezwungen, das Präparat zu wechseln und dann haben wir noch eine Doppelblindstudie gemacht zum Vergleich Morphin — Buprenorphin. Da waren die Ergebnisse mit Buprenorphin besser. Das Buprenorphin ist bei uns in der Klinik über den Arzneimittelrat noch nicht zugelassen, so daß wir weiter in den meisten Fällen Morphin benutzen und bei Komplikationen auf Buprenorphin wechseln.

Müller: Es gibt noch kein ideales Opiat für diesen Zweck. Nehmen Sie z.B. das Morphin, das als gut wasserlösliches eine lange Wirkungsdauer hat, lange an Ort und Stelle liegen bleibt, aber dann auch viel eher nach oben wandern kann. Sie müssen die Vorteile und die Nachteile abwägen, beim Buprenorphin ist es das Problem mit der Antagonisierbarkeit. Wenn Sie die physikochemischen Daten, die dafür verantwortlich sind, betrachten, sieht es nicht so aus, als gäbe es ein ideales Opiat dafür.

Nijhuis: I can't say there is at this moment any knowledge about the perfect epidural spinal narcotic. There is no enough known about receptor kinetics, receptor specificity and about differences in the populations of our patients. We have to do a lot of more research on this topic to qualify patient populations and besides that to requalify our opiates.

Van den Berg: Wir benutzen routinemäßig das Morphin. Sollten Komplikationen auftreten, stellen wir auf das Buprenorphin um, wobei wir gerade im Punkt der Urinretention doch recht gute Erfahrungen gemacht haben. Es kommt nicht so häufig vor wie beim Morphin. Das Morphin dosieren wir 1/3 bis 1/2 Ampulle — in einer Ampulle sind 10 mg enthalten — beim Temgesic gehen wir genauso vor — eine Ampulle enthält 0,3 mg — auch hier nehmen wir 1/3 bis 1/2 Ampulle, d.h. 0,1 bis 0,15 mg.

Freie Vorträge und Poster
Epidurale Opiatanalgesie

Untersuchungen zur epiduralen Opiatanalgesie

M. Rust, M. Gessler, W. Zieglgänsberger, R. Egbert und A. Struppler

Einleitung

Die Entdeckung spezifischer Opiatrezeptoren und deren endogener Liganden im Zentralnervensystem der Säugetiere hat die Schmerzforschung der letzten Jahre entscheidend ge-
prägt [13]. Aufgrund neurophysiologischer und pharmakologischer Untersuchungen wurde
in der Folge ein endorphinerger Mechanismus zur Verarbeitung nociceptiver Signale auf
Rückenmarksebene postuliert [12—14] und als Grundlage der erst tierexperimentell und
neuerdings klinisch angewandten Opiatanalgesie angenommen [1, 2, 7—11, 14]. Bereits die
ersten klinischen Untersuchungen ergaben, daß die intrathekale oder epidurale Applikation
von Opiatagonisten zu einer selektiven Unterdrückung schmerzhafter Reize aus den entsprechenden Dermatomen führt, ohne Beeinflussung anderer sensorischer, motorischer oder
vegetativer Funktionen.

Ziel der vorliegenden Untersuchung war es, die analgetische Wirkung verschiedener epidural applizierter Opiatagonisten mittels objektiver und subjektiver Meßmethoden zu charak-
terisieren und gleichzeitig eine evtl. Beeinflussung anderer sensibler oder motorischer Leistungen zu prüfen.

Material und Methode

Bei 14 Patienten mit akuten und chronischen Schmerzsyndromen (z.B. bei Arthrolyse, Dis-
kopathie, Carcinom) wurden jeweils Morphin-HCl (3 mg), Dolantin (20 mg) oder Fentanyl
(0,1 mg) in 0,9% NaCl 1 : 10 verdünnt, innerhalb von 3 min über einen Epiduralkatheter
in Höhe des Segmentes mit dem vermutlich stärksten Schmerzeinstrom appliziert. Eine
Nachinjektion der Opiate erfolgte jeweils erst beim Wiedererreichen des Ausgangswertes
der subjektiven oder objektiven Schmerzmessung. Tabelle 1 gibt die Parameter wieder, die
in regelmäßigen Abständen vor und nach epiduraler Opiatapplikation untersucht wurden.

Die Beurteilung der Analgesie erfolgte:
1. Subjektiv mit Hilfe einer empirischen Skala
2. Objektiv mit Hitzestrahlung.

Diese wurde mit zunehmender Intensität auf ein definiertes Hautareal fokusiert. Im
Brennpunkt mißt ein mit der Strahlungsquelle rückgekoppeltes Thermoelement die aktuel-
le Hauttemperatur. Durch einen solchen Hitzereiz werden vorwiegend Nociceptoren im
C-Faserbereich aktiviert [6]. Die Patienten geben dabei den Übergang von Wärme bzw.
Hitze in Schmerz an. Die Temperatur, bei der erstmals Schmerz angegeben wird, definiert
die Schmerzschwelle [3].

Tabelle 1. Klinisch neurologische Parameter bei epiduraler Opiatanalgesie

---

I. Allgemeine Untersuchung
Atmung   (Resp/min)
Blutdruck   (RR-syst/diast)
Puls   (Schläge/min)
Sensorium   (z.B. Vigilanz)

II. Neurologische Untersuchung
Nadelstiche
Leichte Berührung (Watte)
Zwei-Punkte-Diskrimination
Temperaturdiskrimination
Vibration
Lageempfinden
Reflexe/Tonus
EEG

III. Analgesiemetrie
Subjektiv: 0 = kein Effekt, 1 = wenig, 2 = deutlich, 3 = sehr gut
Objektiv: mittels Hitzestrahlung; Schmerzschwelle (°C)

Ergebnisse und Diskussion

Nach keiner der Opiatapplikationen zeigten sich Zeichen einer systemischen Wirkung im Sinne einer Atem- oder Kreislaufdepression oder einer Einwirkung auf das Sensorium. Die kontinuierlichen EEG-Registrierungen bei 3 Patienten zeigten keine spezifischen Veränderungen gegenüber dem Ausgangsbefund. Die neurologische Untersuchung ergab außer einer Erhöhung der Schmerzschwelle keine erkennbaren Veränderungen. Als Nebenwirkungen traten vereinzelt Blasenentleerungsstörungen auf, die aber spontan reversibel oder durch die Gabe eines Parasympathomiketikums (Doryl) behebbar waren. Es ist noch unklar, welcher der vier zur Steuerung von Miktion und Kontinenz angenommenen neurophysiologischen Funktionskreise durch epidurale Opiatgabe gestört wird [5].

Gelegentlich berichteten die Patienten über Pruritus, für den wir noch keine Erklärung haben. Korrelierend mit den subjektiven Angaben zur Schmerzlinderung erhöhten alle drei getesteten Opiatagonisten die Schmerzschwelle für den Hitzereiz (Abb. 1). Die Schmerzlinderung bzw. die Schmerzschwellenerhöhung trat nach Fentanylgabe durchschnittlich nach 5 min ein. Morphin erhöhte die Schwelle erst nach durchschnittlich 30—45 min. Dolantin nahm eine Zwischenstellung ein. Die Wirkungsdauer lag zwischen 4 und 24 h, wobei Fentanyl und Dolantin deutlich kürzer wirkten als Morphin. Dies entspricht etwa den Angaben anderer Autoren [10, 11].

Der verzögerte und unterschiedliche Wirkungseintritt der Opiate läßt sich aus den zu überwindenden Diffusionshindernissen und deren unterschiedlichen physikochemischen Eigenschaften erklären, so z.B. der guten Penetrationsfähigkeit von Fentanyl ins Nervengewebe [4].

Nimmt man die Höhe des Schmerzschwellenanstieges als Maß für die Stärke der Analgesie, so war diese vor allem unter Fentanyl deutlich stärker als unter Morphin. Wegen der Gefahr der Hautverbrennung waren die Messungen bei Fentanylgabe zeitweise nicht durchführbar (Pfeil in Abb. 1). Zur Kontrolle wurden auch Schwellenbestimmungen in angren-

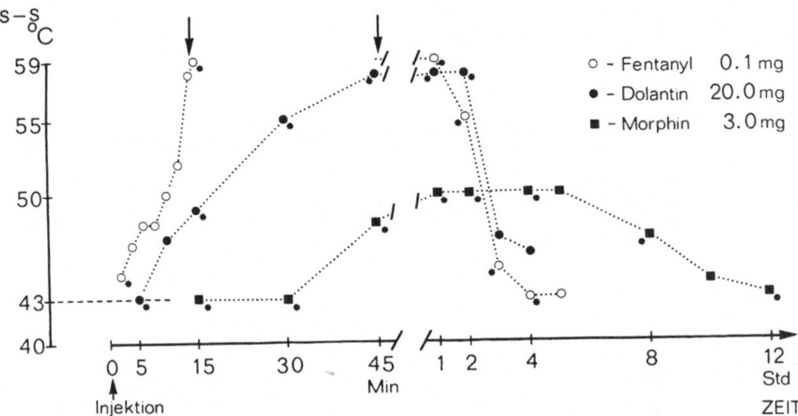

Abb. 1. Schmerzschwellenveränderung nach epiduraler Gabe von Opiatagonisten. S-S = Schmerzschwelle in °C. * = Schmerzschwellenbestimmung mit neurologischer Untersuchung. Die gestrichelte Linie gibt die individuelle Schmerzschwelle an

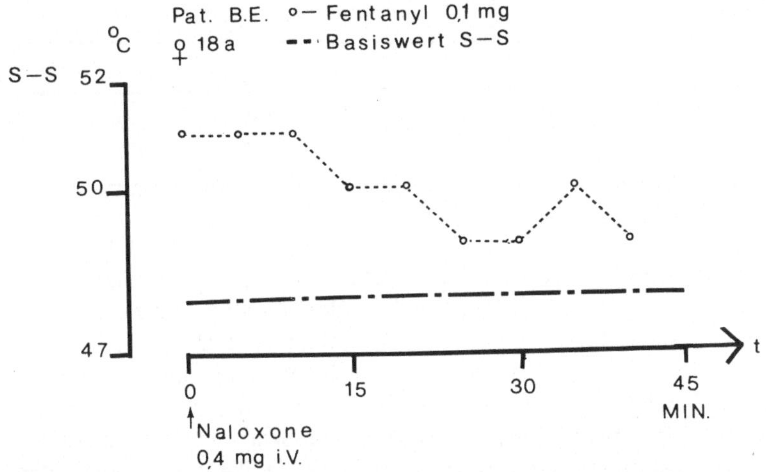

Abb. 2. Schmerzschwellenveränderung bei epiduraler Fentanylanalgesie und Versuch der Antagonisierung mit Naloxone i.V.

zenden Dermatomen durchgeführt. Es zeigte sich, daß epidural applizierte Opiate die Schmerzschwelle beidseitig, aber nur in den unmittelbar benachbarten Segmenten beeinflussen.

Eine Placebogabe von 10 ml 0,9% NaCl über den Epiduralkatheter veränderte lediglich die subjektive Angabe des Patienten im Sinne einer Schmerzlinderung von etwa 1–2 h. Die objektive Schmerzschwelle für den Hitzereiz dagegen veränderte sich nicht.

Wie in Abb. 2 dargestellt wird, konnte die intravenöse Gabe der für Anaesthesiezwecke gebräuchlichen Dosis von 0,4 mg Naloxon eine bestehende epidurale Opiatanalgesie nicht antagonisieren. Bei höherer Dosierung von Naloxon ist aber eine solche Antagonisierbarkeit des spinal gebundenen Opiats denkbar. Tierexperimentiell wird die Wirkung spinal applizierter, herkömmlicher Opiatagonisten durch dort appliziertes Naloxon jederzeit aufgehoben [14].

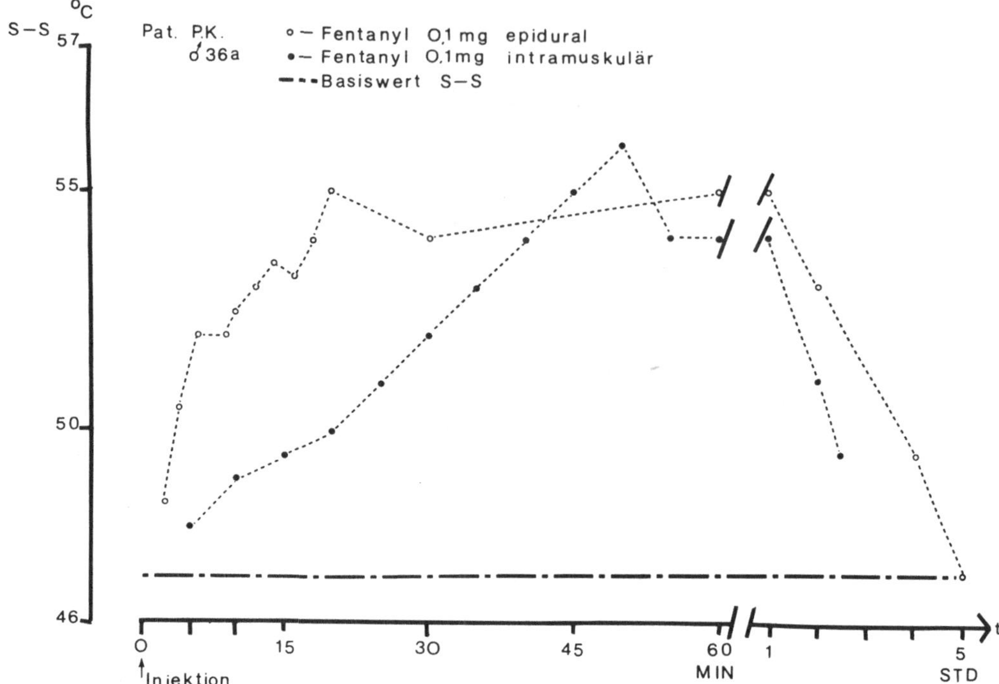

Abb. 3. Schmerzschwellenveränderung bei epiduraler bzw. intramuskulärer Fentanylanalgesie

Abbildung 3 zeigt die Veränderungen der Schmerzperzeption nach epiduraler Fentanylgabe. Typisch für diesen Opiatagonisten ist der schnelle Wirkungseintritt, das Erreichen hoher Schmerzschwellenwerte und das Abklingen der Wirkung in 4—5 h. Eine spätere Gabe derselben Dosis Fentanyl i.m. bei demselben Patienten ergab überraschenderweise einen zwar langsamer eintretenden, aber ebenso hohen Anstieg der Schmerzschwelle wie zuvor. Die Wirkung dauerte über 3 h an bei weitgehend unauffälligem Sensorium des Patienten. Dies sollte als ein Hinweis darauf gesehen werden, daß auch die Indikation zur epiduralen Opiatapplikation gegenüber der systemischen von Fall zu Fall sorgfältig überprüft werden sollte, um eine unnötige Belastung von Patient und Arzt zu vermeiden.

Eine mögliche systemische Wirkung bei versehentlicher intravenöser Injektion der diesbezüglich nur niedrig dosierten Opiate dürfte klinisch ungefährlich sein. Eine versehentliche intrathekale Injektion dagegen kann einen Atemstillstand nach sich ziehen, besonders, wenn diese nahe proximaler Segmente erfolgt. Eine opiatbedingte Atemdepression durch herkömmliche Agonisten dürfte dabei durch Naloxon jederzeit antagonisierbar sein. Bei Anwendung sogenannter Langzeitopiate mit deren starker Rezeptorbindung (z.B. Buprenorphin) ist Naloxon evtl. nicht ausreichend wirksam und es kann deshalb eine intensivmedizinische Intervention notwendig werden.

Zusammenfassung

Durch epidurale Applikation von Opiatagonisten ist eine gezielte, nahezu selektive Beeinflussung schmerzverarbeitender Systeme möglich, die durch Testung der Schwelle für einen standardisierten Hitzereiz objektiviert werden kann. Die Schmerzlinderung bei korrekter Applikation ist gut. Sie tritt, entsprechend der pharmakokinetischen Eigenschaften der verschiedenen Analgetika, unterschiedlich schnell ein.

Andere sensorische und motorische Leistungen werden offensichtlich nur gering beeinträchtigt. Einen relativen Nachteil der Methode stellt bisher deren durch zeitliche und technische Faktoren begrenzte Anwendbarkeit dar.

Literatur

1. Behar M, Magora F, Olshwang D, Davidson JT (1979) Epidural morphine in treatment of pain. Lancet II:527
2. Cousins MJ, Mather LE, Glynn CJ, Wilson PR, Graham JR (1979) Selective spinal analgesia. Lancet I:1141
3. Gessler M, Hiedl P (1980) Beeinflussung der Schmerzschwelle am Menschen durch Pharmaka und transkutane Nervenstimulation. MMW 122:47
4. Höllt V, Teschemacher HJ (1975) Hydrophobic interactions responsible for unspecific binding of morphine-like drugs. Naunyn Schmiedebergs Arch Pharmacol 288:163
5. Palmtag H (1981) Neurophysiologie und Pharmakologie der Blaseninnervation. Pharmakotherapie 4:52
6. Hees J van (1976) Human C-fibre input during painful and nonpainful skin stimulation with radiant heat. In: Bonica JJ, Albe-Fessard D (eds) Advances in pain research and therapy. Raven Press, New York, vol 1, pp 35–40
7. Wang JK (1979) Pain relief by intrathecally applied morphine in man. Anaesthesiology 50:149
8. Wang JK (1978) Pain relief by intrathecally applied serotonin or morphine. Ann Anaesth Franc 19:371
9. Yaksh TL (1978) Analgesic actions of intrathecal opiates in cat and primate. Brain Res 153:205
10. Zenz M, Piepenbrock S, Otten B, Otten G (1980) Epidurale Morphininjektion zur Schmerzbekämpfung. Fortschr Med 98:306
11. Zenz M, Piepenbrock S, Hüsch M, Otten G, Otten B (1981) Peridurale Morphin-Analgesie. Anaesthesist 30:28
12. Zieglgänsberger W, Tulloch IF (1979) The effects of methionine- and leucine-enkephalin on spinal neurones of the cat. Brain Res 166:53
13. Zieglgänsberger W (1980) Pharmacological aspects of segmental pain control. In: Kosterlitz HW, Terenius LY (eds) Pain and society. Verlag Chemie GmbH, Weinheim, p 141
14. Zieglgänsberger W, Gessler M, Rust M, Struppler A (1981) Neurophysiológische Grundlagen der spinalen Opiatanalgesie. Anaesthesist 30:343

Schmerzbekämpfung mit intrathekaler und epiduraler Morphininjektion: Ein Vergleich zwischen Effektivität und Komplikationen

E. Gebert, C. Kam, H. Nagel und J. Sarubin

In einer Untersuchungsreihe in den Jahren 1978 und 1979 fanden wir einen deutlichen Unterschied zwischen Wirkungsdauer und Komplikationsrate bei Patienten, die intrathekal Morphin erhalten hatten, je nachdem die Gabe im Zusammenhang mit einer Operation oder operationsunabhängigen Schmerzen erfolgte [11]. Bei chronischen Schmerzen war außerdem eine mehrfache Punktion des Spinalkanals erforderlich, was als zu aufwendig und für den Patienten lästig angesehen wurde. Aus diesen Gründen führten wir in den folgenden zwei Jahren die peridurale Morphinapplikation über einen Katheter durch, mit Ausnahme des Vergleichskollektivs, bei dem auch weiterhin die intrathekale Applikation angewandt wurde.

Methodik

Die erste Gruppe erhielt 1 oder 2 mg Morphin intrathekal präoperativ oder gegen Schmerzen anderer Genese. Die zweite Gruppe erhielt zwischen 2 und 5 mg Morphin in einen präoperativ gelegten Periduralkatheter je nach Schmerzintensität. Die Patienten beider Gruppen wurden für 12 h auf die Intensivstation verlegt, um die aus einer früheren Serie bekannten Atemdepressionen rechtzeitig erkennen und bekämpfen zu können. Es wurde ein Protokoll über Atemfrequenz, Blutgase, Komplikationen, Schmerzdauer und Schmerzintensität angelegt. Die Atemfrequenz wurde stündlich registriert und bei Frequenzabnahme von 4/min oder mehr eine Blutgasanalyse durchgeführt. In der Gruppe mit intrathekaler Morphingabe wurde als Atemdepression eine Atemfrequenzabnahme auf 6/min oder weniger angenommen. Die Atemdepression bei der Gruppe mit periduraler Morphingabe wurde als gegeben angesehen, wenn die Atemfrequenz um mehr als 4/min bei gleichzeitigem Anstieg des CO_2-Partialdrucks (pCO_2) über 50 mmHg beobachtet wurde.

Ergebnisse

Wie schon aus früheren Untersuchungen bekannt, kommt es nach intrathekaler Gabe von Morphin zum schnelleren und ausgedehnteren Wirkungseintritt in Form einer graduell unterschiedlichen Analgesie [11, 16, 20].

Während die Dauer der Analgesie keine auffälligen Unterschiede zeigt, egal ob 1 oder 2 mg Morphin intrathekal verabreicht wurden, ist auffällig, daß die Komplikationsrate sich

Tabelle 1. Wirkungsdauer des Morphins nach intrathekaler Gabe und Komplikationen

	1 mg	2 mg
n	15	16
$\bar{x}$	33,4	28,5
s	± 8,8	± 9,0
Blasenstörungen	2	5
Atemdepression	6	10

Tabelle 2. Wirkungsdauer des Morphins nach periduraler Gabe und Komplikationen

Dosis	2 + 3 mg	4 mg	5 mg
n	13	25	91
$\bar{x}$	14,3	17,2	27,0
s	±11,8	± 7,4	± 7,8
Atemdepression	0	1	6
Blasenstörung	1	3	10
Neurol. Sympt.	0	0	0
Kreislaufreakt.	0	0	0

Tabelle 3. Repetitionsdosis und Wirkungsverlängerung nach peridural oder intrathekal gegebenem Morphin

Dosis	1. Gabe	2. Gabe	3. Gabe
2 mg p.d.	3	10	
3 mg p.d.	5	7	18
2 mg i.t.	16	48	
4 mg p.d.	7	18	
1 mg i.t.	32	21	39
5 mg p.d.	16	24	
5 mg p.d.	24	34	
5 mg p.d.	29	48	

bei doppelter Dosis ebenfalls nahezu verdoppelt (Tabelle 1). Die Atemdepressionen, die hierbei auftreten sind charakterisiert durch Erhöhung des Atemzugvolumens und Abnahme der Atemfrequenz auf 3–5 pro min. Unterteilt man die Gruppe nochmals in postoperative und operationsunabhängige Morphinanalgesie, so zeigt sich, daß die Atemdepression ausschließlich bei den Patienten nach Operation zu finden ist, während die Blasenstörungen sich gleichmäßig auf beide Gruppen verteilen.

In der zweiten Gruppe — nach periduraler Gabe von 2–3, 4 und 5 mg — deutet sich ein etwas überraschender, aber nicht ganz unerwarteter Effekt hinsichtlich der Wirkungsdauer an (Tabelle 2). Während der Unterschied zwischen den ersten beiden Gruppen kaum ins Gewicht fällt, ist der Unterschied zwischen den beiden ersten mit 17 h und der dritten Untersuchungsgruppe mit 27 h signifikant. Hier zeigt sich aber auch, daß die Komplikationen dosisabhängig sind. Während in der ersten Untergruppe lediglich eine Blasenstörung zu beobachten ist, und in den zwei anderen Untergruppen diese Zahlen prozentual nicht wesentlich überschritten werden, ist die Zunahme der Atemdepressionsrate in der dritten Untergruppe erheblich größer als zu erwarten war.

Die Zunahme der Wirkungsdauer ist aber nicht alleine eine Dosisfrage, sondern auch eine Frage des Applikationszeitpunktes. Im allgemeinen genügt z.B. eine einzelne Dosis nach Gallenoperationen. Je größer der zeitliche Abstand der Morphininjektion zum Operationsende ist, desto länger hält die Wirkung der ersten Morphindosis an.

Wenn im allgemeinen eine einzelne Dosis nach Gallenblasenoperation für eine weitgehend komplette Analgesie genügt, so ist ein weiterer Bedarf an Analgetica nur in den seltensten Fällen zu beobachten. Bei schmerzhaften Eingriffen genügt eine einzelne peridurale Injektion in der Regel nicht. Eine spätere Nachinjektion führt fast immer zu einer wesentlich längeren Schmerzfreiheit als die erste Injektion (Tabelle 3).

Diskussion

Nachdem in der ersten Euphorie über die wirkungsvolle Technik der intrathekalen Morphingabe nur die lange Analgesiedauer im Blickpunkt der Untersucher stand, stellte sich in der Folge bald heraus, daß diese neue Methodik ihre Gefahren — vor allem in Form der Atemdepressionen — mit sich brachte [3, 5, 11–13, 15, 16, 20]. Die dadurch geförderte peridurale Gabe — auch über einen Katheter [16] zeigte, daß der Wirkungsmechanismus des Morphins ob intrathekal oder peridural appliziert, der gleiche war. Der Vorteil der periduralen Gabe über einen Katheter besteht in der Repetitionsmöglichkeit. Dadurch können kleinere Mengen Morphin zum Einsatz kommen, die Komplikationsrate kann gesenkt werden, aber gleichzeitig wird auch die Wirkungsdauer deutlich reduziert. Die verkürzte Wirkungsdauer wirft ein weiteres Problem, das der Schmerzintensität auf. Während die intrathekale Gabe eine fast komplette Schmerzfreiheit für einige Stunden ermöglicht, läßt sich mit der periduralen Gabe im allgemeinen nur eine bedingte Schmerzfreiheit erzielen. Bereits nach wenigen Stunden kann man durch Druck im Wundbereich oder durch tiefes Durchatmen einen deutlich warnehmbaren, unangenehmen Schmerz im Operationsbereich auslösen. Es ist deshalb empfehlenswert, die erzielte Analgesie graduell zu unterteilen in
Schmerzfreiheit ersten Grades = komplette Analgesie
Schmerzfreiheit zweiten Grades = Analgesie in Ruhe, schmerzfreies Durchatmen, Schmerz bei Bewegung.
Schmerzfreiheit dritten Grades = Analgesie in Ruhe, Schmerzen beim tiefen Durchatmen und Bewegungen.

Bei dieser Einteilung werden Nachinjektionen wesentlich früher notwendig als den bisherigen Angaben zu entnehmen ist, wenn eine vollständige Analgesie erreicht werden soll [2, 10, 11, 13].

Der Wundschmerz ist demzufolge von völlig anderer Qualität als der Carcinomschmerz und wird entweder über eine größere Zahl verschiedener Leitungsbahnen nach zentral geleitet und somit im Bereich der Substantia gelatinosa sowie vom Nucleus raphe magnus und dem periaquaeduktalen Grau [1] schlechter moduliert als der Carcinomschmerz oder letzterer ist möglicherweise aufgrund seiner Chronizität schon besser gebahnt und hat eine größere Zahl an hemmenden Neuronen auf sich konzentriert, die durch Morphinaktivierung wirkungsvoller tätig werden können.

Daß es tatsächlich Unterschiede im Aktivierungsgrad der durch Opioide aktivierbaren Neurone oder Rezeptoren geben muß, zeigt die Beobachtung, daß im größeren Abstand zur Operation epidural gegebenes Morphin eine wesentlich längere Wirkungsdauer hat als zu einem früheren Zeitpunkt injiziertes. Ob die Anzahl der jeweils zur Verfügung stehenden Morphinrezeptoren, ihr Aktivierungsgrad [14] oder der Morphinumsatz bei verschiedenen Schmerzintensitäten hierfür verantwortlich sind, läßt sich zur Zeit noch nicht mit Sicherheit sagen. Einzelbeobachtungen sprechen dafür, daß bei starken Schmerzen der Verbrauch von Morphin am Rezeptor eine Rolle spielt, während im Gefolge einer Narkose das peri- oder intradural gegebene Morphin mit den Narkotika oder Anaesthetika um die Opioidrezeptoren konkurriert. Die z.T. zu beobachtende schlechte Antagonisierbarkeit durch Naloxon deutet daraufhin, daß das stärker wirkende Substrat — hier meist Fentanyl — am Atemzentrum angreift, da die mehr peripher gelegenen Rezeptoren durch Morphin besetzt sind. Der Überschuß an Opioiden im Liquor dürfte bei diesen therapieresistenten Formen der Atemdepression noch eine zusätzliche Rolle spielen, wie auch die Möglichkeit, daß Naloxon selbst in dieser Situation agonistische Eigenschaften entwickelt. Im Rahmen dieser Überlegungen muß erwähnt werden, daß nach unseren Beobachtungen einer gravierenden Atemdepression stets eine Neuroleptanalgesie vorausgegangen war, während in Kombination mit einer Inhalationsanaesthesie eine Atemdepression stets viel unauffälliger verlief.

An diesem Punkt muß noch auf die Liquorzirkulation und die Ausbreitung des Opioids in Liquor eingegangen werden. Nach verschiedenen Autoren [5, 6, 7, 9, 12, 14, 15, 20] läßt sich eine Ausbreitung der in den lumbalen Liquorraum eingebrachten Substanzen nach 2—4 h in die basalen Cisternen feststellen. Im weiteren zeitlichen Verlauf kommt es entgegen der üblichen Liquorströmung nach 6—8 h, wahrscheinlich durch konzentrationsbedingte Diffusion zum Aufsteigen in den i.v.-Ventrikel und höher hinauf. Hier wird deutlich, daß die Atemdepression keinesfalls über den systemischen Weg, d.h. den Blutweg, sondern ausschließlich über die Liquorpassage hervorgerufen wird. Dabei kann zur Diskussion gestellt werden, ob das systemisch gegebene Fentanyl bereits einen Teil der Rezeptoren im spinalen und Atemzentrumsbereich besetzt hat [4, 10], so daß das in Liquor aufsteigende Morphin sich an die noch verbleibenden Rezeptoren setzt und damit die Funktionsschwelle besetzter Rezeptoren überschreitet und eine Atemdepression auslöst. Je mehr Rezeptoren im Laufe der vorangegangenen Anaesthesie besetzt sind, desto geringer kann die applizierte Morphindosis — epi- oder intradural — sein, die zu einer Atemdepression führt. Dieselbe Überlegung gilt auch für die unterschiedliche Komplikationsrate bei niedrigen und höheren Morphindosen ohne vorhergegangene Anaesthesie [3, 8]. Aus diesen Befunden ergibt sich die Forderung nach einem neuen Opioid, das selektiv an den Morphin-Rezeptoren des die Schmerzleitung blockierenden Systems angreift. Dieses Opioid kann in Liquor direkt seine Rezeptoren erreichen ohne Rücksicht auf abbauende oder blockierende Systeme, denen es bei parenteraler oder entraler Applikation unterworfen wäre. Das heißt, daß ein intrathekal eingesetztes Opioid so speziell synthetisiert werden kann, daß es nun selektiv im Bereich der Substantia gelatenosa zur Wirkung kommt, ohne einen Einfluß auf das Atemzentrum zu nehmen.

Abschließend läßt sich unsere bisherige Erfahrung folgendermaßen zusammenfassen:
1. Die epi- oder peridurale Anwendung von Morphin über einen Katheter ist der intrathekalen durch die Wiederholungsmöglichkeit der Applikation überlegen.
2. Äquivalente Dosen führen — ob intrathekal oder peridural gegeben — zu äquivalenten Analgesiegraden, aber auch zu entsprechenden Komplikationsraten. Bei niedriger periduraler Dosierung ist der Effekt entsprechend geringer und kürzer, da erst die Liquorpassage zu dem gewünschten Effekt führt. Die Möglichkeit des axonalen Transportes scheidet aus, wenn man die Latenzzeit bis zum Wirkungseintritt betrachtet.

3. Es wird ein Opioid gefordert, das in geringer Dosierung intrathekal angewandt selektiv die Morphinrezeptoren im algesieblockierenden System besetzt ohne die Morphinrezeptoren des Atemzentrums zu erreichen oder zu aktivieren. Da hierbei die Effektivitätsabnahme zu vernachlässigen ist, die der Substanz bei parenteraler oder enteraler Verabreichung durch Abbau, Eiweißbindung etc. droht, könnte es sich um ein relativ einfaches, rezeptorspezifisches Molekül handeln.

Zusammenfassung

Es wird über zwei Patientenkollektive mit intrathekaler, bzw. epiduraler Morphinapplikation berichtet. Während die Zunahme der Wirkungsdauer bei intrathekaler Gabe in Zusammenhang mit einer Operation eine Zunahme an atemdepressorischen, also gravierenden Komplikationen mit sich bringt, sind letztere vergleichsweise gering nach epiduraler Applikation. Durch die Verwendung länger liegender epiduraler Katheter läßt sich der Nachteil der kürzeren Wirkungsdauer der epiduralen Morphingabe durch Nachinjektion ausgleichen. Ein Vergleich der einzelnen Wirkungszeiten bei epiduraler Gabe ist nur bedingt möglich, da diese abhängig von der Schmerzintensität und dem Zeitintervall zwischen Operationsende und Injektionszeitpunkt sind.

Summary

In two groups of patients the intrathecal and epidural application of morphine is compared. While intrathecal application leads to longer duration and on the other hand higher rate of serious respiratory depression, the epidural application has only little effect on respiration, whereas the duration of analgesia lasts nearly half the time in respect to the intervall between the end of the operation and injection time or degree of pain.

Literatur

1. Basbaum AJ, Fields HL (1978) Endogenous pain control mechanisms: review and hypothesis. App Neurol 4:451
2. Chayen MS, Rudick V, Borvine A (1980) Pain control with epidural injection of morphine. Anesthesiology 53:338
3. Davies GK, Tolhurst-Cleaver CL, James TL (1980) CNS depression from intrathecal morphine. Anesthesiology 52:280
4. De Castro J, Hörig Ch (1981) Die Pharmakokinetik von Fentanyl und deren Konsequenz für Atemdepression und Remorphinisierung bei der analgetischen Anaesthesie. Anaesth Intensivmed 22:190
5. De Castro J, Lecron L (1981) Peridurale Opiat-Analgesie. Verschiedene Opiate. Komplikationen und Nebenwirkungen. In: Zenz M (Hrsg) Peridurale Opiatanalgesie. Gustav Fischer Verlag, S 103
6. Di Chiro G (1966) Observation on the circulation of the cerebrospinal fluid. Acta Rad Diagnost 5:988
7. Di Chiro G (1964) Movement of the cerebrospinal fluid in human beings. Nature 204:290
8. Dohi S, Toyooka H, Kitahata LM (1979) Effects of morphine sulfate on dorsal-horn neuronal responses to graded noxious thermal stimulation in the decerebrated cat. Anesthesiology 51:408
9. Emde H, Huber G, Piepgras U (1979) Der Stellenwert der Liquorraumszintigraphie im Vergleich zur kranialen Computertomographie. Nuklearmed 2:152

10. Freye E, Hartung E (1981) Fentanyl in the fourth cerebral ventricle causes respiratory depression in the anesthetized but not in the awake dog. Acta Anaesth Scand 25:171

11. Gebert E, Sarubin J, Yoeung K-A (1980) Morphin intrathekal – zur Bekämpfung von tumorbedingten und postoperativen Schmerzen. Anaesthesist 29:653

12. Glynn CJ, Mather LE, Cousins MJ, Wilson PR, Graham JR (1979) Spinal narcotics and respiratory depression. Lancet II:356

13. Gjessing J, Tomlin P (1981) Postoperative pain control with intrathecal morphine. Anaesthesia 36:268

14. Handwerker HO (1980) Psychometrie experimentell induzierter Schmerzempfindungen. Münch Med Wochenschr 122:1683

15. Liolios A, Andersen FH (1979) Selective spinal analgesia. Lancet II:357

16. Perriss BW (1980) Intrathecal morphine. Anesthesiology 55:82

17. Pert CB, Kuhar MJ, Snyder SH (1976) Opiate receptor: Autoradiographic localization in rat brain. Proc Natl Acad Sci 73:3729

18. Pert CB, Snowman AM, Snyder SH (1974) Localization of opiate receptor binding in synaptic membranes of rat brain. Brain Res 70:184

19. Snyder SH, Matthysse S (1975) Neurosci Res Program Bull No 1, 13

20. Stanley TH (1980) Intrathecal opiates, a potent tool to be used with caution. Anesthesiology 53:523

Untersuchungen über epidurales Morphin: Wirksamkeit, Lösungsmittel und analgetische Supplementation

J. Bläss, H. Gerber und K. Spelina

Der Nachweis von Opiatrezeptoren im Rückenmark und einer antinozeptiven und analgetischen Wirkung von Opiaten im Tierversuch [7] hat auch klinische Bedeutung erlangt, vor allem für die postoperative Schmerzbehandlung. Der dabei verwandte Dosisbereich zeigt jedoch je nach Autor und Krankengut eine große Schwankungsbreite von 2–10 mg [1, 3–5].

Mögliche Ursachen einer unterschiedlichen Effektivität können die verschiedenen Lösungsmittel (Glucose oder physiologische Kochsalzlösung) sein. In vitro Untersuchungen weisen auf eine Milieuabhängigkeit der Rezeptoraffinität von Opiaten hin, wobei Natrium-Ionen eine inhibitive Wirkung auf die Agonisten-Rezeptorbindung ausüben [2, 6].

Ist die Analgesie nach epiduraler Gabe von Morphin ungenügend oder klingt sie ab kann die Gabe eines systemisch gegebenen Opiates eine Atemdepression auch noch Stunden nach der epiduralen Verabreichung von Morphin hervorrufen, so daß ein nicht opiatisches Analgetikum zu bevorzugen ist.

Diese Studie sollte folgende Untersuchungen beinhalten:

1. Ist 2 mg epidurales Morphin für die postoperative Schmerzbehandlung an orthopädischen Patienten ausreichend?

2. Ist die Effektivität des epidural gegebenen Morphins abhängig vom Lösungsmittel?

3. Welche Nebenwirkungen treten nach 2 mg epiduralem Morphin auf?

4. Eignet sich Pentazocin als zusätzliches Analgetikum?

Material und Methodik

Untersucht wurden 60 elektive orthopädische Patienten (ASA I–II), die sich Eingriffen an den unteren Extremitäten einschließlich Hüftoperationen unterzogen (Tabellen 1 und 2). Nach entsprechender Aufklärung und ihrem schriftlichen Einverständnis wurde bei den Patienten eine kontinuierliche lumbale Epiduralanaesthesie mit Mepivacain 2% durchgeführt. Die Prämedikation bestand aus 10 mg Diazepam als Suppositorium oder per os. Zur intraoperativen Sedierung kam bei Bedarf Flunitrazepam zur Anwendung. Die Patienten wurden doppelblind randomisiert und in drei Gruppen eingeteilt. Die Patienten der Gruppe I erhielten am Operationsende 2 mg präservativfreie Morphinbase gelöst in 10 ml NaCl 0,9%ig (pH 5,4) in Rückenlage durch den Periduralkatheter injiziert. In Gruppe II wurden die 2 mg Morphinbase in 10 ml Glucose 5% (pH 5,4) aufgelöst und in gleicher Weise injiziert. Die Patienten der Plazebogruppe III dienten als Kontrollgruppe und erhielten 10 ml Glucose 5% epidural injiziert. Blutdruck, Puls und Atemfrequenz wurden bei allen Patienten bis zu zwei Stunden nach epiduraler Morphingabe kontrolliert.

Tabelle 1. Patientendaten

	Gruppe I (Morphin − NaCl) n = 20	Gruppe II (Morphin − Glucose) n = 20	Gruppe III (Glucose) n = 20
Alter (Jahre)	37,8 ± 15	51,8 ± 20	36　± 17
Größe (cm)	173,0 ±　6	174,0 ±　8	172,0 ±　7
Gewicht (kg)	70,9 ±　9	72,4 ±　9	72,7 ± 12

Tabelle 2. Anzahl und Verteilung der orthopädischen Operationen auf die einzelnen Körperregionen

	Gruppe I (Morphin − NaCl)	Gruppe II (Morphin − Glucose)	Gruppe III (Glucose)
Hüftgelenk	2	7	5
Oberschenkel	1	0	1
Kniegelenk	10	8	8
Unterschenkel	2	3	1
Fuß	5	2	5
	20	20	20

Die Wirksamkeit der Analgesie wurde (1) beurteilt aufgrund des Analgetikaverbrauchs in den ersten 24 h postoperativ sowie (2) der Auswertung einer visuellen Analogskala, in die die Patienten zweimal innerhalb 24 h postoperativ (5−6 h und 24 h nach Morphin) ihre subjektiven Schmerzempfindungen eintrugen. Als postoperatives Analgesiesupplement erhielten die Patienten bei Bedarf Pentazocin 0,5−1 mg/kg KG intramuskulär. Die Analgesiedauer ergab sich aus dem Zeitintervall zwischen epiduraler Morphingabe und der ersten supplementierenden Pentazocinverabreichung. Die statistische Auswertung erfolgte nach dem Student t-Test, die Signifikanz wurde mit p < 0,05 festgesetzt.

Ergebnisse

Die Analgesiedauer war bei den 40 Patienten der beiden Morphingruppen I + II durchschnittlich 13 h wobei das Zeitintervall zwischen epiduraler Morphin- und erster intramuskulärer Pentazocingabe von 40 min bis 23 h reichte (Abb. 1). Es fand sich aber kein Unterschied in der Wirkungsdauer gleich ob NaCl 0,9%ig oder Dextrose 5%ig als Lösungsmittel für Morphin verwandt wurde. In der Plazebogruppe III betrug das entsprechende mittlere Zeitintervall 4,9 h. Die Differenz der Analgesiedauer von 8 h zwischen der Morphingruppe und der Plazebogruppe ist statistisch hoch signifikant (p < 0,001). Eine Analgesiedauer von weniger als 3 h fanden sich jedoch immerhin bei 8 Patienten der beiden Morphingruppen, was ungefähr einer Versagerquote von 20% entspricht.

Die Effektivität der postoperativen Analgesie gemessen am Analgetikaverbrauch, ergab einen signifikanten Unterschied zwischen den beiden Morphingruppen und der Plazebo-

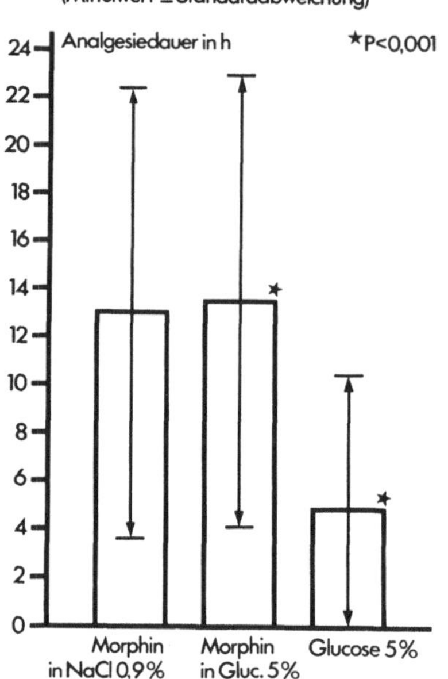

Abb. 1. Postoperative Analgesiedauer nach einer einmaligen epiduralen Injektion von 2 mg Morphinbase in 10 ml 0,9% NaCl oder 5% Glucose im Vergleich zu Plazebo (10 ml 5% Glucose)

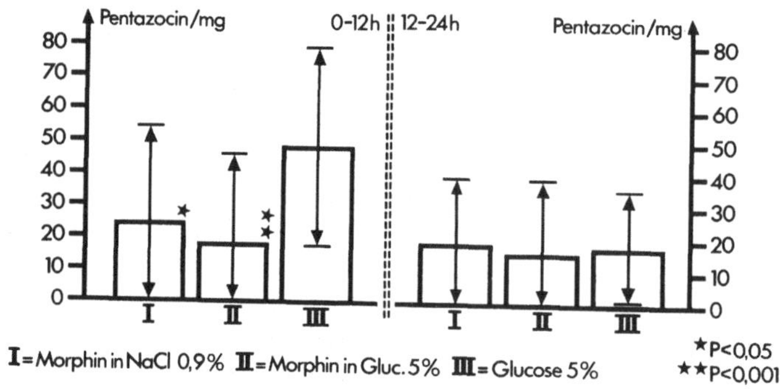

Abb. 2. Mittlerer Analgetikaverbrauch (Pentazocin in mg) in den ersten 24 h nach 2 mg epiduralem Morphin. In den ersten 12 h bestand ein signifikanter Unterschied sowohl zwischen der Morphin-NaCl-Gruppe und der Plazebogruppe (p < 0,05) als auch zwischen der Morphin-Glucose-Gruppe und der Plazebogruppe (p < 0,001). In dem Zeitraum 12–24 h bestand kein Unterschied zwischen den Gruppen

gruppe (Abb. 2) in den ersten 12 h nach epiduraler Morphingabe. Der mittlere Analgetikaverbrauch betrug in Gruppe I (Morphin in NaCl) 24 mg, in Gruppe II (Morphin in Dextrose) 18 mg. Während die verschiedenen Lösungsmittel keinen relevanten Einfluß auf die Analgetikamenge hatten, war diese in der Plazebogruppe mit 48 mg signifikant höher im Vergleich zu den beiden Morphingruppen (p < 0,001 bzw. p < 0,05). Für die Zeit 12–24 h nach epiduraler Morphingabe ergab sich in allen drei Gruppen kein Unterschied hinsichtlich der verbrauchten Analgetikamenge.

Die anhand der visuellen Analogskala geprüften Schmerzintensität ergab für die Patienten der beiden Morphingruppen I + II eine mittlere Intensität von 4,2 bzw. 3,5 während

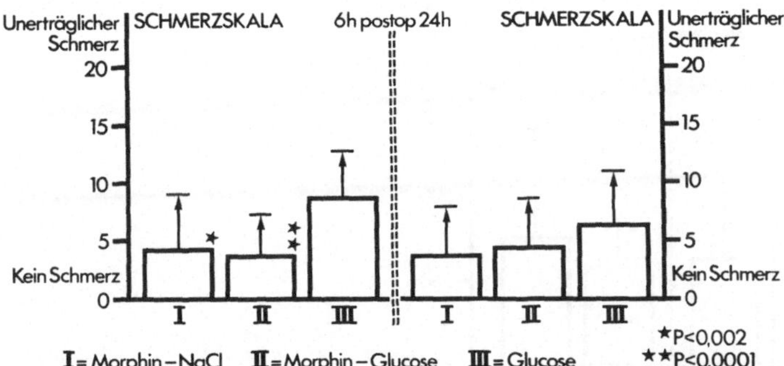

Abb. 3. Schmerzintensität gemessen auf einer Analogskala von 0–20 nach einmaliger Gabe von 2 mg epiduralem Morphin im Vergleich zu Plazebo. In den ersten 6 h postoperativ bestand gegenüber Plazebo ein signifikanter Unterschied zu Morphin-NaCl (p < 0,002) und zu Morphin-Glucose (p < 0,0001)

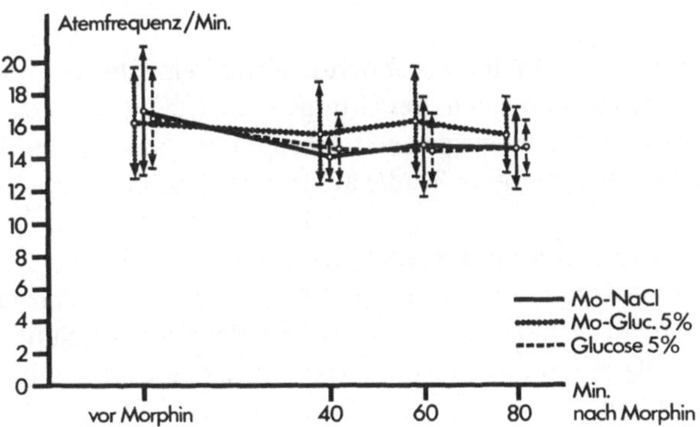

Abb. 4. Atemfrequenz vor und nach 2 mg epiduralem Morphin

Tabelle 3. Nebenwirkungen nach 2 mg Morphin epidural

	Gruppe I (Morphin – NaCl)	Gruppe II (Morphin – Glucose)	Gruppe III (Glucose)
Harnretention	3	5	0
Pruritus	0	1	0

diese bei den Patienten der Gruppe III im Mittel bei 8,7 lag (Abb. 3). Für die Zeit 24–25 h nach epiduraler Morphingabe war kein relevanter Unterschied zwischen den drei Gruppen festzustellen.

Die Kontrolle der Atemfrequenz vor und nach epiduraler Morphingabe ergab in allen drei Gruppen keine relevanten Abweichungen, insbesondere fand sich kein Anhalt für eine frühe zentrale Atemdepression (Abb. 4).

An Nebenwirkungen stand die Harnretention im Vordergrund, die bei 8 Patienten (20%) der beiden Morphingruppen I + II auftrat (Tabelle 3). 3 Patienten bedurften einer Katheteri-

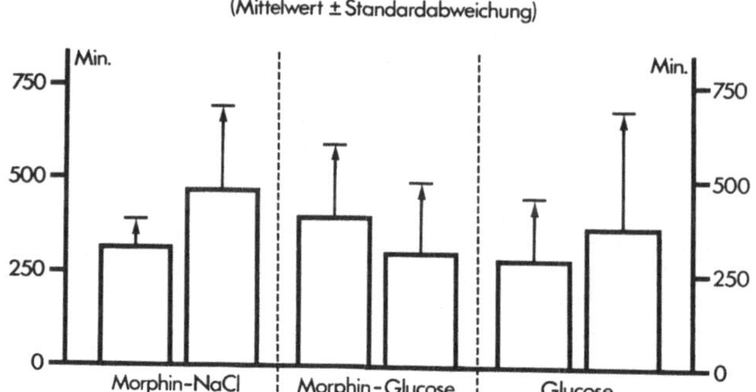

Abb. 5. Zeitlicher Abstand von 1. und 2. Pentazocindosis und 2. und 3. Pentazocindosis zur analgetischen Supplementation nach epiduralem Morphin

sierung nur in einem Fall fand sich ein Pruritus. In der Plazebogruppe trat keine dieser Nebenwirkungen auf. Kreislaufparameter waren in allen drei Gruppen unauffällig. Ein deutlicher Synergismus bzw. Antagonismus von epidural gegebenem Morphin und anschließend systemisch verabreichtem Pentazocin läßt sich in dieser Studie aus der Analyse des zeitlichen Abstandes der ersten und zweiten und dritten Pentazocindosis nicht ableiten (Abb. 5). Wäre ein Synergismus vorhanden, müßte der Abstand zwischen der zweiten und dritten Dosis größer, bei einem Antagonismus der Opiatwirkung kleiner sein. Gegenüber der Plazebogruppe ergibt sich jedoch kein Unterschied. Pentazocin 0,5 mg bis 1 mg/kg erweist sich in dieser Untersuchung als ein sicheres Analgetikum, um die nachlassende bzw. ungenügende epidurale Opiatwirkung zu supplementieren.

Wir ziehen somit die Schlußfolgerung, daß

1. 2 mg Morphin epidural nach orthopädischen Operationen ein wirksames Analgetikum ist,
2. das Lösungsmittel keinen Einfluß auf die Analgesie hat,
3. eine Harnretention in 20% der Patienten als Nebenwirkung zu beobachten ist und
4. Pentazocin zur Supplementation sicher und effektiv ist.

Literatur

1. Bromage PR, Camporesi E, Chestnut D (1980) Epidural narcotics for postoperative analgesia. Anesth Analg 59:473
2. Chang K-J, Cuatrecasas P (1979) Multiple opiate receptors. J Biol Chem 254:2610
3. Dirksen R, Nijhuis GM (1980) Epidural opiate and perioperative analgesia. Acta anaesth scand 24:367
4. Graham JL, King R, McCaughey (1980) Postoperative pain relief using epidural morphine. Anesthesia 35:158
5. Magora F, Olshwang D, Eimerl D, Shorr J, Katzenelson R, Coter S, Davidson JT (1980) Observations on extradural morphine analgesia in various pain conditions. Br J Anaesth 52:247
6. Snyder SH (1977) Opiate receptors in the brain. N Engl J Med 296:266
7. Yaksh TL, Rudy TA (1976) Analgesia mediated by a direct spinal action of narcotics. Science 192:1357

Sympathikusblockade bei Periduralanaesthesie und bei periduraler Opiatanalgesie

B. van den Berg, E. van den Berg und M. Zenz

Seit der Einführung der periduralen Opiatanalgesie ist die Frage offen, ob es durch diese Methode zu einer Beeinflussung sympathischer Efferenzen kommen kann. Dies könnte zu einer Kreislaufgefährdung der so behandelten, insbesondere der ambulant behandelten Patienten führen. Bisher wurde aufgrund klinischer Erfahrungsberichte eine Beeinflussung des Sympathikus verneint [5, 7]. Eine Quantifizierung läßt sich jedoch nur über eine direkte Bestimmung der peripheren Durchblutung vornehmen, da eine sichere Blockade des Sympathikus auch ohne Veränderungen üblicher Kreislaufparameter wie Blutdruck und Herzfrequenz möglich ist [13].

Im folgenden soll anhand der Periduralanaesthesie gezeigt werden, daß die Methode der Segmentplethysmographie geeignet ist, eine bestehende Sympathikusblockade zu quantifizieren. Die Veränderungen nach Periduralanaesthesie werden dargestellt. Hiermit sollen die Veränderungen nach periduraler Morphin-Analgesie verglichen werden.

Gleichzeitig werden die hämodynamischen Auswirkungen der Periduralanaesthesie nochmals näher beleuchtet. Denn: daß die Sympathikusblockade bei der Periduralanaesthesie eine Hypotension bewirken kann, ist bekannt. Ob sich die hierfür ursächlichen Veränderungen aber auf der arteriellen oder auf der venösen Gefäßseite abspielen, ist hingegen immer noch umstritten.

Methodik

Wir haben in unsere Studie 10 Patienten im Alter von 35 bis 72 Jahren einbezogen, bei denen aus klinischer Indikation ein lumbaler Periduralkatheter gelegt wurde. Bei diesen Patienten haben wir mit Hilfe der pneumatischen Segmentplethysmographie nach Barbey[1] die arterielle Durchblutung und als Maß für das venöse pooling die druckabhängige venöse Kapazität an der Wade bestimmt [1].

Die arterielle Durchblutung (V_t) wurde als Volumenzunahme des Extremitätenabschnittes pro Zeiteinheit nach venöser Okklusion von 50 mmHg bestimmt und auf 100 ml Weichteilgewebe (WTG) bezogen ($V_t = ml \cdot min^{-1} \cdot 100\ ml^{-1}$ WTG). Die druckabhängige venöse Kapazität (C_v) entspricht dem Fassungsvermögen der Venen bei einem definierten intravenösen Druck ($C_v = ml \cdot 100\ ml^{-1}$ WTG). Die Lagerung erfolgte nach den empfohlenen Standardbedingungen [4].

---

1 Infraton-Vasoscript; Fa. Boucke, Mähringen/Tübingen

Die Messungen wurden bei den Patienten vor und nach Periduralanaesthesie und periduraler Morphin-Analgesie durchgeführt. Bei der Periduralanaesthesie erfolgten die Untersuchungen 45 min nach der Applikation von 15 ml 0,5%igem Bupivacain[2], bei der periduralen Morphin-Analgesie 30 min nach der Injektion von 5 mg Morphiumhydrochlorid[3], gelöst in 15 ml 0,9%iger Kochsalzlösung.

Ergebnisse und Diskussion

1. Periduralanaesthesie

Abbildung 1 zeigt eine Originalregistrierung der arteriellen Durchblutung. Nach Carbostesin kommt es zu einer erheblichen Durchblutungssteigerung, die im Einzelfall das Zehnfache der Ausgangsdurchblutung erreicht. Im Mittel zeigte sich nach Carbostesin eine Zunahme der Durchblutung von 1,9 auf 6,3 ml $\cdot$ min^{-1} $\cdot$ 100 ml^{-1} WTG (Tabelle 1). Gleichzeitig nahm der arterielle Mitteldruck nur geringfügig ab, Blutdruckamplitude und Herzfrequenz blieben konstant.

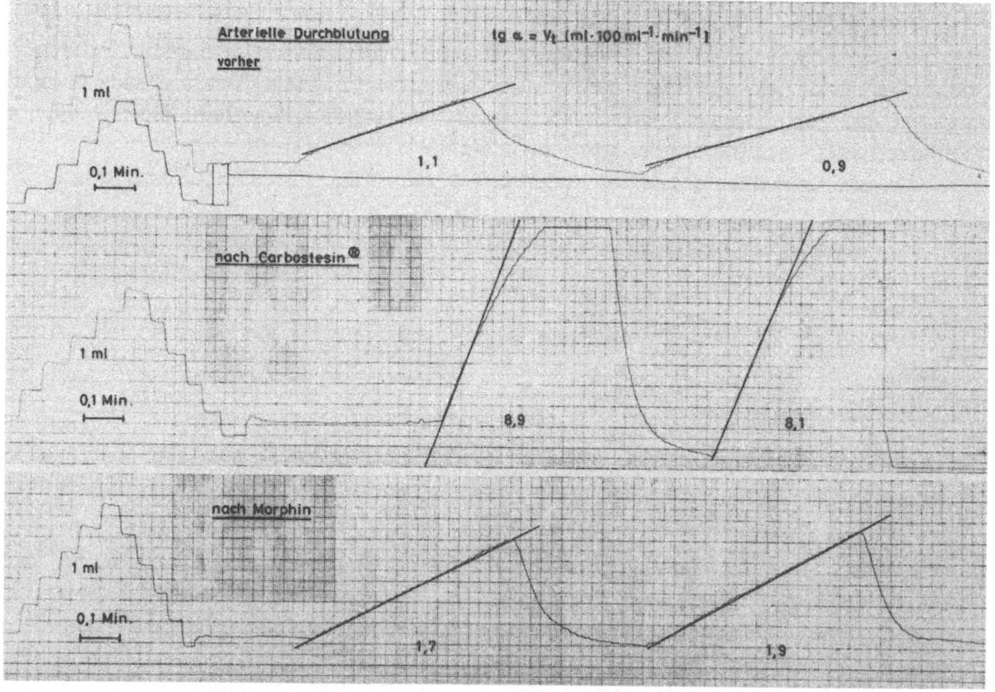

Abb. 1. Originalregistrierung der arteriellen Durchblutung vor und nach periduraler Applikation von Carbostesin und Morphin

---

2 Carbostesin; Fa. Astra, Wedel/Holstein
3 Amphiolen Morphium hydrochloricum; Fa. Merck, Darmstadt

Tabelle 1. Arterielle Durchblutung V_t vor und nach periduraler Applikation von Carbostesin und Morphin

	V_t (ml · 100 ml^{-1} · min^{-1})
	x ± S.D.
vorher	1,9 ± 0,9
nach Carbostesin	6,3 ± 3,6[a]
nach Morphin	1,9 ± 0,7

[a] signif. (p < 0,0025)

Tabelle 2. Druckabhängige venöse Kapazität C_v an der Wade vor und nach periduraler Applikation von Carbostesin und Morphin bei einem Staudruck am Oberschenkel von 50, 60, 70 und 80 mmHg

	C_v (ml · 100 ml^{-1})			
	x ± S.D.			
	C_{v50}	C_{v60}	C_{v70}	C_{v80}
vorher	2,6 ± 0,9	3,0 ± 0,8	3,3 ± 0,8	3,6 ± 0,7
nach Carbostesin	3,0 ± 0,9[a]	3,3 ± 0,9	3,6 ± 0,9	3,9 ± 0,9
nach Morphin	2,9 ± 0,9[a]	3,4 ± 0,8[a]	3,7 ± 0,7[a]	4,0 ± 0,6[a]

[a] signif. (p < 0,05)

Diese Durchblutungssteigerung ist nach einstimmiger Meinung aus der Literatur durch eine Blockierung der sympathischen Efferenzen bedingt, die zu einer Minderung des peripheren Strömungswiderstandes durch Arteriolendilatation führt. Wir fanden eine Verminderung des regionalen Strömungswiderstandes um durchschnittlich 72%. Der periphere Gesamtwiderstand nahm jedoch nur um 6% ab. Das spricht dafür, daß die Reduktion des regionalen Strömungswiderstandes durch eine kollaterale Vasokonstriktion so ausgeglichen wird, daß der totale periphere Widerstand nur unwesentlich abnimmt. Bestätigt wird dies durch Befunde von Stanton-Hicks [13], der eine gleichzeitige Abnahme der Durchblutung in den Armen nachweisen konnte. Kennedy u. Mitarb. [8] fanden eine Vasokonstriktion im Splanchnikusgebiet.

Die Vorgänge auf der arteriellen Gefäßseite nach Periduralanaesthesie scheinen somit geklärt. Anders sieht dies im venösen Bereich aus, obwohl sich eine Zunahme der Dehnbarkeit im kapazitiven Gefäßgebiet als eine Erklärung für die häufig beobachtete arterielle Hypotension geradezu anbietet. Hierdurch könnte es zu einer Verminderung des venösen Rückstroms kommen.

Erstmals wurde diese Frage von de Mareés u. Mitarb. bei der Spinalanaesthesie untersucht [10]. Das genaue Studium ihrer Daten ergibt jedoch — entgegen ihrer eigenen Beurteilung —, daß auch sie keine Zunahme der Dehnbarkeit der Venen festgestellt haben können. Ihre plethysmographischen Dehnungskurven der venösen Kapazität zeigen nämlich einen identischen parallelen Verlauf. Die Parallelverschiebung ihrer Kurven kommt zustande durch eine Zunahme des intravasalen Gesamtvolumens von 12%.

Tabelle 2 zeigt die von uns gemessenen venösen Kapazitäten über einen Druckbereich von 50–80 mmHg. Über eine mathematische Formelangleichung wurden diese Meßdaten als Dehnungskurven dargestellt [2, 3]. Die Meßdaten sowie die Kurven zeigen sowohl bei Carbostesin als auch bei Morphin einzelne signifikante Unterschiede zu vorher. Wenn man sich jedoch die Größenordnung der Differenzen ansieht und sie auf die versackende Blutmenge von etwa 500 ml im Stehen umrechnet, so ergibt sich bei einer Zunahme der venösen Kapazität von 8% bei Carbostesin bzw. 11% bei Morphin eine Vergrößerung des venösen pooling von nur 40 bzw. 55 ml. Das heißt, die gefundenen Differenzen sind zwar teilweise statistisch signifikant, aber hämodynamisch bedeutungslos.

Der Nachweis einer fehlenden Dehnbarkeitsänderung ist schließlich erbracht durch das exponentielle Steigungsmaß b der Dehnungskurven [2, 3]. Der Regressionskoeffizient b ist als Ausdruck des venösen Dehnungswiderstandes anzusehen und sowohl nach Carbostesin als auch nach Morphin unverändert.

Wodurch kommt dann aber die nicht selten nach der Periduralanaesthesie zu beobachtende Hypotension zustande? Durch den Ausfall der sympathisch vermittelten Thermoregulation kommt es zur Arteriolenweitstellung und Eröffnung arterio-venöser Anastomosen im subkutanen Venenplexus der Haut, insbesondere akral. Hier können je nach Gravitationseinwirkung und abhängig von der Einstellung des peripheren Gefäßtonus größere Blutmengen verschoben werden [6]. Neben der Menge ist aber vor allem die Geschwindigkeit, mit der die Blutvolumenverlagerung abläuft, von entscheidender Bedeutung für das Einsetzen und die Ausschöpfung kompensatorischer Gegenregulationen [9].

Nach Carbostesin ist die Geschwindigkeit des venösen pooling aufgrund des erhöhten arteriellen Einstroms erheblich gesteigert. Die registrierten Plateaus der venösen Füllung sind nach Carbostesin im Vergleich zu vorher doppelt so schnell erreicht (Tabelle 3). Wie der Tabelle 2 zu entnehmen ist, ist aber die Plateauhöhe, d.h. die venöse Kapazität, unverändert. Im Einzelfall ist die Geschwindigkeit des Versackens so groß, daß innerhalb von 10 s bis zu 90% des gesamten Volumens in die kapazitiven Gefäße beider Beine verlagert wurden.

Das heißt: Die Hypotension nach Periduralanaesthesie wird auf der arteriellen Seite durch Arteriolendilatation und Eröffnung arterio-venöser Anastomosen mit funktioneller Shuntdurchblutung ausgelöst. Es kommt bei der Periduralanaesthesie nicht zu einem venösen pooling und damit zu einem verminderten venösen Rückstrom. Vielmehr bedingt die

Tabelle 3. Zeitdauer t_{Cv} bis zum Erreichen des Plateaus der venösen Füllung vor und nach periduraler Applikation von Carbostesin und Morphin bei 50 und 80 mmHg Staudruck

	t_{Cv} (min)	
	$x \pm$ S.D.	
	t_{Cv50}	t_{Cv80}
vorher	$2,0 \pm 0,6$	$4,3 \pm 0,8$
nach Carbostesin	$1,2 \pm 0,7$[a]	$2,6 \pm 1,2$[a]
nach Morphin	$2,2 \pm 0,6$	$4,7 \pm 0,9$

[a] signif. ($p < 0,005$)

Steigerung des arteriellen Einstroms bei kaum veränderter venöser Kapazität eher eine Erhöhung des peripheren Stromzeitvolumens im Sinne einer Hyperzirkulation.

In diesem Zusammenhang läßt sich auch die noch offene Frage der Thrombosegefährdung [11] bei der Periduralanaesthesie beantworten. Da aufgrund der Kontinuitätsbedingungen im Kreislauf das Stromzeitvolumen in allen Teilabschnitten eines hintereinandergeschalteten Gefäßsystems gleich ist [14], kann der erhöhte arterielle Einstrom nach Periduralanaesthesie bei unverändertem Gesamtquerschnitt der Venen nur von einer erhöhten Rückstromgeschwindigkeit erfolgt sein. Die Periduralanaesthesie müßte demnach die Thrombosegefahr senken. Dies wird auch von Salfeld [11] und Sandmann [12] vermutet. Sandmann stellt fest, daß die Thrombose- und Lungenembolierate bei Periduralanaesthesie sehr gering ist. Dies gilt sogar für gefäßchirurgische Patienten, wo ausgehend von begleitenden Venenwandschäden eine erhöhte Thromboserate erwartet werden könnte.

2. Peridurale Morphin-Analgesie

Nach der periduralen Morphin-Analgesie kam es im Mittel zu keiner signifikanten Steigerung der Durchblutung in den unteren Extremitäten (Tabelle 1). Auch die venöse Kapazität und die Geschwindigkeit des venösen pooling veränderten sich nicht (Tabellen 2 und 3). Die in Einzelfällen zu beobachtende geringe Durchblutungszunahme (bis 70%) ist möglicherweise durch Nachlassen der Schmerzen und damit verbundenem Absinken des Katecholaminspiegels bedingt.

Zusammenfassend läßt sich sagen, daß unsere plethysmographischen Ergebnisse die hämodynamischen Auswirkungen der Periduralanaesthesie verdeutlicht haben, daß sie andererseits keine Anzeichen ergeben haben, die auf eine Blockade der sympathischen Efferenzen bei der periduralen Morphin-Analgesie hinweisen. Die peridurale Morphin-Analgesie führt also zu keiner Kreislaufgefährdung der damit behandelten Patienten. Diese Methode ist daher hinsichtlich der hämodynamischen Auswirkung auch zur ambulanten Schmerztherapie, z.B. bei Karzinompatienten, einsetzbar.

Literatur

1. Barbey K, Barbey P (1963) Ein neuer Plethysmograph zur Messung der Extremitätendurchblutung. Z Kreislaufforsch 52:1129
2. Van den Berg B, van den Berg E, Zenz M (1981) Peridurale Morphin-Analgesie und Sympathikusblockade. In: Zenz M (Hrsg) Peridurale Opiat-Analgesie. Fischer, Stuttgart
3. Van den Berg E, van den Berg B, Barbey K (1979) Diagnostische Wertigkeit einer qualitativen und quantitativen Beurteilung der Volumenelastizitätsänderungen peripherer Venen. In: Hild R, Spaan G (Hrsg) Therapiekontrolle in der Angiologie. Witzstrock, Baden-Baden
4. Bethge K-P, de Caleya D, Barbey K (1977) Versuche zur Standardisierung der pneumatischen Segmentplethysmographie. In: Alexander K, Cachovan M (Hrsg) Diabetische Angiopathien. Witzstrock, Baden-Baden
5. Bromage PR, Camporesi E, Leslie JB (1980) Neurological effects of epidural dilaudid and methadone in volunteers. Anesth Analg 59:531
6. Gauer OH, Henry JP (1956) Beitrag zur Homöostase des extraarteriellen Kreislaufs. Klin Wochenschr 34:356
7. Graham JL, King R, McCaughey W (1980) Postoperative pain relief using epidural morphine. Anaesthesia 35:158

8. Kennedy WF, Sawyer TK, Gerbershagen HU, Cutler RE, Allen GD, Bonica JJ (1969) Systemic cardiovascular and renal hemodynamic alterations during peridural anesthesia in normal man. Anesthesiology 31:414
9. De Mareés H (1970) Veränderungen des Rumpfblutvolumens bei orthostatischer Kreislaufregulation. III. Blutverschiebung, Venentonus und Temporalispuls bei orthostatischer Sofortregulation. Ärztl Forsch 24:249
10. De Mareés H, de Caleya D, Hempelmann G, Sippel R (1976) Der Einfluß der Spinalanaesthesie auf die periphere Hämodynamik. Z Kardiol 65:478
11. Salfeld K (1980) Thromboembolieprophylaxe bei operativen Eingriffen am oberflächlichen Venensystem unter besonderer Berücksichtigung der Periduralanaesthesie. Swiss Med 2:96
12. Sandmann W, Wüst HJ (1980) Das quantitative Verhalten der Blutströmung in rekonstruierten Arterien in Abhängigkeit von Narkose- und Analgesieverfahren. In: Wüst HJ, Zindler M (Hrsg) Neue Aspekte in der Regionalanaesthesie. Springer, Berlin Heidelberg New York
13. Stanton-Hicks M d'A (1975) Cardiovascular effects of extradural anaesthesia. Brit J Anaesth 47:253
14. Witzleb E (1976) Funktionen des Gefäßsystems. In: Schmidt RF, Thews G (Hrsg) Physiologie des Menschen. Springer, Berlin Heidelberg New York

Untersuchungen zur Beeinflussung der Atemerregbarkeit in Relation zur Plasmakonzentration nach periduraler Morphinanalgesie

W. Schleinzer, W. Dick, P. Lotz, H.-H. Mehrkens und M.R. Möller

Im Jahre 1976 applizierte Tony Yaksh als erster intrathekal Morphin bei Ratten und erreichte dabei eine langanhaltende Analgesie [43]. 1979 wiesen Wang [40] und auch Behar [2] langanhaltende Schmerzfreiheit nach intrathekaler bzw. epiduraler Morphingabe beim Menschen nach.

Spence hat in einem Leitartikel die extradurale Anwendung von Narkotika als effiziente Methode zur Therapie postoperativer Schmerzzustände empfohlen [36], nicht ohne jedoch gleichzeitig auf das Risiko der Atemdepression hinzuweisen. Erste Berichte darüber lieferten Liolios und Andersen [21] nach 15 mg Morphin intrathekal, Glynn [14] nach 3–5 mg Morphin extradural. Es folgten Hinweise von Christensen [6], daß nach periduraler Applikation von 4 mg Morphin 6 h später eine Atemdepression auftrat, von Boas gar nach 12 h mit 2 mg [1, 3, 6, 8, 14, 18, 21, 24, 31]. Auch nach epiduraler Gabe von Fentanyl [5], Nicomorphin sowie Pethidin [16, 35] wurde über Atemdepressionen berichtet.

Aufgrund dieser Befunde wollten wir in einer kontrollierten Studie über 20 h untersuchen, ob die Parameter der Atemerregbarkeit, der Ventilation und des Gasaustausches zu irgend einem Zeitpunkt innerhalb dieses Zeitraums als Folge der periduralen Morphinapplikation verändert würden, und ob gegebenenfalls diese Veränderungen im Zusammenhang mit den zu diesen Zeitpunkten meßbaren Morphinplasmaspiegeln zu bringen seien.

Krankengut und Methodik

Abb. 1.: Patientendaten. 10 Patienten, bei denen eine Prostataresektion in periduraler Bupivacainanaesthesie vorgenommen werden sollte, wurden präoperativ einer Lungenfunktions-

PATIENTENDATEN	N = 1o		
ALTER:	63,6 (58 – 77) JAHRE		
GEWICHT:	76,6 (58 – 88) KG		
LUNGENFUNKTIONSWERTE:	FVC:	92,1 L (%)	
	FEV 1,o SEC	71	%
	FEV 1,o L	88	%
OPERATIONSDAUER:	65,5 (35 – 1o5) MIN		
BUPIVACAINDOSIS:	96,5 (75 – 135) MG		

Abb. 1. Patientendaten: Alter, Gewicht, Lungenfunktionswerte, Operationsdauer, Bupivacaindosis ($\overline{x}$, min, max.)

prüfung unterzogen. Die gemessenen Lungenfunktionsparameter waren altersentsprechend normal.

Alle Patienten erhielten eine standardisierte Prämedikation mit 10 mg Valium. Im Anschluß daran wurde der lumbale Periduralkatheter gelegt und Bupivacain 0,5% injiziert. Zusätzliche Analgetika und Sedativa wurden während des gesamten Untersuchungszeitraums nicht mehr verabreicht.

Postoperativ erhielten die Patienten auf der Intensivstation 5 mg Morphin, verdünnt mit 4,5 ml 0,9%iger Kochsalzlösung, peridural appliziert. 15, 20 min, 1 h, 2 h, 4 h, 8 h und 20 h nach der Morphinapplikation wurden unter Atmung von Raumluft bzw. Carbogen (5% CO_2 und 95% O_2) arterielle Blutgasanalysen, Atemhubvolumen, Atemfrequenz, Atemminutenvolumen, arterieller Blutdruck und Herzfrequenz gemessen.

Die Schmerzempfindung wurde über eine visuelle Analogskala (0 = kein Schmerz, 10 = unerträglicher Schmerz) [34] geprüft. Die Temperaturempfindlichkeit wurde durch den Kältereiz eines Äthertupfers differenziert. Außerdem wurde zu den angegebenen Zeitpunkten die Morphinkonzentration im Plasma über einen homogenen Enzymimmunoassay bestimmt [20, 26, 33].

Ergebnisse

Die subjektive Schmerzeinschätzung wurde während 20 h überwiegend mit 0, d.h., keine Schmerzwahrnehmung angegeben. Eine Morphinnachinjektion war in keinem Fall erforderlich. Nach Rückgang der sympathischen und motorischen Blockade durch die Bupivacainanaesthesie wurde eine dissoziierte Analgesie festgestellt. Alle 10 Patienten waren auch subjektiv mit dieser Methode der postoperativen Analgesierung zufrieden.

Abb. 2.: PaO$_2$, PaCO$_2$. Während der gesamten Untersuchung lagen die PaCO$_2$, PaO$_2$-Werte im Normbereich.

Abb. 3.: Atemfrequenz. Die Atemfrequenz zeigte keinen Abfall.

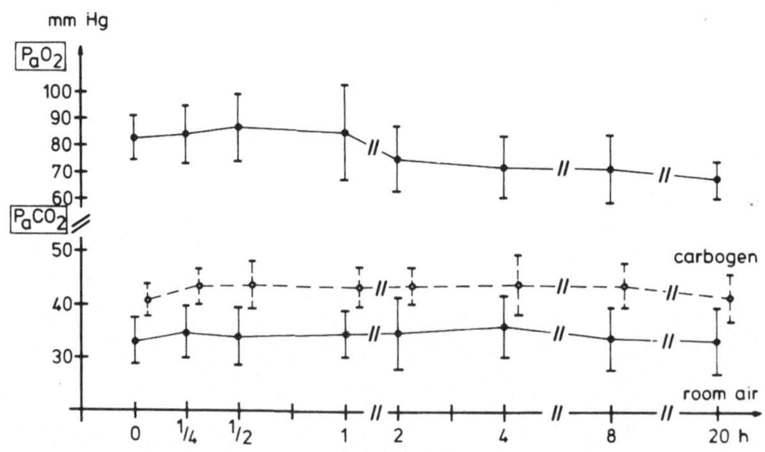

Abb. 2. Arterieller Sauerstoff- u. Kohlendioxyd-Partialdruck unter Raumluft- und Carbogen-Atmung ($\bar{x} \pm S_x$ über 20 h)

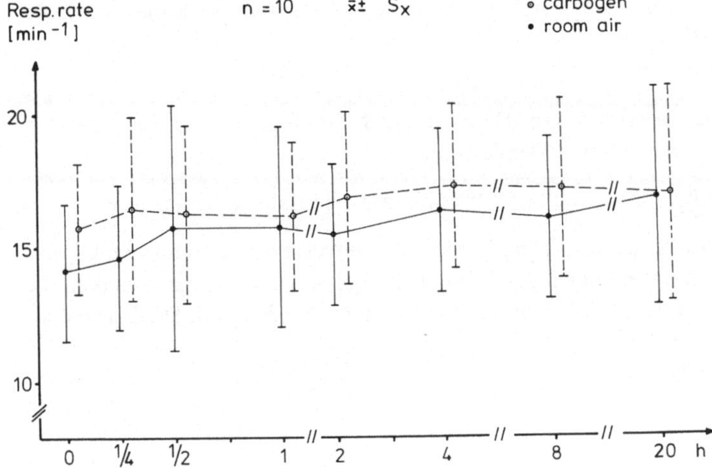

Abb. 3. Atemfrequenz ($\bar{x} \pm S_X$ über 20 h)

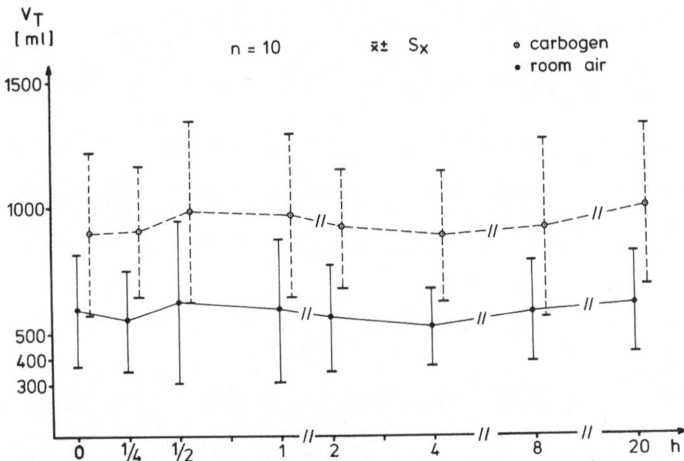

Abb. 4. Atemhubvolumen ($\bar{x} \pm S_X$ über 20 h)

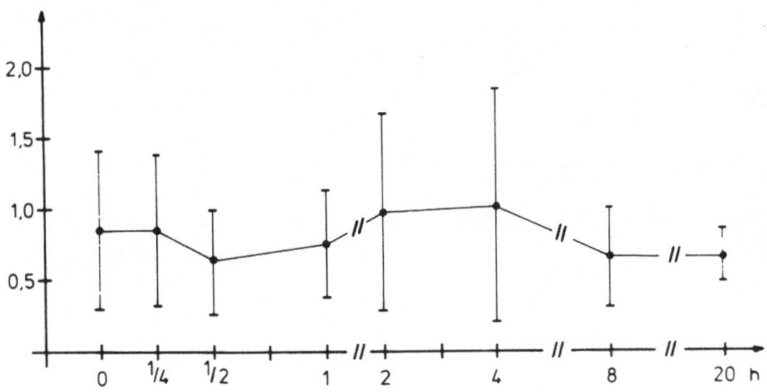

Abb. 5. Erregbarkeitsquotient [EQ = $(\Delta V_E$ L/min$)/(\Delta PaCO_2$ mmHg$)$]

Abb. 4 und 5: Atemhubvolumen und Erregbarkeitsquotient. Atemhubvolumen sowie der Erregbarkeitsquotient, bestimmt durch den Quotienten EQ = (ΔAV L/min)/(ΔPCO$_2$ mmHg) ließen ebenfalls keine Atemdepression erkennen.

Abb. 6: Steilheit der Erregbarkeitskurven. Dies wird auch durch gleiche Steilheit der Erregungskurven zu den verschiedenen Meßzeitpunkten bestätigt.

Abb. 7: Kreislaufverhältnisse. Blutdruck und Puls blieben ebenfalls unbeeinflußt.

Abb. 8: Plasmamorphinkonzentration. Die Plasmamorphinwerte erreichten ihren Gipfel zwischen der 15. und 30. min und lagen dabei im Mittel bei 83 ng/ml, danach sanken die Spiegel kontinuierlich ab. Nach 20 h lag der Mittelwert noch bei 3 ng/ml. Die Plasmahalbwertzeit lag bei 3 h.

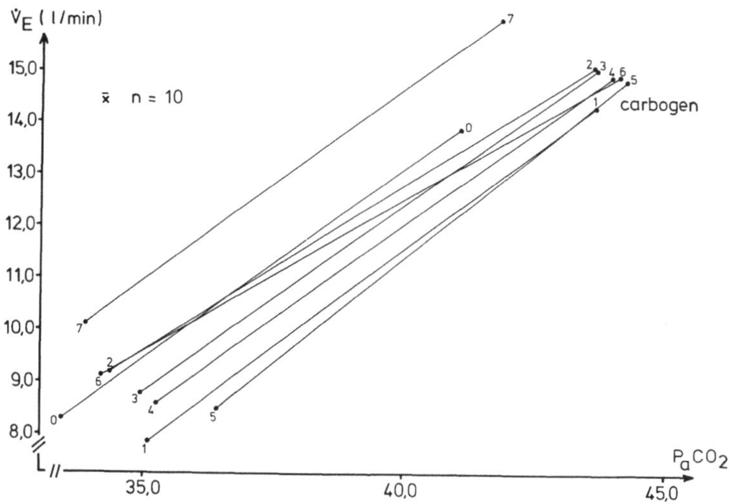

Abb. 6. Steilheit der Erregbarkeitskurven (über 20 h)

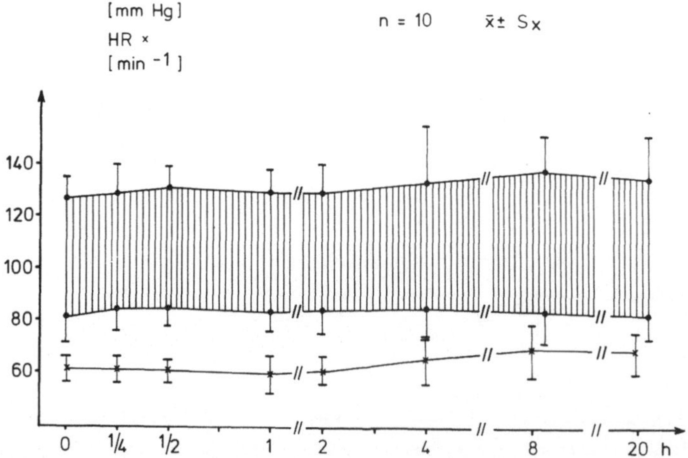

Abb. 7. Kreislaufverhältnisse (Blutdruck und Puls) ($\bar{x} \pm S_x$ über 20 h)

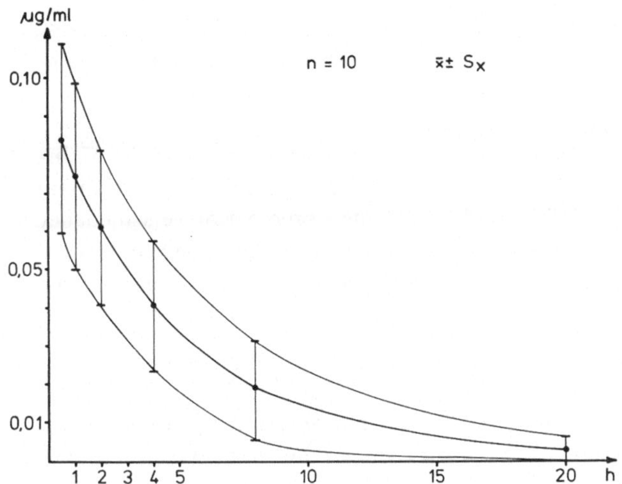

Abb. 8. Plasmamorphinkonzentration nach epiduraler Applikation ($\bar{x} \pm S_x$ über 20 h)

Diskussion

Die langanhaltende postoperative Schmerzfreiheit wurde schon von Behar [2], Magora [22] und anderen [4, 9, 10, 15, 38] gezeigt und kann von uns nur bestätigt werden, wobei zu berücksichtigen ist, daß transurethrale Prostataresektionen im allgemeinen nicht sehr schmerzhaft sind.

Die Sicherheit der Methode und damit Anwendbarkeit in der Klinik hängt jedoch von der potentiellen Atemdepression ab. In Einzelberichten wird dabei vorwiegend bei intrathekalen, weniger bei epiduralen Morphingaben von Atemdepressionen berichtet [6, 8, 11, 14, 21, 31, 35, 41]. Andere Autoren haben jedoch klinisch keine Atemdepressionen gesehen [2, 4, 10, 22, 28, 38, 42, 49]. In unseren eigenen Untersuchungen können wir ebenfalls keine signifikanten Atemdepressionen erkennen. Zu berücksichtigen ist dabei
1. die geringe Patientenzahl,
2. daß es sich zwar um ältere, jedoch durchaus altersentsprechend lungengesunde Patienten handelt.

Da dem $PaCO_2$ unter der „Reizsumme" für die zentralen Atemregulationszentren eine dominierende Rolle zukommt, wendeten wir inspiratorisch ein definiertes CO_2-Gemisch an und verzichteten auf eine CO_2-Rückatmungsmethode [12, 17, 19, 27]. Da auf einer Intensivstation exogene und psychogene Faktoren nicht auszuschließen sind, wäre ein wesentlich längerer Versuchsablauf mit mehreren Meßpunkten nicht aussagefähiger geworden. Unser vereinfachtes Verfahren schien uns im Zusammenhang mit den anderen gemessenen Daten ausreichend, und war zudem gerade in der postoperativen Phase für den Patienten schonender und sicherer, außerdem technisch einfacher durchzuführen. Andererseits erkannte Sybrecht mit einem Rückatmungssystem nach Read [30], bzw. Milic-Emili [25] eine Stunde nach epiduraler Morphinapplikation eine zentrale Atemdepression [37]. Allerdings sind diese Veränderungen deutlich weniger ausgeprägt als z.B. nach subkutaner Injektion von 30 mg Pentazocin [23]. Auch Torda [38] fand eine geringere Depression nach extraduraler Morphingabe im Vergleich zu i.m.-Applikation. Gill [13] fand bei Untersuchungen der Atemdepression durch Fentanyl erst bei einer mehr als 50% erniedrigten ventilatorischen CO_2-Antwort eine Hyperkapnie. Sybrecht kommt deshalb zum Schluß, daß eine Depression der Atemantwort auf 75% des Ausgangswertes noch innerhalb der Sicherheitsreserve des Kontrollsystems liegt [37].

Insgesamt scheint die Komplikation der Atemdepression nach periduraler Morphingabe nicht sehr häufig zu sein. Auch wir konnten sie in Übereinstimmung mit der Mehrzahl der Autoren nicht bestätigen. Auffällig ist jedoch, daß Zwischenfälle nur bei Patienten in der postoperativen Phase aufgetreten sind, so daß die Kombination verschiedener postoperativer Momente wie z.B. Narkoseüberhang, zusätzliche parenterale Sedativa, horizontale Lage u.a. die Gefahr des akuten respiratorischen Versagens aufgrund zentraler Dysregulation erhöht.

Zusammenfassung

In einer kontrollierten Studie prüften wir bei 10 älteren, lungengesunden Patienten postoperativ nach periduraler Morphingabe die Atemantwort auf eine definierte inspiratorische CO_2-Konzentration. Es zeigte sich keine Änderung des Funktionszustandes der Atemzentren. Auch zusätzlich gemessene Parameter ließen keine „zentrale Atemdepression" erkennen.

Unter Berücksichtigung der potentiellen Risiken stellt die peridurale Opiat-Analgesie eine wesentliche Bereicherung der postoperativen Schmerztherapie dar. Es empfiehlt sich jedoch eine weitere kontrollierte klinische Anwendung.

Literatur

1. Baskoff JD, Watson RL, Muldoon SM (1980) Respiratory arrest after intrathecal morphine. Anesthesiology Rev 7:12
2. Behar M, Magora F, Olshwang D, Davidson JT (1979) Epidural morphine in treatment of pain. Lancet 1:527
3. Boas RA (1980) Hazards of epidural morphine. Anaesth Intens Care 8:377
4. Bromage PR, Camporesi E, Chestnut D (1980) Epidural narcotics for postoperative analgesia. Anesth Analg 59:473
5. Bullingham RES, McQuay HJ, Moore RA (1980) Unexpectedly high plasma fentanyl levels after epidural use. Lancet 2:1361
6. Christensen V (1980) Respiratory depression after extradural morphine. Br J Anaesth 52:841
7. Cousins MJ, Mather LE, Glynn CJ, Wilson PR, Graham JR (1979) Selective spinal analgesia. Lancet 2:1141
8. Davies GK, Tolhurst-Cleaver GL, James TL (1980) CNS depression from intrathecal morphine. Anesthesiology 52:280
9. DeCastro J (1981) Peridurale Opiat-Analgesie mit verschiedenen Opiaten-Komplikationen der Methode. In: Zenz M (Hrsg) Peridurale Opiat-Analgesie. Fischer-Verlag, Stuttgart New York
10. Engquist A (1981) Grundlagen der periduralen Opiat-Analgesie und klinische Erfahrungen. In: Zenz M (Hrsg) Peridurale Opiat-Analgesie. Fischer-Verlag, Stuttgart New York
11. Gebert E, Sarubin J, Yoeung KA (1980) Morphin intrathekal – zur Bekämpfung von tumorbedingten und postoperativen Schmerzen. Anaesthesist 29:653
12. Geisler L, Schenck P (1963) Über den Einfluß einiger häufig verwendeter Sedativa und Analgetika auf das Atemzentrum des Menschen, unter besonderer Berücksichtigung von Patienten mit alveolarer Hypoventilation. Med Welt 44:2219
13. Gill KJ, Cartwright DP, Scoggins A, Gray AJ, Prys-Roberts C (1980) Ventilatory depression related to plasma fentanyl concentrations during and after anaesthesia. Br J Anaesth 52:632
14. Glynn CJ, Mather LE, Cousins MJ, Wilson PR, Graham IR (1979) Spinal narcotics and respiratory depression. Lancet 2:356
15. Graham JL, King R, McCaughey W (1980) Postoperative pain relief using epidural morphine. Anaesthesia 35:158

16. Husemeyer RP, O'Connor MC, Davenport HT (1980) Failure of epidural morphine to relief pain in labour. Anaesthesia 35:161

17. Herberg D, Geisler L, Bohr W, Utz G (1968) Untersuchungen am Menschen über den Einfluß verschiedener Pharmaka auf die CO_2-sensible zentrale Atmungsregulation mittels CO_2-Antwortkurven. Pharmacol Clin 1:54

18. Jones RDM, Jones JG (1980) Intrathecal morphine: naloxone reverses respiratory depression but not analgesia. Br Med J 281:645

19. Julich H (1951) Die Veränderung der Erregbarkeit des Atemzentrums durch erregbarkeitssenkende Arzneimittel, mit einem Beitrag zur Methodik der Erregbarkeitsbestimmung. Z ges exp Med 117:539

20. Leute RK, Orth HD (1978) Prinzip und Anwendung des homogenen Enzymimmunoassays (Emit). In: Vogt W (Hrsg) Enzymimmunoassay, Grundlagen und praktische Anwendung. Thieme, Stuttgart

21. Liolios A, Andersen FH (1979) Selective spinal analgesia. Lancet 2:357

22. Magora F, Olshwang D, Eimerl D, Shorr J, Katzenelson R, Cotev S, Davidson JT (1980) Observations on extradural morphine analgesia in various pain conditions. Br J Anaesth 52:247

23. Malischewski CM, Sybrecht GW, Fabel H (1980) Einfluß von starken Analgetika auf den Mundokklusionsdruck und die ventilatorische CO_2-Antwort. Anaesth Intensivmed Notfallmed 6:471

24. McClure JH, Chambers WA, Moore E, Scott BD (1980) Epidural morphine for postoperative pain. Lancet 1:975

25. Milic-Emili J, Whitelaw WA, Derenne P (1975) Occlusion pressure — a simple measure of the respiratory center's output. New Engl J Med 293:1029

26. Möller MR, Bregel D (1978) Der Nachweis von Opiaten. In: Vogt W (Hrsg) Enzymimmunoassay, Grundlagen und praktische Anwendungen Thieme, Stuttgart

27. Pauli HG, Noe FE, Coates EO (1959) Ventilatory response to increasing arterial CO_2 tension employing a rebreathing method in normal individuals and in patients with cardiac disease. J Lab clin Med 54:26

28. Piepenbrock S, Zenz M, Otten G (1981) Peridurale Opiat-Analgesie in der postoperativen Phase. In: Zenz M (Hrsg) Peridurale Opiat-Analgesie. Fischer-Verlag, Stuttgart New York

29. Prescott F, Ransom SG, Thorp RH, Wilson A (1949) Effects of analgesics on respiratory response to carbon dioxide in man. Lancet 1:340

30. Read DCJ (1967) A clinical method for assessing the ventilatory response to CO_2. Aust Ann Med 16:20

31. Reiz S, Westberg M (1980) Side effects of epidural morphine. Lancet 2:203

32. Ritzow H (1973) Über den atemdepressorischen Effekt von Morphin und Fentanyl und seine Beeinflußbarkeit durch Morphinantagonisten. Anaesthesist 22:425

33. Schuurs AHWM, Weemen BK van (1978) Prinzip des heterogenen Enzymimmunoassays (EIA oder ELISA). In: Vogt W (Hrsg) Enzymimmunoassay, Grundlagen und praktische Anwendung. Thieme, Stuttgart

34. Scott DB, Huscisson EC (1976) Graphic representation of pain. Pain 2:175

35. Scott DB, McClure J (1979) Selective epidural analgesia. Lancet 1:1410

36. Spence AA (1980) Editorial: Relieving acute pain. Br J Anaesth 52:245

37. Sybrecht GW, Piepenbrock S, Zenz M (1981) Einfluß von periduraler Morphin-Analgesie auf den Mundokklusionsdruck und die ventilatorische CO_2-Antwort. In: Zenz M (Hrsg) Peridurale Opiat-Analgesie. Fischer-Verlag, Stuttgart New York

38. Torda TA (1979) Epidural analgesia with morphine. A preliminary communication. Anaesth Intens Care 7:367

39. Torda TA, Pybus DA, Liberman H, Clark M, Crawford M (1980) Experimental comparison of extradural and i.m. morphine. Br J Anaesth 52:939

40. Wang JK, Nauss LA, Thomas JE (1979) Pain relief by intrathecally applied morphine in man. Anesthesiology 50:149

41. Weddel SJ, Ritter RR (1980) Epidural morphine: serum levels and pain relief. Anesthesiology 53:419

42. Wolfe MJ, Nickolas ADC (1979) Selective epidural analgesia. Lancet 1:306

43. Yaksh TL, Rudy TA (1977) Studies on the direct spinal action of narcotics in the production of analgesia in the rat. J Pharmacol Exp Ther 202:411

Peridurale Analgesie mit Buprenorphin und Morphin bei postoperativen Schmerzen

M. Zenz, S. Piepenbrock, B. Hübner und M. Glocke

Während das Problem, wann eine peridurale Opiatanalgesie indiziert ist, weitgehend geklärt zu sein scheint, bleibt die Frage, welche Substanz bei der jeweiligen Indikation am vorteilhaftesten angewendet werden kann, vorläufig offen. Außer Piritramid und Opium kann jedes Opiat peridural injiziert werden [4]. Die meisten Untersuchungen wurden bisher mit Morphin durchgeführt. Jedoch ist Morphin damit nicht von vornherein das ideale Präparat zur periduralen Applikation [6]. So hat z.B. Fentanyl zwar eine kürzere Wirkungszeit, ist aber in verschiedenen Lösungsmitteln stabiler und in jedem Fall frei von Konservierungsmitteln [6, 17]. Deutliche Vorteile zeigen die physikochemischen und pharmakologischen Daten für das Thebainderivat Buprenorphin, einen partiellen Agonisten mit nur geringer Tendenz zu Suchterzeugung [6]. Die Potenz bei parenteraler Applikation ist 40—50mal höher als nach Morphin [11]. In einer umfangreichen Studie an 7500 postoperativen Patienten zeigte Buprenorphin eine gute Wirksamkeit bei einer geringen Inzidenz von Nebenwirkungen [10]. Im Vergleich zu Morphin war Buprenorphin bei der Behandlung postoperativer Schmerzen stärker und länger wirksam [15]. In einer Doppelblindstudie [24] ergab die Auswertung eine subjektive Bevorzugung von Buprenorphin gegenüber Morphin.

Ziel unserer Untersuchungen war es, Morphin und Buprenorphin bei periduraler Anwendung in einer randomisierten Doppelblindstudie bei 50 chirurgischen Patienten nach Abdominaleingriffen zu vergleichen. Untersucht wurden Wirkungseintritt, Wirkdauer, Kreislaufverhalten und Auftreten von Nebenwirkungen.

Methodik

Die Untersuchung war als randomisierte Doppelblindstudie angelegt, bei der die Patienten streng zufällig den Gruppen 1 (Morphin) bzw. 2 (Buprenorphin) zugeteilt wurden. 51 Patienten, die präoperativ über das geplante Vorgehen informiert waren und ihr Einverständnis gegeben hatten, wurden in die Untersuchung aufgenommen. Ein Patient (Nr. 043) mußte aus nicht mit der Untersuchung zusammenhängenden Gründen ausgeschlossen werden, so daß 50 Patienten in die Auswertung gelangten. Davon wurden 24 Patienten mit Morphin und 26 Patienten mit Buprenorphin behandelt.

Gewicht, Größe und Alter der untersuchten Patienten sowie Risikogruppenverteilung (nach Lutz) sind aus Tabelle 1 ersichtlich. Bei den Operationen handelte es sich ausschließlich um ausgedehnte abdominalchirurgische Eingriffe (Tabelle 1), die unter kombinierter Neurolept- und Periduralanaesthesie durchgeführt wurden. Direkt präoperativ wurde ein Periduralkatheter bei L3/L4 oder L4/L5 gelegt. Zum Ausschluß einer intrathekalen Kathe-

Tabelle 1. Patienten und Operationen

	Gruppe 1 Morphin	Gruppe 2 Buprenorphin
Gewicht $\bar{x} \pm s$ (kg)	64,5 ± 14,5	66,2 ± 14,9
Größe $\bar{x} \pm s$ (cm)	164,5 ± 11,4	168,2 ± 9,1
Alter $\bar{x} \pm s$ (J)	62 ± 15,4	58,2 ± 14
männlich/weiblich (n)	8/16	14/12
Risikogruppe 1 (n)	0	0
Risikogruppe 2 (n)	0	0
Risikogruppe 3 (n)	15	13
Risikogruppe 4 (n)	9	12
Risikogruppe 5 (n)	0	1
Colon OP (n)	3	8
Magen OP (n)	8	7
Probe Lap. (n)	4	1
Gallen OP (n)	3	–
Adrenalektomie (n)	1	3
Nephrektomie (n)	1	–
Gastrektomie (n)	3	6
OP nach Whipple (n)	–	1
Y-Prothese (n)	1	–
Insgesamt (n)	24	26

terlage wurden 20 mg Bupivacain injiziert. Unter fraktionierter Injektion von jeweils 5 ml Bupivacain 0,5% wurde die Analgesiehöhe bis Th6 eingestellt. Danach erfolgte die Einleitung der Neuroleptanalgesie mit einem Barbiturat (5 mg Thiopental/kg KG). Die Anaesthesie wurde als Neuroleptanalgesie mit Relaxierung fortgeführt. Alle zwei Stunden erfolgte die peridurale Nachinjektion von 5 ml Bupivacain 0,5%. Alle periduralen Injektionen wurden über einen Millipore-Filter durchgeführt.

Nach Beendigung der Operation wurden die Patienten auf die Wachstation verlegt, wo sie sofort die erste peridurale Injektion von entweder 5 mg Morphin (Amphiole Morphinum hydrochloricum) oder 0,15 mg Buprenorphin (Temgesic 0,3) gelöst in 15 ml NaCl 0,9% erhielten. Alle Patienten waren unterrichtet, daß sie nicht zu festgesetzten Zeiten, sondern nach ihrem subjektiven Schmerzempfinden Nachinjektionen erhalten würden. Die Dosis der Nachinjektionen betrug jeweils 5 mg Morphin bzw. 0,15 mg Buprenorphin in 10 ml NaCl 0,9%. Der Prüfzeitraum erstreckte sich vom Operationstag bis zum zweiten postoperativen Tag 18.00 Uhr. Danach wurde der Periduralkatheter entfernt. Bei einigen Patienten wurde der Periduralkatheter bis maximal zum fünften postoperativen Tag belassen.

Untersuchungsparameter

Erfaßt wurden: Injektionshäufigkeit, Begleitmedikation (andere Analgetika), Schmerzintensitätsverlauf, Sedierung, Verträglichkeit und Nebenwirkungen sowie Blutdruck und

Herzfrequenz. Als Maß für die *Wirkungsdauer* der jeweiligen Prüfungssubstanz wurden die Zeitintervalle zwischen den aufeinanderfolgenden Injektionen zugrunde gelegt. Der Zeitpunkt der Injektionen richtete sich ausschließlich nach dem subjektiven Schmerzempfinden. Der statistische Vergleich der Wirkungsdauer zwischen beiden Gruppen erfolgte mit Hilfe des verteilungsfreien U-Tests nach Mann-Whitney-Wilcoxon (p = 0,05).

Die *Schmerzintensität* wurde im Abstand von 2, 4, 6, 8, 10, 20, 30 min bis 60 min nach den Injektionen mit Hilfe der visuellen Analogskala nach Scott und Huscisson registriert [21]. Dabei war eine subjektive Bewertung zwischen den Extremen 0 (kein Schmerz) und 10 (unerträglicher Schmerz) möglich. Die Registrierung der Schmerzintensität führten wir nur in der Zeit von 6.00–22.00 Uhr durch, um den Patienten eine möglichst ungestörte Nachtruhe zu ermöglichen. Die Auswertung der Schmerzintensitätsverläufe wurde getrennt für die Ausgangswerte bis 5,0 und von 5,1–10,0 vorgenommen. Grundsätzlich wurden dabei nur vollständige Schmerz-Verläufe ausgewertet. Die statistische Auswertung wurde getrennt für beide Prüfsubstanzen mit Hilfe des nichtparametrischen Wilcoxon-Test (p = 0,05) vorgenommen.

Von jedem individuellen Schmerzintensitätsverlauf wurden zusätzlich vier Kenngrößen ermittelt:

1. $t_{50\%}$: Frühester Zeitpunkt, an dem die Schmerzintensität auf mindestens 50% des Ausgangswertes gefallen war.
2. $t_{20\%}$: Frühester Zeitpunkt, an dem die Schmerzintensität auf mindestens 20% des Ausgangswertes gefallen war.
3. $t_{min\%}$: Frühester Zeitpunkt, an dem der Minimalwert erreicht wurde.
4. t_{1E}: Frühester Zeitpunkt, an dem eine Senkung um eine Einheit (1 cm auf der Schmerzskala) erreicht wurde.

Mit Hilfe des Fisher-Yates-Tests zum Vergleich von Häufigkeiten wurde untersucht, ob hierbei signifikante Unterschiede zwischen den beiden Substanzen bestanden.

Die *Sedierung* wurde zu festgelegten Zeiten nach jeder Injektion mit Hilfe einer dreistufigen Skala (wach/schläfrig/schlafend) unterteilt. Die Sedierungsverläufe wurden nur dann ausgewertet, wenn sie mindestens bis zum Zeitpunkt „3 h nach Injektion" vollständig vorlagen.

Verträglichkeit und Nebenwirkungen wurden nach den Protokollen der Intensivstation ausgewertet. Außerdem wurde nach Abschluß der Untersuchung eine abschließende Befragung der behandelten Patienten vorgenommen.

Für die Messungen von Blutdruck und Herzfrequenz, die in stündlichen Abständen nach Operationsende vorlagen, wurden die üblichen statistischen Parameter (Mittelwert, Median, Standardabweichung) errechnet. Der Verlauf der Herz-Kreislaufparameter wurde im Sinne deskriptiver Statistik mit Hilfe des Wilcoxon-Tests untersucht.

Ergebnisse

Die beiden untersuchten Kollektive unterschieden sich nicht hinsichtlich Größe, Gewicht, Alter (Tabelle 1). Es bestand eine ungleiche Geschlechtsverteilung mit einem deutlichen Überwiegen der weiblichen Patienten in Gruppe 1 (Morphin). Die Aufteilung nach Risikogruppen zeigte eine höhere Risikoeinschätzung in der Gruppe 2 (Buprenorphin). Hier waren 50% der Patienten den Risikoklassen 4 und 5 (nach Lutz) zugeteilt, während es in der Gruppe 1 (Morphin) nur 37,5% der Patienten waren (Tabelle 1).

Beide geprüften Opiate zeigten eine gute Wirksamkeit bei periduraler Applikation. Die Qualität der Analgesie oder Hypalgesie unterschied sich nicht für beide Substanzen. Diffuse Schmerzen waren aufgehoben. Die Empfindung von Temperaturreizen, die Lageempfindung sowie die Wahrnehmung spitzer Schmerzen — z.B. peritoneale Reize — waren erhalten.

In der Gruppe 1 wurden insgesamt 40 vollständige Verläuf der *Schmerzintensität*, in der Gruppe 2 31 Verläufe ausgewertet. Nach 10 min gaben 87,5% der Patienten aus der Morphin-Gruppe und 90% der Patienten aus der Buprenorphin-Gruppe einen Abfall der Schmerzintensität um 1 Einheit an (Tabelle 2). Nach 30 min hatten 72% der Morphin-Gruppe und 70% der Buprenorphin-Gruppe den Minimalwert auf der Schmerzskala erreicht.

Bei keinem Patienten war ein Versagen der analgetischen Wirkung nachweisbar. Bei 2 Patienten der Gruppe 2 führte jedoch die erste peridurale Injektion nicht zu einer ausreichenden analgetischen Wirkung, bei Nachinjektion ergab sich bei beiden Patienten eine zufriedenstellende Analgesie.

Der statistische Vergleich der 4 zur Beurteilung der Schmerzintensität herangezogenen Kenngrößen (Tabelle 2) ergab zwischen der Morphin- und Buprenorphin-Gruppe keine signifikanten Unterschiede. Die Schmerzintensitätskurven über 1 h post injectionem sind in Abb. 1 und 2 dargestellt.

Die *Wirkungsdauer*, berechnet aus 94 Injektionsintervallen, lag in der *Morphin-Gruppe* zwischen 2 und 25 h (x = 9,6 h, Median = 8 h). Die Wirkungsdauer lag in der *Buprenorphin-Gruppe* bei Berechnung aus 106 Injektionsintervallen zwischen 0,33 und 32 Stunden (x = 8,9 h, Median = 7 h). Die Unterschiede zwischen beiden Gruppen waren nicht signifikant (U-Test nach Mann-Whitney-Wilcoxon, p > 0,05).

Der *mittlere Verbrauch* pro Patient, errechnet aus 118 Injektionen Morphin bzw. 132 Injektionen Buprenorphin, ist aus Tabelle 3 ersichtlich. Hinsichtlich der Anzahl der injizierten Ampullen bestanden zwischen beiden Patientengruppen keine Unterschiede.

Die *Sedierung* wurde in Gruppe 1 bei 81 Verläufen und in Gruppe 2 bei 77 Verläufen registriert. Zur Auswertung wurden die einzelnen Verläufe nach ihrer Ausgangslage „wach“,

Tabelle 2. Schmerzintensitätsverläufe — Häufigkeiten des Eintritts definierter Wirkungen (Gruppe 1 — Morphin; Gruppe 2 — Buprenorphin)

Gruppe	1	2	1	2	1	2	1	2
Zeitpunkt	t_{min}		$t_{50\%}$		$t_{20\%}$		t_{1E}	
2 min	–	–	1	2	1	2	11	9
4 min	2	–	6	4	3	–	7	9
6 min	6	3	10	3	6	2	11	6
8 min	3	2	5	7	3	4	3	3
10 min	5	1	6	4	8	5	3	1
20 min	11	8	4	3	7	4	3	2
30 min	2	8	3	3	2	7	1	–
60 min	11	9	4	3	3	2	1	1
Σ	40	31	39	29	33	26	40	31

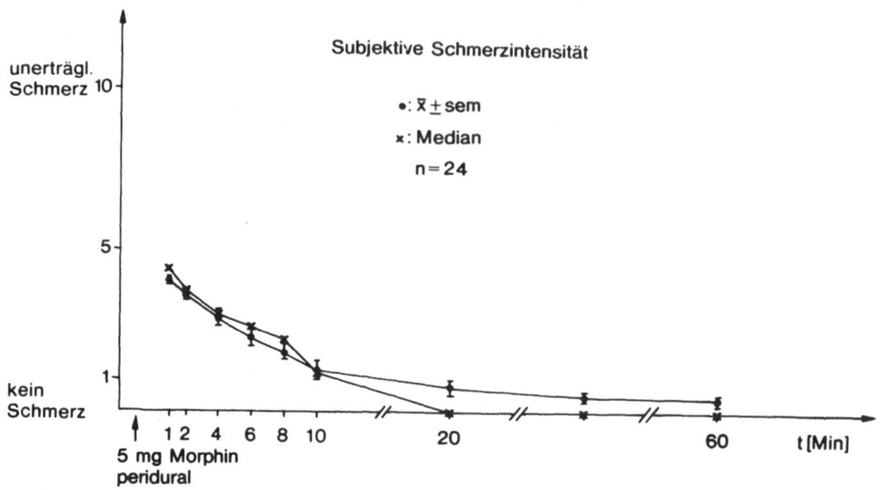

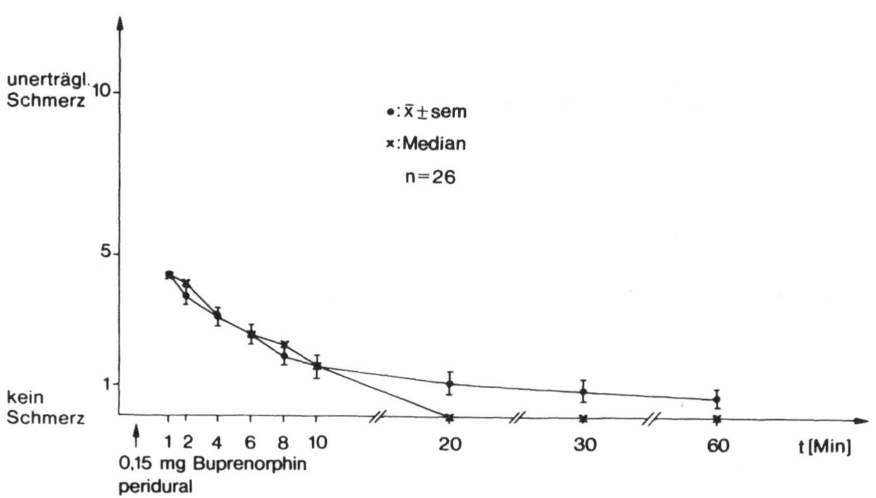

Abb. 1. Schmerzintensitätsverläufe, Gruppe 1 (Morphin) und Gruppe 2 (Buprenorphin), Ausgangswert < 5,0

„schläfrig", „schlafend" getrennt zusammengefaßt. Bei 32% der Patienten in Gruppe 1 zeigte sich eine stärkere Sedierung gegenüber dem Ausgangswert, in Gruppe 2 war dies bei 38% der Patienten der Fall. In beiden Gruppen wurde bei 11% der Patienten eine niedrigere Sedierungsstufe festgestellt. 57% (Gruppe 1) bzw. 51% (Gruppe 2) der Patienten blieben in ihrem Sedierungsgrad unverändert. Ein „peak-effect" der Sedierung konnte in keiner Gruppe festgestellt werden. Ein statistischer Vergleich der Sedierungsverläufe zwischen beiden Substanzen wurde nicht vorgenommen.

Das *Herz- und Kreislaufverhalten* war postoperativ nach beiden Substanzen im Vergleich zum präoperativen Ausgangswert stabil. Unterschiede zwischen beiden Gruppen bestanden nicht (Abb. 3).

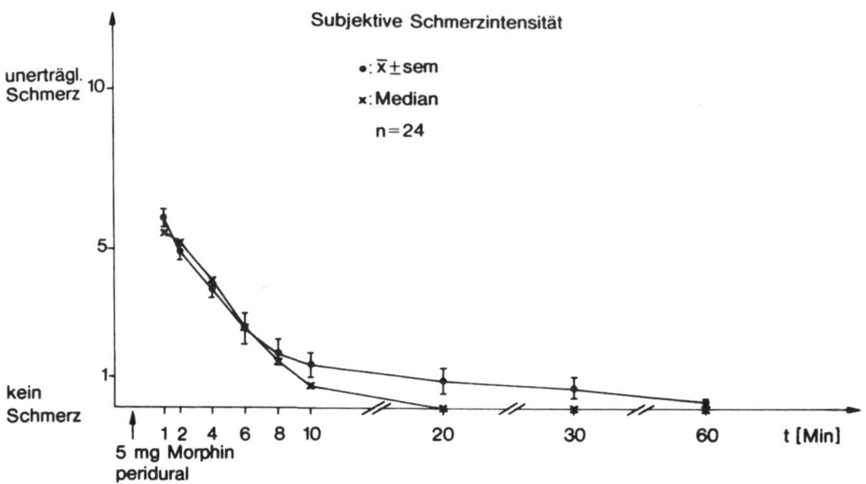

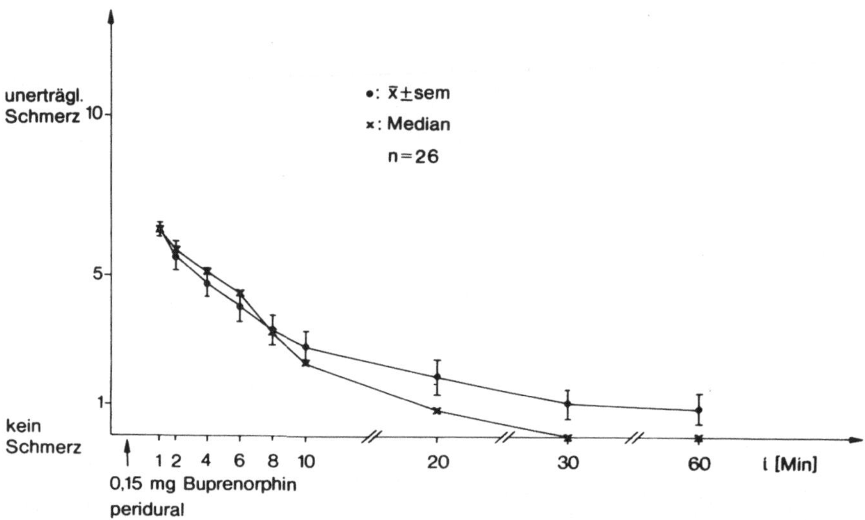

Abb. 2. Schmerzintensitätsverläufe, Gruppe 1 (Morphin) und Gruppe 2 (Buprenorphin), Ausgangswert > 5,0

Zusätzliche analgetische oder sedierende *Medikamente* erhielten insgesamt 9 Patienten aus beiden Gruppen zur Sedierung bei postoperativer Nachbeatmung oder zur Sympathikusblockade mit periduralen Lokalanaesthetika. In keinem Fall wurde wegen des Versagens der periduralen Opiat-Analgesie auf eine systemische Medikation übergegangen.

Hinsichtlich der *Verträglichkeit* und *Nebenwirkungen* bestanden Unterschiede zwischen beiden Substanzen. In der Gruppe 1 (Morphin) trat bei 2 Patienten während der periduralen Injektion ein ziehender Schmerz im Rücken auf. Bei 1 Patienten war es zu Erbrechen nach der Injektion gekommen. Allerdings klagte dieser Patient schon vor der Injektion über Übel-

Tabelle 3. Mittlerer Verbrauch pro Patient von Morphin und Buprenorphin bei periduraler Applikation. Peridurale Opiatanalgesie (Opiat-Verbrauch [mg])

	Gruppe 1 Morphin, n = 24	Gruppe 2 Buprenorphin, n = 26
OP-Tag	7,29 mg	0,27 mg
Bereich	5–15 mg	0,15–0,75 mg
1. postop. Tag	10,83 mg	0,32 mg
Bereich	0–20 mg	0,00–0,60 mg
2. postop. Tag	6,45 mg	0,19 mg
Bereich	0–15 mg	0,00–0,75 mg
Gesamt	24,6 mg	0,78 mg
Bereich	5–50 mg	0,15–2,1 mg

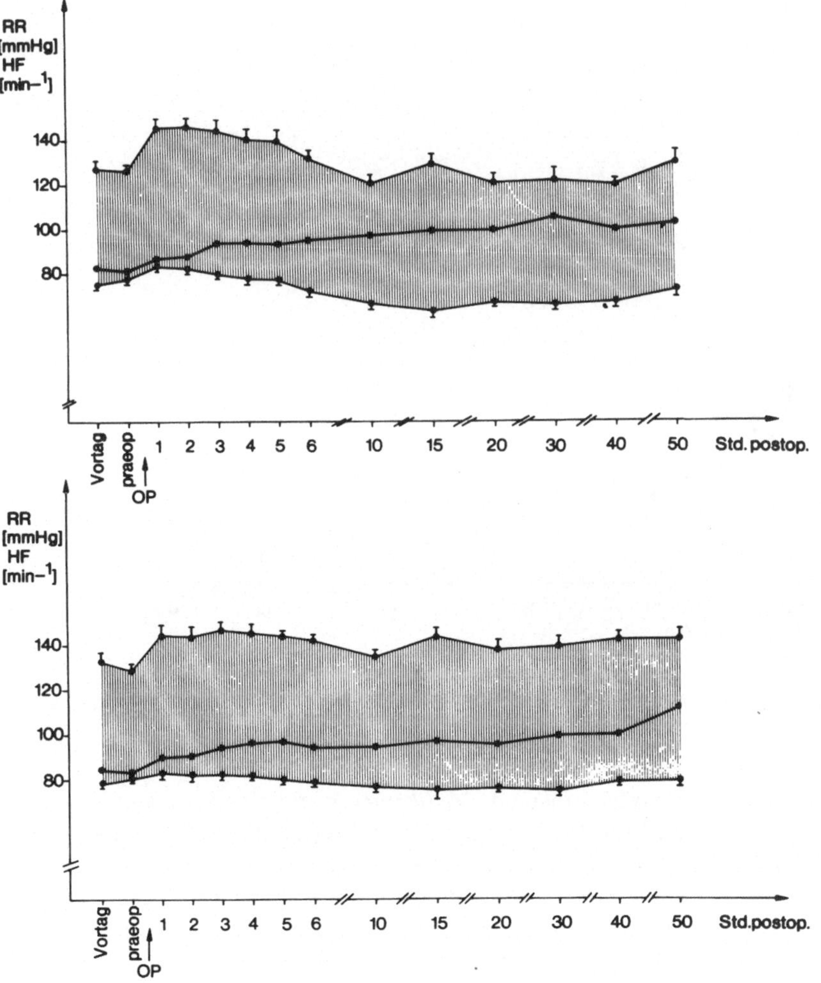

Abb. 3. Herz-Kreislaufverhalten vor Operation und während postoperativer periduraler Opiat-Analgesie. Gruppe 1 (Morphin), Gruppe 2 (Buprenorphin); Gruppe 1 – oberer Teil der Abbildung

keit. In keinem Fall mußte wegen der Nebenwirkungen die Therapie unterbrochen werden.
Von den 24 Patienten der Gruppe 1 wünschten 22 Patienten bei einer eventuellen späteren
Operation dieselbe postoperative Schmerztherapie.

In der Gruppe 2 (Burpenorphin) waren in keinem Fall Nebenwirkungen aufgetreten.
Alle 26 Patienten beurteilten die Analgesiemethode als gut. 25 der untersuchten Patienten
würden bei einer erneuten Operation wieder eine Behandlung mit periduralen Opiaten
wünschen. Ein Patient fühlte sich durch den Periduralkatheter im Schlaf gestört.

Bei einem Patienten mußte der Periduralkatheter wegen inkorrekter Lage am 2. postoperativen Tag gezogen werden. Komplikationen durch die Periduralkatheter traten nicht
auf, insbesondere keine Infektionen.

Diskussion

Wie bereits in früheren Untersuchungen [27, 28] hat sich die peridurale Opiatanalgesie
auch in der vorliegenden Studie zur postoperativen Schmerztherapie nach abdominal-
chirurgischen Eingriffen bewährt. Da wir bisher mit dieser Methode ausschließlich die
Substanz Morphin untersucht hatten, schien eine vergleichende Studie zwischen Morphin
und Buprenorphin angezeigt. Buprenorphin unterscheidet sich von Morphin durch ein
höheres Molekulargewicht, einen höheren pH, eine größere analgetische Potenz, eine
größere Fettlöslichkeit und eine stärkere Proteinbindung [6, 11]. Besonders wichtig erscheint die geringe Tendenz zu Toleranz und Abhängigkeit [6, 11].

Bei peridualer Anwendung von Opiaten bedingt hohe Fettlöslichkeit eine hohe
Effizienz [6], hohes Molekulargewicht führt zu langer Wirkungsdauer [6]. Ebenso scheint
hohe Fettlöslichkeit die Schwere einer Atemdepression herabzusetzen [6]. Dies sind
theoretische Vorteile von Buprenorphin, die bisher lediglich von der Arbeitsgruppe
de Castro klinisch bestätigt wurden [6]. Dabei zeichnete sich Buprenorphin durch eine
sehr lange Wirkdauer und eine niedrige Frequenz von Nebenwirkungen aus.

In der vorliegenden Studie fanden wir die bisher berichteten langen Wirkungszeiten von
periduralem Morphin [2, 5, 8, 16, 28] nicht bestätigt. Ebenso zeigte Buprenorphin nicht
die erwartete lange Wirkdauer, wie sie von de Castro angegeben wird [6]. So hatte Morphin
eine mittlere Wirkdauer von 9,5 h, Buprenorphin lag mit 8,8 h im gleichen Bereich.

Der Grund für die jetzt gefundene kürzere Analgesiedauer dürfte in einem veränderten
Regime bei der postoperativen Schmerztherapie liegen. Ausgehend von den Erfahrungen
bei der Behandlung von Rippenserienfrakturen haben wir die Patienten öfter ausdrücklich
nach ihren Schmerzen gefragt [13]. Gleichzeitig haben wir versucht, durch häufige Auf-
forderungen zu aktiven Leistungen wie Atemübungen, Aufstehen, Bewegungsübungen die
Atemfunktion zu verbessern. Durch dieses Vorgehen wurde gewährleistet, daß eine Analgesie
nicht durch Schonhaltung oder Schonatmung vorgetäuscht werden konnte, so daß die
Schmerzintensität unter realistischen Bedingungen beurteilt wurde.

Bei peridualer Anwendung zeigte sich in der Wirkungsdauer zwischen Morphin und
Buprenorphin kein Unterschied. Bei systemischer Applikation dagegen zeigt Buprenorphin
eine deutlich längere Analgesiedauer als Morphin [7, 15, 24]. Dies ist auf die pharmakokinetischen Eigenschaften der Substanzen zurückzuführen. Bei intravenöser Applikation führt
die höhere Fettlöslichkeit von Buprenorphin zu einer leichten Blut-Hirn-Passage mit entsprechend hohen und langwirksamen Konzentrationen. Umgekehrt behindert die niedrige Fettlöslichkeit von Morphin den Übertritt ins Gehirn, so daß nur eine äußerst geringe Menge

ins Zentralnervensystem gelangt [25], was eine entsprechend kurze Wirkung bedingt. Größere Mengen Morphin können wahrscheinlich nur bei periduraler Applikation in den Liquorraum übertreten. Die Rediffusion ins Plasma ist dann aufgrund der niedrigen Fettlöslichkeit der Substanz verlängert. Im Gegensatz dazu ist die Rediffusion der besser fettlöslichen Substanz Buprenorphin entsprechend schneller [6]. Eine gleichlange Wirkungszeit nach periduraler Applikation kommt dann dadurch zustande, daß der Übertritt von Morphin in den Liquor behindert ist, es dann aber nach der Passage auch zu einer eingeschränkten Rediffusion kommt. Bei Buprenorphin sind Diffusion und Rediffusion in gleicher Weise unbehindert. Diese Erklärung berücksichtigt allerdings nicht, daß Buprenorphin eine feste Rezeptorbindung eingeht, die unter den Opiaten einmalig ist [9].

Sicher muß in den vorliegenden Ergebnissen auch der Einfluß der unterschiedlichen Geschlechtsverteilung diskutiert werden. So waren in der Gruppe 1 (Morphin) aufgrund der Randomisierung überproportional viele Frauen, während die Verteilung in der Gruppe 2 (Buprenorphin) ausgeglichen war. Wir fanden bei der Auswertung der Morphin-Gruppe eine mittlere Wirkungszeit von 12,6 h bei den Frauen gegenüber 8,1 h bei den Männern. Diese Ergebnisse stützen die Annahme von McQuay, der bei Frauen einen deutlich geringeren postoperativen Analgetikabedarf fand als bei Männern [18]. McQuay schloß aus seinen Befunden, daß die Untersuchung von Analgetika nur reproduzierbare Resultate liefert, wenn dasselbe Geschlecht oder dieselbe Verteilung innerhalb der Geschlechter untersucht wird [18].

Die Qualität der Analgesie war in beiden Gruppen gleich. Lediglich die dumpfe Schmerzempfindung war in die Analgesie eingeschlossen, während die Temperatur- und Lageempfindung sowie die Wahrnehmung spitzer Schmerzen unbeeinträchtigt waren. Dies ist eine besonders wichtige Tatsache für die postoperative Schmerzbekämpfung. In dieser Phase darf die Beurteilbarkeit des Operationssitus nicht durch eine komplette Analgesie völlig ausgeschlossen sein. Hier liegen entscheidende Vorteile bei der periduralen Opiat-Analgesie, wenn man diese Methode mit systemischer Applikation von Opiaten oder mit der periduralen Lokalanaesthesie vergleicht.

Die Latenzzeit nach periduraler Injektion von Morphin und Buprenorphin war vergleichbar. Eine erste schmerzlindernde Wirkung war bereits nach wenigen Minuten nachweisbar (Tabelle 2, Abb. 1, 2). Nach maximal 30 min war über die Hälfte der Patienten schmerzfrei (Abb. 1, 2). Aus diesem Befund ist auch der Grad der Analgesie ersichtlich. Die Analgesiequalität scheint mindestens ebenso ausgeprägt zu sein wie nach systemischer Applikation von Morphin oder Buprenorphin [25]. Im Vergleich zu Befunden von Dodson et al. ergibt sich sogar in periduraler Applikation eine stärkere Analgesie beider Substanzen [7].

Unsere Ergebnisse sind mit denen aus der Literatur über systemische Opiate nicht vergleichbar, da peridural deutlich niedrigere Konzentrationen angewandt wurden. So haben wir mit 5 mg Morphin bzw. mit 0,15 mg Buprenorphin eine sichere Analgesie erreichen können, während bei intravenöser Injektion höhere Dosierungen erforderlich sind [11, 15, 22]. Allerdings belegen unsere Ergebnisse auch, daß sich durch eine Erhöhung der peridural applizierten Dosis des Opiats keine Verlängerung der Wirkungszeit erreichen läßt. Für Morphin ist nachgewiesen, daß eine Dosis von 2 mg ebenso effektiv wirkt wie die jetzt geprüfte Dosierung von 5 mg [28]. Bei Buprenorphin müssen weitere Untersuchungen klären, ob die von de Castro gewählte Einzeldosis von 0,3 mg unter vergleichbarer Methodik eine Wirkverlängerung erbringt [6]. Möglicherweise wird eine Beeinflussung der Rezeptorbindung durch Kombination mit einem Lokalanaesthetikum erreicht [6].

Auffällig war bei beiden Substanzen der Einfluß auf den Sedierungsgrad. 32% bzw. 38% der Patienten zeigten nach periduraler Opiatanalgesie einen höheren Sedierungsgrad. Vorübergehende Sedierung beschreibt de Castro bei 40% der Patienten nach periduralem Buprenorphin [6]. Bei 7% der Patienten war vorübergehende Schläfrigkeit aufgetreten [6]. Hovell fand in der postoperativen Phase bei 75% der Patienten eine Sedierung nach intramuskulärer Gabe von Buprenorphin, Pethidin und Pentazocin [12]. Kamel und Geddes fanden Schläfrigkeit bei der Hälfte ihrer Patienten nach intravenösem Buprenorphin oder Pethidin [14]. Nach periduraler Applikation von Opiaten scheint die Sedierung weniger häufig ausgeprägt zu sein als nach systemischer Applikation. Bei Buprenorphin war die Sedierung öfter zu beobachten als nach Morphin. Wir sehen darin einen Vorteil bei Buprenorphin, da in der postoperativen Phase oft eine milde Sedierung erwünscht ist [11]. Wenn das Analgetikum selber sedierende Eigenschaften hat, kann die zusätzliche Gabe eines Sedativums umgangen werden, und so der potenzierende Effekt auf die Atemdepression vermieden werden. Eine Atemdepression haben wir in dieser Untersuchung nicht gesehen.

Im Vergleich zu der systemischen Opiat-Gabe sahen wir nur wenig Nebenwirkungen, die auf das Präparat oder die Methode zurückgeführt werden können. Nur in der Gruppe 1 (Morphin) konnten wir bei 4 Patienten Nebenwirkungen beobachten. 2 Patienten gaben Schmerzen bei periduraler Injektion an. Dies zwang jedoch nicht zur Umstellung der Analgesie. Bei einem Patienten war nach Morphin eine stärkere Transpiration festzustellen. Bei einem Patienten kam es nach periduraler Morphin-Injektion zu Erbrechen. Dieser Patient hatte allerdings schon vorher über Übelkeit geklagt. Hautjucken, Urinretention, Blutdruckabfall oder andere für peridurale Opiate beschriebene Nebenwirkungen sahen wir nicht [3, 20]. Will man die beschriebenen Nebenwirkungen auf das peridurale Morphin zurückführen, so ergibt sich eine Häufigkeit von 17%, die damit erheblich niedriger liegt als nach systemischer Opiat-Applikation [7, 11, 14, 15, 24]. Dodson beschreibt bei 56% der Patienten, die Morphin intravenös erhielten, eine Übelkeit, bei 8% Erbrechen und bei 55% Schläfrigkeit [7]. Für Buprenorphin werden vergleichbare Befunde angegeben [7]. Tigerstedt fand bei 27% der Patienten nach Buprenorphin Übelkeit und bei 23% vermehrtes Schwitzen [24].

Wir konnten nach periduralem Buprenorphin keine Nebenwirkungen außer der beschriebenen Sedierung beobachten. Dies sind Beobachtungen, die sich auch bei der periduralen Buprenorphin-Gabe bei Karzinomschmerzen bestätigen.

Insgesamt muß die Häufigkeit von Nebenwirkungen als gering im Vergleich zu Alternativmethoden angesehen werden. Allerdings trifft dies nur für die peridurale, nicht aber für die intrathekale Opiat-Applikation zu [1, 6, 23]. Vor dem intrathekalen Zugang bei der Opiat-Applikation muß eindringlich gewarnt werden [23]. Diese Methode muß wegen der hohen Inzidenz an Nebenwirkungen abgelehnt werden.

Die peridurale Opiatanalgesie bietet nach unserer Meinung überzeugende Vorteile im Vergleich zu systemischer Opiat-Applikation oder Regionalanaesthesie.

Morphin und Buprenorphin zeigen bei periduraler Applikation im Hinblick auf Wirkungseintritt und Wirkungsdauer ähnliche Ergebnisse. Bei beiden Substanzen zeigt sich eine sichere Analgesie. Vorteile für Buprenorphin ergeben sich aufgrund der geringeren Inzidenz von Nebenwirkungen.

Zusammenfassung

Die Wirkung von peridural appliziertem Morphin (5 mg) und Buprenorphin (0,15 mg) wurde bei der Behandlung postoperativer Schmerzen in einer randomisierten Doppelblindstudie verglichen. Beide Substanzen zeigten einen rasch einsetzenden analgetischen Effekt (2—6 min), eine lange Wirkungszeit (8—9 h) und eine gute Analgesie. Nebenwirkungen traten nur in wenigen Fällen unter Morphin auf. In keinem Fall war ein Abbruch der Therapie notwendig. Das Fehlen von Nebenwirkungen bei Buprenorphin läßt Vorteile für diese Substanz erkennen.

Summary

Morphine (5 mg) and buprenorphine (0,15 mg) given by the epidural route were compared in 50 patients recovering from abdominal surgery. Pain relief score, sedation score and clinical measures were evaluated in a double-blind study. Both substances proved to have a short latency (2—6 min), a long duration (8—9 h) and a good analgesia. Side effects were registered only in a few cases, in all cases the therapy could be continued. The lack of side effects showed some advantages for buprenorphine in epidural application.

Literatur

1. Baskoff JD, Watson RL, Muldoon SM (1980) Respiratory arrest after intrathecal morphine. Anesthesiology Review 7:12
2. Behar M, Magora F, Olshwang D, Davidson JT (1979) Epidural morphine in treatment of pain. Lancet 1:527
3. Boas RA (1980) Hazards of epidural morphine. Anaesth Intens Care 8:377
4. Börner U, Müller H, Stoyanov M, Hempelmann G (1980) Epidurale Opiatanalgesie. Anaesthesist 29:570
5. Bromage PR, Camporesi E, Chestnut D (1980) Epidural narcotics for postoperative analgesia. Anesth Analg 59:473
6. De Castro J, Lecron L (1981) Peridurale Opiat-Analgesie; verschiedene Opiate — Komplikationen und Nebenwirkungen. In: Zenz M (Hrsg) Peridurale Opiat-Analgesie. Fischer-Verlag, Stuttgart New York
7. Dodson ME, Hussain A, Matheson H (1977) A study comparing intravenous buprenorphine, morphine, and pentazocine in post-operative pain relief. In: Harcus et al. (eds) Pain: New perspectives in measurement and management. Churchill Livingstone, Edinburgh, p 181
8. Graham JL, King R, McCaughey W (1980) Postoperative pain relief using epidural morphine. Anaesthesia 35:158
9. Hambrock JM, Rance MJ (1976) The interaction of buprenorphine and the opiate receptor. In: Kosterlitz HW (eds) Opiates and endogenous opioid peptides. Elsevier, Amsterdam, p 295
10. Harcus AH, Ward AE, Smith DW (1980) Buprenorphine in postoperative pain: results in 7500 patients. Anaesthesia 35:382
11. Heel RC, Brogden RN, Speight TM, Avery GS (1979) Buprenorphine: A review of its pharmacological properties and therapeutic efficacy. Drugs 17:81
12. Hovell BC (1977) Comparison of buprenorphine, pethidine, and pentazocine for the relief of pain after operation. Br J Anaesth 49:913
13. Hüsch M, Zenz M (1981) Peridurale Morphinanalgesie bei Rippenserienbrüchen. In: Zenz M (Hrsg) Peridurale Opiat-Analgesie. Fischer-Verlag, Stuttgart New York
14. Kamel MM, Geddes IC (1978) A comparison of buprenorphine and pethidine for immediate postoperative pain relief by the i.v. route. Br J Anaesth 50:599
15. Kay B (1978) A double-blind comparison of morphine and buprenorphine in the prevention of pain after operation. Br J Anaesth 50:605
16. Magora F, Olshwang D, Eimerl D, Shorr J, Katzenels R, Cotev S, Davidson JT (1980) Observation of extradural morphine analgesia in various pain conditions. Br J Anaesth 52:247

17. Mathews E (1979) Epidural morphine. Lancet 1:673
18. McQuay HJ, Bullingham, RES, Paterson GMC, Moore RA (1980) Clinical effects of buprenorphine during and after operation. Br J Anaesth 52:1013
19. Piepenbrock S, Zenz M, Otten G (1981) Peridurale Opiat-Analgesie in der postoperativen Phase. In: Zenz M (Hrsg) Peridurale Opiat-Analgesie. Fischer-Verlag, Stuttgart New York
20. Reiz S, Westberg M (1980) Side effects of epidural morphine. Lancet 2:203
21. Scott DB, Huscisson EC (1976) Graphic representation of pain. Pain 2:175
22. Spence AA, Smith G (1971) Postoperative analgesia and lung function: a comparison of morphine with extradural block. Br J Anaesth 43:144
23. Stanley TH (1980) Intrathecal opiates, a potent tool to be used with caution. Anesthesiology 53:523
24. Tigerstedt I, Tammisto T (1980) Double-blind, multiple-dose comparison of buprenorphine and morphine in postoperative pain. Acta anaesth scand 24:462
25. Torda TA, Pybus DA, Libermann H, Clark M, Crawford M (198) Experimental comparison of extradural and i.m. morphine. Br J Anaesth 52:939
26. Zenz M (1981) Peridurale Morphin-Analgesie zur Schmerztherapie bei Karzinompatienten. In: Zenz M (Hrsg) Peridurale Opiat-Analgesie. Fischer-Verlag, Stuttgart New York
27. Zenz M, Piepenbrock S, Otten B, Otten G (1980) Epidurale Morphininjektion zur Schmerzbekämpfung. Fortschr Med 9:306
28. Zenz M, Piepenbrock S, Otten B, Otten G, Neuhaus G (1981) Peridurale Morphin-Analgesie. I. postoperative Phase. Anaesthesist 30:77

Die Rippenserienfraktur – eine Indikation für die peridurale Opiatanalgesie

I. Kiss und M. Abel

Die Schmerzlinderung ist ein zentrales Problem der primären Versorgung von Rippenserienfrakturen mit wesentlicher Bedeutung für den späteren Verlauf. Außer der parenteralen oder
oralen Gabe von Analgetika haben sich zwei Techniken der Lokalanaesthesie eingebürgert:
Multiple Intercostalblockaden sowie die Periduralanaesthesie. Die Intercostalblockaden sind
mit den Gefahren eines Pneumothorax sowie durch das Auftreten hoher Plasmaspiegel
der applizierten Lokalanaesthetika für den Patienten unter Umständen gefährlich. Die thorakale Periduralanaesthesie konnte sich wegen der cardiovasculären Nebenwirkungen und
den im Falle der Überdosierung der Lokalanaesthetika auftretenden motorischen Ausfällen
nicht zu einem Routineverfahren entwickeln. Aus diesen Gründen haben auch wir sie nur
vereinzelt ausgeübt.

Dagegen ist die peridurale Opiatanalgesie ein von diesen Nebenwirkungen freies Verfahren. Aufgrund der vereinzelt berichteten guten Erfahrungen haben wir das Verfahren
selbst bisher in 12 Fällen angewandt und möchten kurz hierüber berichten.

Methode

Unsere 12 Patienten waren alle Männer im Alter von 18–78 Jahren. Bei 2 Patienten mit je
2–3 frakturierten Rippen auf einer Seite wurden dreimal single-shot-Injektionen durchgeführt. Bei einem polytraumatisierten jungen Mann mit schweren einseitigen Thoraxverletzungen versuchten wir die Gesamtdauer der Beatmung mittels periduraler Opiatanalgesie zu verkürzen. Bei einem anderen 78jährigen Patienten wurde der Katheter erst
am dritten posttraumatischen Tag gelegt.

Bei den übrigen 8 Patienten legten wir unmittelbar nach Klinikaufnahme einen Periduralkatheter. Im speziellen Falle eines 26jährigen Mannes mit zusätzlicher Oberschenkel-
fraktur haben wir 3 Tage später den Katheter entfernt und den Patienten unter dem Verdacht einer Fettembolie kontrolliert beatmen müssen. Von den übrigen 7 Patienten hatten
zwei beidseitige Rippenserienfrakturen. Drei zeigten bei der Klinikaufnahme Zeichen einer
respiratorischen Insuffizienz in Form von Dyspnoe bei hypoxischen Blutgaswerten.

Die Periduralpunktion erfolgte im lumbalen Bereich in der Mittellinie, im thorakalen Bereich jedoch durch paramediane Technik. Die Einstichstelle wurde so ausgewählt, daß die
Katheterspitze nach möglichst kurzem Weg im Periduralraum die Mitte der der Frakturserie
zugeordneten Rückenmarksegmente erreichte. Als Initialdosis wurden 3 mg Morphinum
hydrochloricum in 10 ml 0,9%igem NaCl verdünnt in den Katheter injiziert. Für den Zeitpunkt der Repetitionsgaben orientierten wir uns an den subjektiv angegebenen Beschwer-

den der Patienten. Die klinische Brauchbarkeit der Methode wurde nach der vorhandenen Analgesie, dem Bedarf an zusätzlichen Analgetikagaben, der Durchführbarkeit atemgymnastischer Maßnahmen und dem weiteren klinischen Verlauf beurteilt.

Ergebnisse

Bei allen Patienten sicherten 3 mg Morphin eine ausreichende Analgesie. Die Wirkung trat in 5–10 min ein und hielt 6–12 h an. In den ersten 24 h benötigten die Patienten meist drei Einzeldosen, im späteren Verlauf reichte es aus, ihnen morgens oder morgens und abends die Einzeldosis zu geben. Der Periduralkatheter lag 2 bis längstens 5 Tage. Zusätzliche Analgetika wurden nicht benötigt. Nach Eintritt der Analgesie, besonders in den ersten beiden Stunden, war eine aktive Atemgymnastik in allen Fällen gut durchführbar.

Bei zwei Patienten mit primärer respiratorischer Insuffizienz konnte durch die Anwendung der periduralen Opiatanalgesie eine geplante Intubation und Beatmung vermieden werden. Bei dem primär bereits beatmeten Patienten wurde eine komplette Schmerzfreiheit erzielt. Eine sekundäre Intubation nach dreitätiger Opiatanalgesie erwies sich bei einem unkooperativen Patienten nach unruhebedingter Selbstentfernung seines Periduralkatheters als nötig.

Die beiden ältesten, über 70jährigen Patienten verstarben. Hier handelte es sich in einem Fall um ein schweres Thoraxtrauma. Der Periduralkatheter wurde bei ihm erst am dritten Tag bei bereits bestehender beidseitiger Pneumonie gelegt. Zwar konnte bei ihm eine Schmerzfreiheit erreicht werden, wodurch sogar eine Atemgymnastik möglich war, dennoch erlag er später der zunehmenden cardiorespiratorischen Insuffizienz. Auf eine Beatmung wurde verzichtet. Der andere 73jährige Patient mußte am dritten Tag wegen zunehmender abdominaler Symptomatik laparatomiert und anschließend beatmet werden. Bei Verdacht auf septisch-abdominale Komplikation haben wir den Katheter entfernt. Als Todesursache gelten septische Komplikationen des abdominalen Wundinfektes.

Wiederholter Brechreiz, Miktionsstörungen und Pruritus als direkt auf die Opiatanalgesie zurückzuführende Nebenwirkungen haben wir bei zwei Patienten beobachtet. Wir sahen keine auf die Periduralkathetertechnik zurückzuführende Nebenwirkungen.

Diskussion

Die peridurale Opiatanalgesie erwies sich bei Rippenserienfrakturen als eine routinemäßig anwendbare, zuverlässige und weitgehend nebenwirkungsfreie Methode. Als primäre Indikation gelten reine Rippenserienfrakturen ohne Lungenparenchymschaden oder sonstige Begleitverletzungen. Eine primär bestehende respiratorische Insuffizienz spricht nicht gegen die Anwendung. Gerade bei diesen Patienten kann durch die schnell einsetzende Wirkung und die damit frühzeitig mögliche Atemgymnastik häufig die maschinelle Beatmung umgangen werden. Die peridurale Opiatanalgesie sollte somit möglichst früh, unmittelbar nach Behandlung der lebensgefährlichen Komplikationen, wie beispielsweise Pneumo- oder Hämatothorax, durchgeführt werden.

Sie erlaubt durch Applikation kleinster Morphindosen den Verzicht auf die herkömmliche orale oder parenterale Analgetikatherapie. Der Zeitpunkt für die Gabe der Repetitionsdosen kann sich nach den subjektiven Angaben des Patienten richten. Günstiger erscheint

es uns allerdings dem Auftreten von Schmerzen durch frühzeitige Repetitionsdosen zuvor-
zukommen.

Wir haben beobachtet, daß trotz der deutlichen klinischen Besserung und Schmerzlinderung die Blutgaswerte im wesentlichen vorerst unverändert blieben. Zur Gewinnung einer
kausalen Erklärung beabsichtigen wir, bei einem größeren Patientenkollektiv eine kontrollierte Studie mit Berücksichtigung zusätzlicher cardialer Parameter durchzuführen.

Der letale Verlauf bei unseren beiden älteren Patienten spricht nicht gegen die Methode.
Einer erlag abdominalen septischen Komplikationen, bei dem anderen haben wir die Methode erst am dritten Tag bei bereits bestehenden pulmonalen Komplikationen anwenden können. Zu betonen ist, daß die peridurale Opiatanalgesie gerade bei den alten Patienten zur
Vermeidung einer Langzeitbeatmung indiziert ist.

Die Frage, ob sich die Beatmungsdauer bei thoraxtraumatisierten Intensivpatienten
durch Anwendung einer periduralen Opiatanalgesie verkürzen läßt, kann bei dem derzeitigen
Stand unserer Erfahrungen nicht eindeutig beantwortet werden. Bei schweren Lungenkontusionen sollte eine maschinelle Beatmung nicht vermieden werden. Liegt außer der
Rippenserienfraktur keine schwere Nebenverletzung vor, könnte eine sonst häufig berichtete zweiwöchige Beatmungsdauer sicher verkürzt werden.

Zusammenfassend möchten wir die Vorteile der Methode wie folgt darstellen:
1. Sichere Analgesie bei allen primär nicht beatmungsdürftigen Patienten mit Rippenserienfrakturen. Bei dadurch früher beginnender Atemgymnastik und Mobilisation ist eine Verminderung pulmonaler und anderer Komplikationen zu erwarten.
2. In Fällen von schweren Rippenserienfrakturen ohne ernste Nebenverletzungen oder
Lungenkontusionen kann unter Umständen dem Patienten eine maschinelle Beatmung
erspart bleiben.
3. Reduktion des parenteralen Opiatbedarfes bei allen wegen Lungenparenchymschäden
oder schweren Begleitverletzungen primär beatmungspflichtigen Patienten mit Rippenserienfrakturen.

Epidurales Morphin bei der Behandlung von Gelenksteifen des Kniegelenkes

H. Ponhold und R. Reschauer

Bei der Mobilisation posttraumatischer Gelenkssteifen des Kniegelenkes mit operativen Methoden und Physikotherapie ist es in manchen Fällen nicht möglich, ein befriedigendes Resultat zu erzielen. Ursache dafür sind die bei der Physikotherapie auftretenden Schmerzen, die eine weitere Mobilisation verhindern. Die chronischen Schmerzen führen bei diesen Patienten meist auch zur Ausbildung der von Sternbach beschriebenen „Chronischen Schmerzkrankheit" mit depressiver Verstimmung und Antriebslosigkeit. Dies führt zu einem Circulus vitiosus, der durchbrochen werden muß. Die Regionalanaesthesie ist eine Methode, um dieses Ziel zu erreichen. Die durch eine Epiduralblockade mittels Lokalanaesthetikum erzielte Schmerzfreiheit ermöglicht es, das Kniegelenk zuerst passiv maximal zu beugen und zu strecken. Um die dadurch gewonnene Mobilität zu erhalten, ist es notwendig, das Kniegelenk mit Hilfe einer Beuge- bzw. Streckgipsschale abwechselnd in der einen oder anderen extremen Stellung zu belassen. Nach Abklingen einer Epiduralblockade mit einem Lokalanaesthetikum treten unerträgliche Schmerzen in dem maximal gebeugten Kniegelenk auf. Da eine Analgesie über mehrere Tage aufrechterhalten werden muß, führt die Verwendung auch von langwirkenden Lokalanaesthetika infolge der häufigen Nachspritzungen mittels kontinuierlicher Methoden zu toxisch hohen Plasmaspiegeln, die bei 2 Patienten vor Beginn der Behandlungsserie zu Krämpfen und Bewußtlosigkeit führten.

Diese Komplikation kann durch Verwendung von epiduralem Morphin vermieden werden. Epidurales Morphin nach passiver Mobilisierung des Kniegelenkes in Epiduralblockade mit einem Lokalanaesthetikum bewirkt eine Analgesie bzw. Hypalgesie, die lange genug anhält, um es dem Patienten zu ermöglichen, das Kniegelenk bis zum nächsten Tag ohne wiederholte Nachspritzungen im extremen Beugegips zu belassen. Die kontinuierliche Methode der Epiduralblockade kann in diesem Fall durch intermittierende Blockaden ersetzt werden.

Als Lokalanaesthetikum wir Bupivacain verwendet, das bei entsprechender Konzentration eine differenzierte Blockade bei Erhaltung der Motorik erlaubt und somit auch eine aktive Physikotherapie ermöglicht. Nach 2—3 Tagen vermindert sich die Schmerzintensität derart, daß tägliche Blockade nicht mehr notwendig sind. Das Intervall zwischen den Blockaden kann zusehends verlängert werden und der Patient ist schließlich in der Lage, das Gelenk auch ohne Blockade in der maximalen Beuge- bzw. Streckstellung zu belassen und Physikotherapie zu betreiben.

Komplikationen

Ein Patient zeigte Harnverhalten und mußte katheterisiert werden. Bei einem Patienten trat eine Atemdepression mit einem pCO_2 von maximal 51 mmHg auf, die allerdings 14 h lang anhielt.

Ergebnisse

14 Patienten wurden auf diese Weise behandelt. Die Blockaden wurden über einen Zeitraum von 6 Tagen bis 2 Monaten durchgeführt. Die Physikotherapie erstreckte sich über einen Zeitraum von 2–4 Monaten. Bei allen Patienten konnte eine Verbesserung der Beweglichkeit erzielt werden. Bei sämtlichen Patienten bestanden vor der Therapie chronische Schmerzen. Diese konnten bei 3 Patienten vermindert werden, während sie bei 11 Patienten völlig abklangen (Tabelle 1).

Tabelle 1

Alter Geschlecht	Blockaden (Anzahl)	Schmerz	Therapiezeit (Physikotherapie)	Beweglichkeit
30 J. m.	SE 10	++	15 T	0/ 5/ 15
	LE 1	–	(2 Mo)	0/ 0/110
41 J. w.	SE 8	++	2 Mo	0/10/ 10
	LE 1	+	(3 Mo)	0/15/ 65
77 J. w.	SE 6	++	9 T	0/20/ 40
		+	(4 Wo)	0/ 0/ 85
78 J. w.	SE 4	+	6 T	0/ 0/ 80
		–	(2 Wo)	0/ 0/100
58 J. m.	SE 6	+	8 T	0/10/ 85
		–	(2 Mo)	0/10/110
17 J. m.	SE 7	++	2 Mo	0/15/ 30
	LE 2	–	(4 Mo)	0/10/100
41 J. m.	SE 4	++	8 T	0/25/ 70
		+	(3 Mo)	0/20/ 85
22 J. m.	SE 2	++	9 T	0/30/ 70
		–	(3 Wo)	0/10/ 90
19 J. w.	SE 4	++	18 T	0/15/ 60
	LE 5	–	(3 Mo)	0/10/120
37 J. w.	SE 3	++	6 T	0/20/ 60
		–	(3 Wo)	0/ 0/130
34 J. m.	LE 3	++	7 T	0/15/50
		–	(3 Wo)	0/10/135
33 J. m.	LE 4	++	7 T	0/20/50
		–	(4 Wo)	0/10/120
25 J. m.	LE 2	+	3 Wo	0/25/ 80
	SE 3	–	(4 Mo)	0/ 5/110
23 J. w.	LE 2	++	2 Wo	0/10/ 60
	SE 2	–	(3 Mo)	0/ 5/105

Schlußfolgerungen

Die epidurale Anwendung von Morphin ermöglicht es dem Patienten, das passiv gebeugte Knie in maximale Beuge- bzw. Streckstellung zu belassen sowie auch Physikotherapie zu betreiben. Aufgrund der vorliegenden Ergebnisse glauben wir sagen zu können, daß die Epiduralblockade mit Morphin eine maßgebliche Bereicherung der therapeutischen Möglichkeiten bei Patienten mit Gelenkssteifen des Kniegelenkes darstellt und einen positiven Beitrag im Rahmen der langwierigen und schwierigen Behandlung dieser Patienten bilden wird.

Literatur

1. Elbert J, Pamela D, Varner D (1980) The effective use of epidural morphine sulfate for postoperative orthopaedic pain. Anesthesiology 53:257
2. Bromage PR (1978) Epidural Analgesia. W. B. Saunders
3. Parrini L et al. (1977) Posttraumatic stiffness of the knee. Italian Journal of Orthopaedics and Traumatology 3:165

Respiratory Effects of Epidural Morphine

J. Jakubaszko, A. Aronski, B. Lazarkiewicz und S. Organowski

Many recent reports indicate epidural morphine administration as effective method of treatment acute and chronic pain. This clinical application of morphine is based on the works of Snyder, Yaksh and Rudy [6, 9]. They demonstrated specific opiate receptors that are distributed in the posterior horns of the spinal cord. Opiates administered into the epidural space have selective analgetic effect in respective segmental levels without affecting the motor or sympathetic systems. Following numerous clinical reports [1, 2, 5, 7–9] we decided to use epidural morphine injections for postoperative pain relief. Our test carried out in two steps. First we examined the effect of epidural morphine in postsurgical pain treatment. In the second place we studied respiratory response of epidural morphine.

Step 1. Epidural morphine was administered to 25 patients both sexes, age range 27–65 years, suffering from severe postsurgical pain (Table 1). These patients, after abdominal or lower extremity surgery were given periodically 5 mg morphine in 10 ml 0.9% saline by extradural catheter which had been introduced before operation. All extradural punctures were performed in the lumbar region. Blood pressure (BP), puls rate (PR), vital capacity (VC) and forced expiratory volume (FEV_1) were noted and blood gas examination was done before and 30 min after morphine administration.

Table 1. Material of step 1

Diagnosis	No of cases
Carcinoma recti	4
Carcinoma ventriculi	2
Ulcus ventriculi	3
Carcinoma coeci	2
Tumor pancreatis	2
Tumor hepatis	1
Splenomegalia	1
Cholelithiasis	3
Cardiospasmus	1
Hernia hiatus oesophagi	1
Occlusio art. femoralis	3
Fractura femoris	2
Total	25

Results

The overall results were good in 20 cases; in 5 cases only partial pain relief was discovered.
The analgetic effect was noted 8–30 min following epidural morphine injection and persist-
ed for a mean duration of 18 h (range 6–30 h). No hypotension, puls disturbances or respiratory depression were noted. Spirometrical evaluation showed improvement of VC for
194 ml (mean) and 139 ml (mean). Slight elevation of pO_2 (+6 mmHg) and lowering of
pCO_2 (−0.27 mmHg) were noted (Fig. 1). Favourable respiratory improvement of our subjects is comprehensible due to pain alleviation both during rest and movement. Deep breathing and productive cough were considerably more facilitated.

None of the patients in this series showed any signs of sympathetic denervation or loss
of temperature sensation or motor loss. No adverse side effects of morphine have been
encountered. In this group of 25 patients, 68 epidural administrations of 5 mg morphine
were not associated with tachyphylaxis.

Step 2. This is a study on respiratory response to carbon dioxide stimulation after epidural
morphine administration. Twenty adults from the general surgery department were devided
into 2 groups. All patients received an epidural dose of morphine during postsurgical period by
the catheter having been introduced before surgery. In group I 5 mg of morphine in 10 ml
normal saline was given epidurally. Patients of group II received 15 mg dose of morphine.

As an evaluation of sensibility of respiratory center for carbon dioxide stimulation the
modified method of Lambertson and Wendel [4] was used. We used this same method in our
previous report on the antagonistic effect of naloxone. The method is based on the artificial
elevation and monitoring of end-tidal pCO_2 and it enables to follow a drug action on respiratory functions. In our series carbon dioxide with oxygen mixture were used for sponta-
neous respiration during breath-by-breath monitoring of end-tidal pCO_2 at level of 7 Vol%

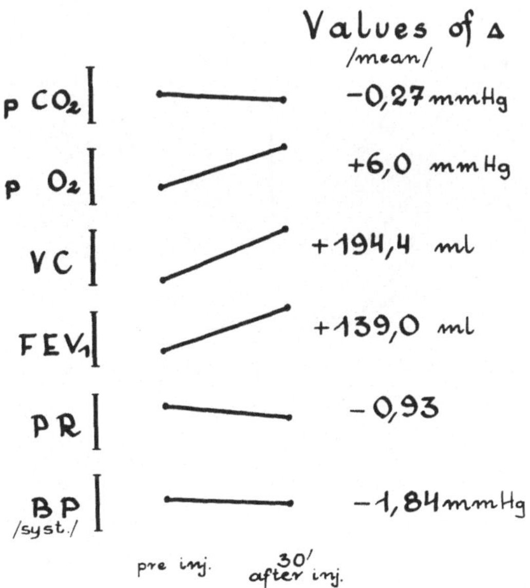

Fig. 1. Results of step 1

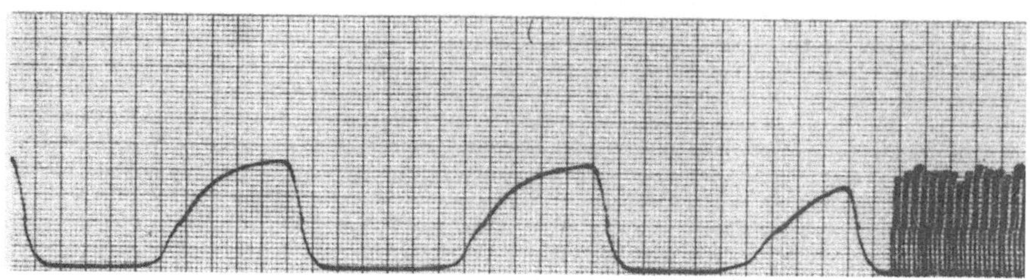

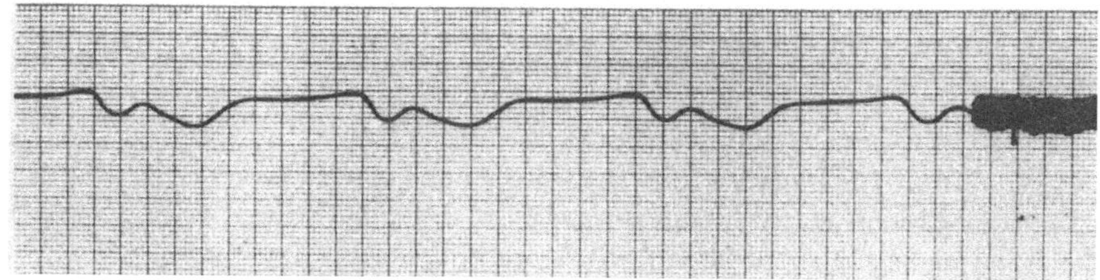

Fig. 2. An example of capnographic monitoring of artifitially elevated end-expiratory CO_2

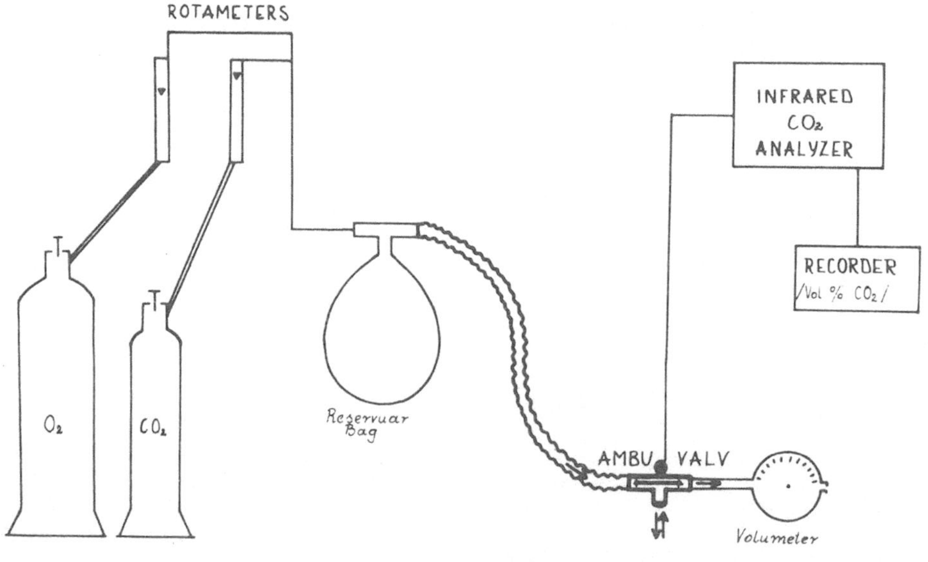

Fig. 3

CO_2 (Fig. 2). For this purpose we used a Gothard-capnograph. Minute respiratory volume (MRV) was measured with a Dräger-spirometer. These hyperventilation tests were perfomed at 15, 30 and 45 min after morphine administration in group I, in group II, additionally at 60 and 90 min. As a control level a hyperventilation test had been used before morphine

administration. All measurements were done on supine subjects, breathing spontaneously
by means of face mask or intubation tube. Fig. 3 illustrates our system for artificial control
of end-expiratory CO_2 Vol% level. Minute respiratory volume was measured about 10 min
following stabilisation of capnographic curve on the level of 7 Vol% CO_2.

Results

In group I (Fig. 4) the average increase of ventilation following CO_2 stimulation was 309%
against ventilation with room air. 15 min after 5 mg epidural morphine injection RMV was
340.4% higher. The CO_2-response was 31.4% higher than control ventilation registered before morphine administration. But 30 min after morphine the CO_2-response was lower than
62.0% and in 45 min it was still lower by 70.6% when compared with control level. The
results obtained seem to indicate twofold action of morphine injected epidurally.

First it is a direct action on the specific opiate receptors in the posterior horn cells
where the penetration is the quickest [3, 7]. A later effect is related to drug penetration into
cerebrospinal fluid, blood vessels and lymphatics of the epidural space. Time relationship
in our experiment are comparable with reports of other investigators on the absorbtion of
local anaesthetics from epidural space [3]. The anaesthetics reached peak plasma level about
30 min after injection. It was concluded that higher dose of epidural morphine will reveal its
general effect faster. This effect is likely to be expressed by a depression of hyperventilatory
reaction for CO_2-stimulation.

In patients of group II (Fig. 5), where 15 mg of morphine was administered epidurally
hyperventilation was lower by 42.6% already 15 min after injection (in relation to control

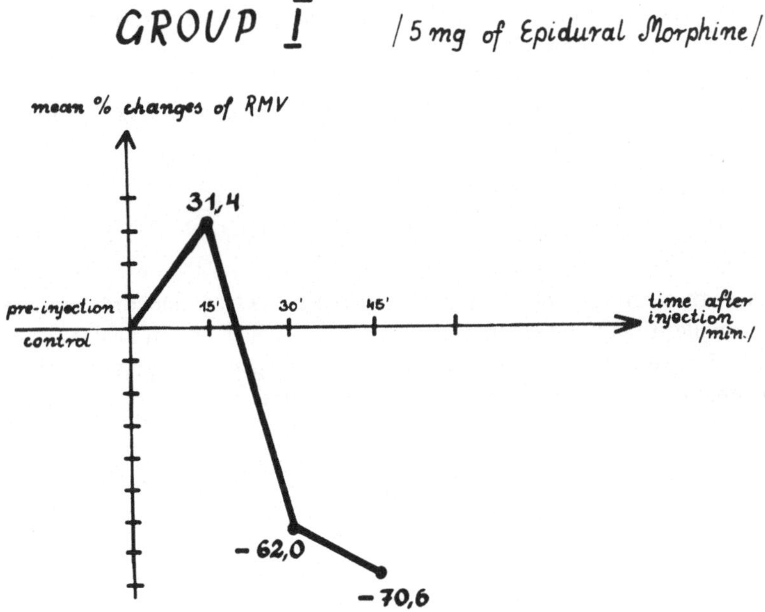

Fig. 4. Results of group I

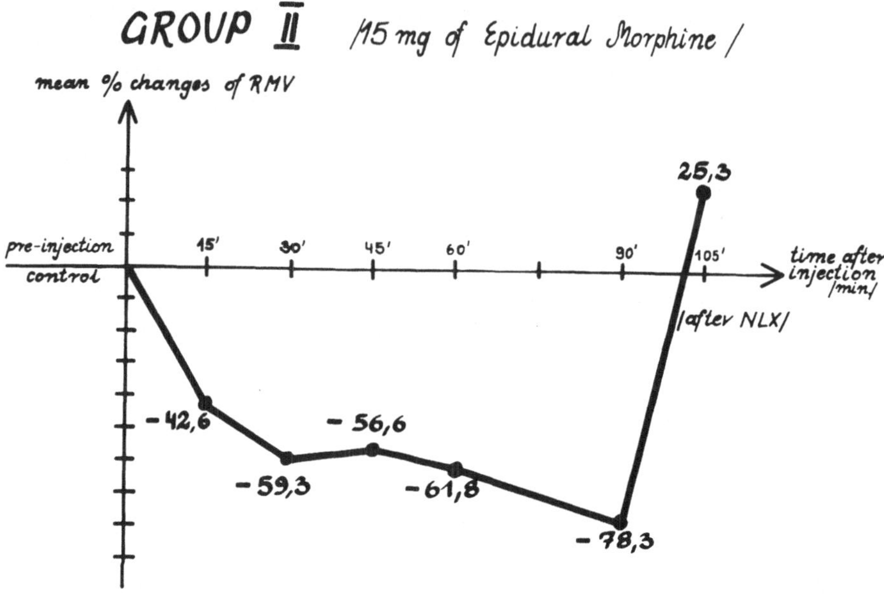

Fig. 5. Results in group II

levels). This decrease was observed to be deeper still during subsequent time intervals, and 90 min after morphine injection hyperventilation reached the level by 78.3% that of control. At 105 min of the test patients of group II received additionally 0.2 mg naloxone i.v. Normal respiratory function was restored within a few minutes and CO_2-stimulation increased hyperventilation by 25.3% in comparison with the controls. In three patients of this group general postmorphical reactions as euphoria and myosis were observed. After naloxone administration pupils dilated but pain returned again.

The fact that in step 1 of our test we did not observe any clinical signs of respiratory depression may be attributed to good analgetic effect of 5 mg morphine on respiratory mechanics.

Conclusion

1. There are reasons, that selective blockade of narcotics receptors in spinal cord could be obtained with doses smaller than 5 mg epidural morphine to produce potent analgesia.
2. Administration of 15 mg morphine epidurally produces quick general depressive action.
3. Patients receiving epidural morphine injections should stay under careful anaesthesiological control.

References

1. Behar M et al. (1979) Epidural morphine in treatment of pain. Lancet I:527
2. Boas RA (1980) Hazards of epidural morphine. Anesth Intens Care 8:377
3. Greene NM (1979) Blood levels of local anaesthetics during spinal and epidural anaesthesia. Anesth Analg 58:20

4. Lambertsen CJ, Wendel H (1960) An alveolar pCO_2 control system; its use to magnify respiratory depression by meperidine. J Appl Physiol 15:43
5. Magora F et al. (1980) Observation on extradural morphine analgesia in various pain conditions. Br J Anaesth 52:247
6. Snyder SH (1977) Opiate receptors and internal opiates. Sci Am 236:44
7. Shantha TR, Evans JA (1972) The relationship of epidural anesthesia to neural membranes and arachnoid villi. Anaesthesiology 37:201
8. Torda TA, Pybus DA (1981) Clinical experience with epidural morphine. Anesth Intens Care 9:129
9. Yaksh TL, Rudy TA (1977) Studies on the direct spinal action of narcotics in the production of analgesia in the rats. J Pharm Exp Ther 202:411

Lungenfunktion unter postoperativer periduraler Opiatanalgesie

N. Frings, B. von Bormann, H. Konder und H. Lennartz

Die postoperative Schmerzbekämpfung stellt eine therapeutische Notwendigkeit dar, wegen der negativen Auswirkungen des Schmerzes u.a. auf die Atmung [2–7]. In unserer Arbeit über peridurale Opiatanalgesie (PDO) wollten wir 2 Fragen untersuchen:
1. In welchem Ausmaß bessert sich die postoperative pulmonale Funktion unter PDO im Vergleich zu der unter Schmerzen?
2. Weist diese Form der Analgesie bezüglich der Atmung beim selben Patienten Vorteile gegenüber systemischer Opiatanalgesie auf.

Material und Methode

Wir haben 10 Patienten mit Abdominal- bzw. Thoraxeingriffen in die Studie aufgenommen. Die biometrischen Daten und durchgeführten Operationen sind in Tabelle 1 dargestellt. Bei allen Patienten wurde ein kombiniertes Narkoseverfahren durchgeführt, bestehend aus einer Katheter-Periduralanaesthesie (Bupivacain CO_2 0,5%) und flacher Neuroleptanalgesie. Zur postoperativen Schmerztherapie erhielt jeder Patient sowohl Fentanyl peridural als auch Piritramid i.m.

Folgende Lungenfunktionsprüfungen wurden vorgenommen (Tabelle 2): Spitzenfluß = Peak Flow (PF); Forcierte Vitalkapazität (FVC); Forciertes Ausatemvolumen nach 1 s [FEV 1(L)] mit dem Tiffeneau-Test; Forcierter Ausatemfluß im Volumenbereich von 200–1200 ccm der forcierten Vitalkapazität (FEF 200–1200) als Ausdruck der Strömungs-

Tabelle 1. Biometrische Daten und durchgeführte Operationen. 7 Frauen, 3 Männer, Durchschnittsalter 56 Jahre

Durchgeführte Eingriffe		
Gallen-OP	n =	3
Galle plus selekt. prox. Vagot./Splenektom.	n =	2
Dickdarm-OP	n =	2
Gastrektomie	n =	1
Aortenbifurkationsbypass	n =	1
Thorak. Sympathektomie	n =	1
	n =	10

Tabelle 2. Durchgeführte Lungenfunktionsprüfungen

Spirographische Meßwerte	
PF	= Peak Flow [l/s]
FVC	= Forcierte Vitalkapazität [1]
FEV 1(L)	= Forc. Exspir. Vol. nach 1 s [1/s]
FEF 200–1200	= Forc. Exspir. (Atem) Fluß im Volumenbereich von 200–1200 ccm der FVC [1/s] (weite Luftwege)
FEF 25–75%	= Forc. Exspir. Fluß im Vol. Bereich von 25–75% der FVC [1/s] (engere Luftwege)

Tabelle 3. Die Zeitpunkte der Untersuchungen (n = 10)

1. Am Nachmittag vor der Operation (n = 10)
2. Postoperativ nach Einsetzen von Schmerzen (n = 10)

n = 5	n = 5
3. Nach Analgesie mit Fentanyl über den Periduralkatheter	Nach Analgesie mit Piritramid i.m.
4. Nach Analgesie mit Piritramid i.m.	Nach Analgesie mit Fentanyl über den Peridural-katheter

geschwindigkeit in den weiteren Luftwegen und im Volumenbereich von 25–75% (FEF 25–75%) als Ausdruck der Strömungsgeschwindigkeit in den engeren Luftwegen. Vor jeder Lungenfunktionsprüfung wurden die arteriellen Blutgase untersucht.

Tabelle 3 gibt eine Übersicht über die Zeitpunkte der Untersuchungen: (1) Präoperativ am Nachmittag vor dem Eingriff. (2) Postoperativ nach Einsetzen von deutlichen Schmerzen. (3) Nach erster postoperativer Analgetikagabe. (4) Nach zweiter postoperativer Analgetikagabe, nachdem zuvor erneut deutliche Schmerzen aufgetreten waren.

Die Hälfte der Patienten erhielt zur ersten postoperativen Schmerzbekämpfung 0,15 mg Fentanyl verdünnt mit 10 ml physiologischer Kochsalzlösung peridural und zur zweiten Analgesie 15 mg Piritramid i.m.; die andere Hälfte wurde zuerst mit systemischer und dann mit periduraler Opiatgabe therapiert. Diese Handhabung erfolgte, um den Zeitfaktor als evtl. begünstigendes Moment für die eine oder andere Methode zu eliminieren, da der postoperative Schmerz laut Rose ca. 6 h nach Operationsende sein Maximum erreicht hat. Für die statistische Auswertung (Student-t-Test) wurden alle 10 Werte, die unter Analgesie mit Piritramid, bzw. PDO erhoben worden waren, zusammengefaßt.

Ergebnisse

Bei normalwertigen präoperativen Blutgasen ließen die präoperativen Lungenfunktionswerte im Vergleich zu den Sollwerten eine geringgradig obstruktive Ventilationsstörung erkennen (Abb. 1 und 2).

Unter Schmerzen waren sämtliche spirographischen Parameter mit Ausnahme von FEF 25–75% statistisch signifikant verringert im Vergleich zu den präoperativen Werten (Abb. 1).

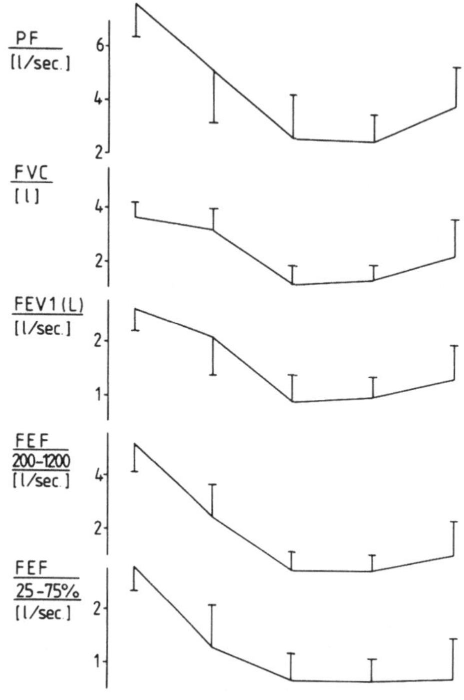

Abb. 1. Erhobene Lungenfunktionswerte (Erklärung s. Text; $\bar{x} \pm$ SD)

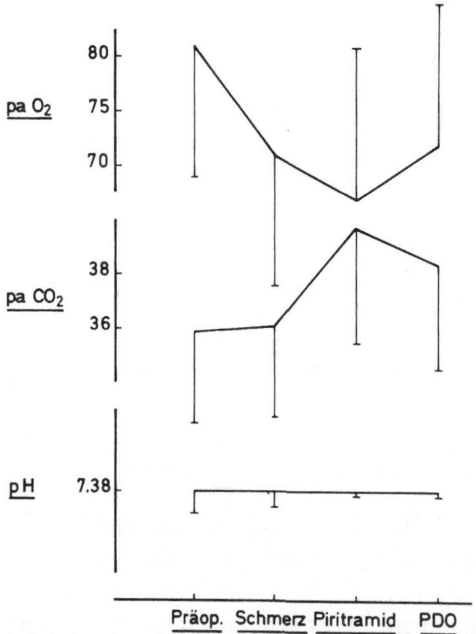

Abb. 2. Erhobene arterielle Blutgase (Erklärung s. Text; $\bar{x} \pm$ SD)

Bei den Blutgasen zeigte allein der Sauerstoffpartialdruck einen um 12,5%, jedoch nicht signifikant niedrigeren Wert als präoperativ (Abb. 2). Nach systemischer Gabe von Piritramid wies die unter Schmerzen reduzierte Lungenfunktion keine Steigerung auf. Bis auf FEF 25— 75% und den pH-Wert ergaben sich signifikant schlechtere Werte als präoperativ (Abb. 1 und 2).

Unter periduraler Opiatanalgesie hingegen entsprachen die Parameter Peak-Flow, forcierte Vitalkapazität, Sauerstoff- und Kohlensäurepartialdruck wieder weitgehend dem präoperativen Niveau. Ein signifikanter Unterschied war nicht mehr nachweisbar (Abb. 1 und 2).

Die Abbildungen 3 und 4, auf denen die durchschnittlichen prozentualen Veränderungen der spirographischen Parameter PF, FVC und FEV 1(L) sowie der arteriellen Blutgase dargestellt sind, verdeutlichen eindrucksvoll den die Lungenfunktion verbessernden Einfluß der PDO.

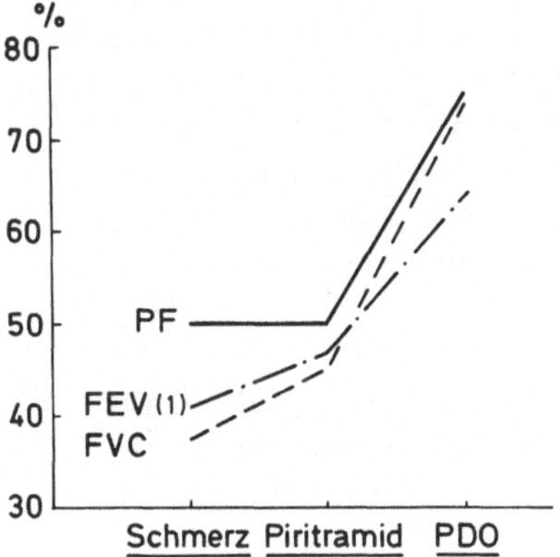

Abb. 3. Prozentuale Veränderungen der spirographischen Parameter PF, FVC und FEV 1(L)

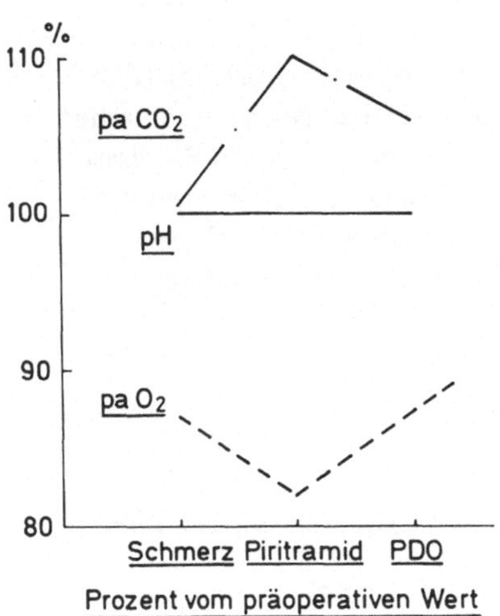

Abb. 4. Prozentuale Veränderungen der arteriellen Blutgase

Diskussion

Die zu Beginn gestellten Fragen können somit positiv beantwortet werden:
1. Durch peridurale Opiatanalgesie wird der die Atemfunktion signifikant hemmende Einfluß des Schmerzes aufgehoben. Bei Schmerzen im Abdominal- und Thoraxbereich wird die Atmung frequenter und oberflächlicher. Zur gesteigerten Totraumventilation kommt eine Störung des Ventilations-Perfusionsverhältnisses hinzu. Die Vitalkapazität kann bis um 75% vermindert sein mit entsprechender Einschränkung des tiefen Atemzuges (deep sigh) sowie des Hustenstoßes und damit der Expektoration des postnarkotisch vermehrten Bronchialsekretes. Diese Faktoren bilden zusammen mit der durch Schmerz, Meteorismus oder Ileus reduzierten Zwerchfellbeweglichkeit eine fatale Grundlage zur Entwicklung von Bronchopneumonien [2–7]. Die peridurale Opiatanalgesie bietet eine Möglichkeit, diese nachteiligen Folgen des Schmerzes auf die pulmonale Funktion zu vermeiden.
2. Die positive Auswirkung der PDO auf die Lungenfunktion übersteigt jene, welche durch systemische Opiatanalgesie erzielt wird. Unter Piritramid i.m. lagen sämtliche spirographischen Werte signifikant niedriger als präoperativ, verbunden mit einer signifikanten, in der Blutgasanalyse erkennbaren Atemdepression mit Anstieg von $paCO_2$ und Abfall von paO_2. Die wirksamere Form der Analgesie mittels periduraler Opiatapplikation führte demgegenüber dazu, daß bei wesentlichen Parametern der präoperative Ausgangswert wieder erreicht wurde. Vor allem die beiden Lungenfunktionswerte Peak Flow und Forcierte Vitalkapazität, welche einen Ausdruck für die Stärke der aufgewandten Muskelkraft bzw. des Hustenstoßes darstellen [1], sind hier zu nennen.

Zusammenfassend möchten wir feststellen, daß die Methode der periduralen Opiatanalgesie bei Fehlen bedeutsamer Nebenwirkungen eine schnell einsetzende, effektive Schmerzdämpfung gewährleistet mit positiver Auswirkung auf die Atemfunktion.

Zusammenfassung

In einer prospektiven Studie wurden bei 10 Patienten mit Abdominal- und Thoraxeingriffen die spirographische Lungenfunktion (PF, FVC, FEV 1(L), FEF 200–1200, FEF 25–75%) sowie die arteriellen Blutgase überprüft. Die bei den Patienten unter Schmerzen, systemischer Analgesie mit Piritramid sowie Analgesie durch peridurale Opiatgabe (PDO) erhobenen Werte sind mit präoperativen Befunden verglichen worden. Nach systemischer Gabe von Piritramid ließe alle Lungenfunktionsparameter sowie die arteriellen Blutgsase außer FEF 25–75% und außer dem pH-Wert statistisch signifikante Abweichungen vom präoperativen Wert erkennen. Unter PDO konnte bei den Parametern PF, FVC, paO_2 und $paCO_2$ das präoperative Niveau weitgehend wieder erreicht werden bei fehlendem Nachweis eines signifikanten Unterschiedes.

Literatur

1. Cherniack RM (1979) Lungenfunktionsprüfungen. FK Schattauer-Verlag, Stuttgart New York, S 114–117
2. Collo J, Collo D (1979) Untersuchungen zur postoperativen Analgesie und Atemfunktion nach Nefopamgabe. In: Gerbershaben HU, Cronheim G (Hrsg) Nefopam. Fischer-Verlag, Stuttgart New York

3. Hollmen A, Saukkonen J (1969) Zur postoperativen Schmerzausschaltung nach Oberbauchoperationen. Narkotica, Intercostalblockade und Epiduralanaesthesie und deren Einfluß auf die Atmung. Anaesthesist 18:29
4. Modig J (1978) Lumbar epidural nerve blockade versus parenteral analgesics. Acta anaesth scand [Suppl] 70:30
5. Rose EA, King TC (1978) Understanding postoperative fatigue. Surg Gynec Obstetr 147:97
6. Spence AA, Smith G (1971) Postoperative analgesia and lung function: A comparison of morphine with extradural block. Brit J Anaesth 43:144
7. Wolff G (1975) Postoperative respiratorische Insuffizienz. Helv Chir Acta 42:613

Hämodynamik und Lungenfunktion von Thorax-verletzten bei kontrollierter Beatmung und Spontanatmung unter thorakaler Epiduralanalgesie mit Lokalanaesthetika und Morphin

W. Vogelsberger, U. Börner, H. Müller, P. Eglins, M. Tabbert und G. Hempelmann

Einleitung

Bei Patienten mit Thoraxverletzungen stellt die Schmerztherapie ein zentrales Problem dar. Die allgemeine Einschränkung der Ventilation führt zu einer Verschlechterung des Gasaustausches, die regionale Minderbelüftung zu Pneumonien.

1975 empfahl Dittmann die thorakale Periduralanaesthesie zur lokalen Schmerzausschaltung beim isolierten Thoraxtrauma [5]. Damit kann in vielen Fällen, sofern keine von der Brustwandverletzung unabhängige Indikation zur Beatmung besteht (Lungenkontusion, Aspiration, Polytrauma, Schock, Bewußtlosigkeit), die maschinelle Ventilation zur „inneren Thoraxstabilisierung" umgangen werden. Physikotherapeutische Maßnahmen sind bei aktiver Mitarbeit des Patienten erleichtert [4–8].

Die thorakale peridurale Applikation kleiner Opiatdosen stellt eine Alternative zur periduralen Lokalanaesthetikagabe dar [1, 3, 10, 11, 14, 15]. Als Vorteile gegenüber der konventionellen Periduralanaesthesie werden die fehlende motorische Beeinträchtigung und die nur geringen Kreislaufeffekte durch peridurale Opiate genannt. Die bei periduraler Lokalanaesthetikagabe bestehenden Risiken von toxischen Reaktionen sowie die Möglichkeit der Tachyphylaxieentwicklung bei einer erforderlichen längerfristigen Anwendung werden umgangen. Allerdings bedingt die kurze Diffusionsstrecke vom thorakalen Liquor zum Hirnstamm insbesondere bei hohen periduralen Opiatdosen die Gefahr einer zentralen Atemdepression.

Es muß betont werden, daß durch peridurale Opiate bei Rippenserienfrakturen keine der periduralen Lokalanaesthetikagabe entsprechende komplette Analgesie erzeugt wird [14]. Andererseits kann der Bedarf an periduralen Lokalanaesthetika durch die zusätzliche Applikation kleiner periduraler Opiatdosen bei kompletter Analgesie erheblich reduziert werden. Bei kontrolliert beatmeten polytraumatisierten Patienten können einzelne peridurale Morphinapplikationen zu einer deutlichen Senkung des Bedarfs an auch zur Toleranz der mechanischen Ventilation erforderlichen systemischen Analgetika und Hypnotika führen [14].

Im Folgenden möchten wir uns auf die hämodynamischen und respiratorischen Veränderungen bei der thorakalen periduralen Gabe von Lokalanaesthetika und Opiaten beschränken.

Methode

Bei polytraumatisierten Patienten mit Rippenserienfraktur wurden unter kontrollierter Beatmung hämodynamische Untersuchungen mit invasiven Methoden (Kanülierung der

Arteria radialis, Swan-Ganz-Thermodilutionskatheter, zentralvenöser Katheter) vor und nach der periduralen Gabe von entweder 7 ml Bupivacain 0,25% (n = 5) oder 5 mg Morphin-HCl, gelöst in 7 ml 0,9%iger NaCl-Lösung (n = 5) über einen bei Th 8/9 eingelegten Periduralkatheter durchgeführt. Vor Beginn der Untersuchung waren alle Patienten kreislaufstabil und bedurften keiner Katecholamintherapie.

Weiterhin wurden bei 8 spontanatmenden Patienten mit Schmerzen infolge von Rippenserienfrakturen die Atmungsverhältnisse nach der periduralen Gabe von 5 mg Morphin-HCl auf 10 ml physiologische Kochsalzlösung über einen thorakal eingelegten Periduralkatheter untersucht. Diese Patienten waren entweder primär nicht beatmet worden, da keine der obengenannten Indikationen gegeben waren oder sie waren nach einer Phase der kontrollierten Ventilation wieder von der Beatmung entwöhnt worden. Arterielle Blutgase, Atemamplitude und Atemfrequenz (Atemimpedanzmessung) wurden vor und nach der periduralen Opiatgabe erfaßt.

Ergebnisse

Die hämodynamischen Untersuchungen bei beatmeten Patienten mit Rippenserienfrakturen ergaben 15 min nach der Applikation von Lokalanaesthetikum oder Opiat über einen thorakalen Periduralkatheter einen mäßigen Abfall der Drücke im kleinen und großen Kreislauf,

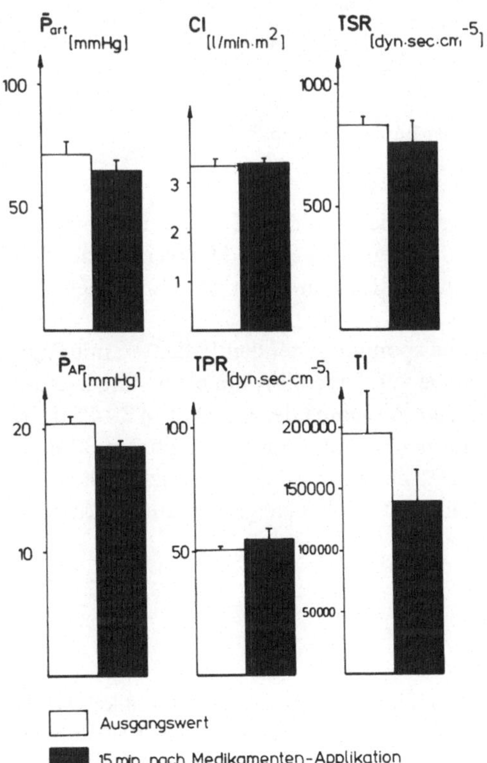

Abb. 1. Hämodynamische Veränderungen nach epiduraler Morphin-Applikation

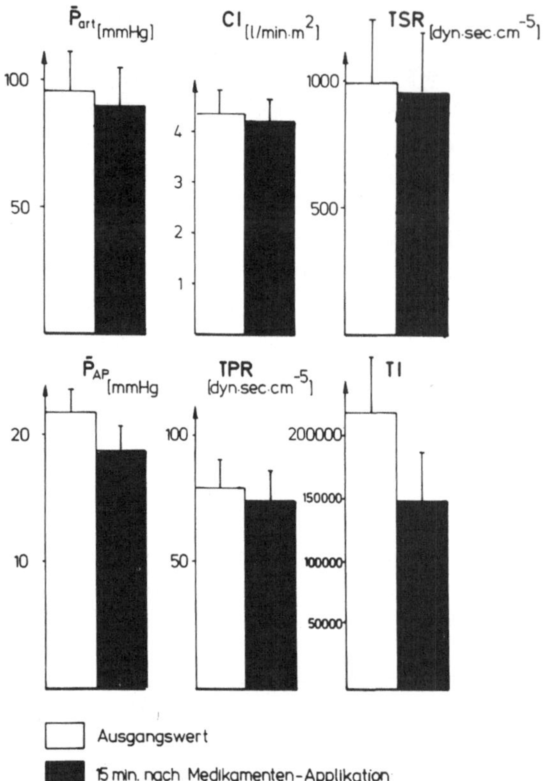

Abb. 2. Hämodynamische Veränderungen nach epiduraler Bupivacain-Applikation

der z.T. auf einer Erniedrigung des peripheren Gefäßwiderstands, z.T. auf einer Abnahme des Herzindex beruht (s. Abb. 1 und 2). In beiden Gruppen ergaben die Meßwerte nach 30 bzw. 60 min keine signifikanten Veränderungen gegenüber diesen initialen Abnahmen der Kreislaufparameter.

Die Untersuchungen der Atemverhältnisse bei spontan atmenden Patienten mit Rippenserienfraktur nach der thorakalen periduralen Gabe von 5 mg Morphin ergab eine leichte Erhöhung des arteriellen pO_2 um 6 mmHg und eine Abnahme des $paCO_2$ um 3–4 mmHg. Diese Veränderungen hielten über den Meßzeitraum (120 min) an. Innerhalb von 30 min nahm gleichzeitig die Atemamplitude um etwa 25% zu, während die durchschnittliche Atemfrequenz von 26 Atemzüge/min vor Injektion auf 20 Atemzüge/min abfiel. Auch diese Veränderungen überdauerten den Meßzeitraum.

Diskussion

Sowohl die peridurale Lokalanaesthetikagabe als auch die peridurale Opiatapplikation sind zur Schmerzbekämpfung bei Verletzungen des knöchernen Thorax geeignet. Bedrohliche hämodynamische Situationen durch eine lokalanaesthetische Blockade des thorakalen Sympathikus wurden bei der von uns gewählten Dosierung bei keinem Patienten beobachtet. Sowohl die thorakale peridurale Bupivacain- als auch Opiatgabe hat eine mäßige Abnahme von p_{art}, P_{AP}, CI, TSR, TPR und TI zur Folge, die sich nicht nur aus einer Kreislaufwirkung der applizierten Pharmaka, sondern auch aus der gleichzeitigen Schmerzreduktion ergibt. Untersuchungen von Hempelmann u. Mitarb. an polytraumatisierten Patienten haben gezeigt, daß Erhöhungen des rechtsatrialen Drucks, des Pulmonalarteriendrucks sowie des Lungenstrombahnwiderstands als entscheidende prognostische Kriterien für die mögliche Entwicklung einer posttraumatischen Schocklunge anzusehen sind [9]. Nach Shoemaker kommt der reflektorisch bedingten Zunahme des pulmonalen Gefäßwiderstands in diesem Zusammenhang eine wichtige pathogenetische Rolle zu [13]. Demnach kann von den bei Schmerzausschaltung durch thorakale peridurale Lokalanaesthetika- oder Opiatgabe beobachteten hämodynamischen Veränderungen im großen und kleinen Kreislauf ein zur Vermeidung der posttraumatischen Schocklunge günstiger Einfluß erwartet werden. Dazu kommt die von anderen Indikationen der Periduralanaesthesie her bekannte Streßreduktion durch Sympathikusblockade [2]. Der Stellenwert der periduralen Opiat- und/oder Lokalanaesthetikagabe bei der Schocklungenprophylaxe kann jedoch erst durch Vergleichsstudien an einer großen Zahl von Patienten sicher ermittelt werden.

Die beobachteten respiratorischen Veränderungen bei Spontanatmung zeigen auf, daß die Schmerzreduktion durch peridurales Opiat bei Rippenserienfrakturen zu einer ökonomischeren Atmung geführt hat. Entsprechende Ergebnisse liegen für die thorakale peridurale Lokalanaesthetikagabe bei spontan atmenden Patienten mit Thoraxverletzungen vor [4–7]. Es sei noch einmal unterstrichen, daß ein wesentlicher Bestandteil des therapeutischen Vorgehens beim Thoraxtrauma die suffiziente Schmerzausschaltung ist.

Die Kombination von periduralem Lokalanaesthetikum und Opiat bei diesen Patienten erlaubt eine Dosisreduktion und kann somit die Nebenwirkungen der einen oder anderen Methode der periduralen Schmerzbekämpfung reduzieren. In jedem Fall stellt die sich an der jeweiligen hämodynamischen und respiratorischen Situation orientierende Kombination beider peridural anwendbaren Stoffgruppen eine gute Alternative zur herkömmlichen Schmerztherapie sowohl beim beatmeten als auch beim spontan atmenden Patienten mit Thoraxverletzung dar.

Literatur

1. Behar M, Olshwang D, Magora F, Davidson JT (1979) Epidural morphine in treatment of pain. Lancet I:10
2. Borman B von, Weidler B, Dennhardt R, Frings R, Lennartz H, Hempelmann G (1982) Plasma-ADH-Spiegel als perioperativer Streßparameter. 2. Mitteilung. Anaesth Intens Notfallmed (im Druck)
3. Chayen MS, Rudick V, Borvine A (1980) Pain control with epidural injection of morphine. Anesthesiology 53:338
4. Coulombe G, Garrigoux J-P, Hubscher C, Oksenhendler G, Winckler C (1980) L'analgésie péridurale dans le traitement les traumatismes du thorax. Anesth Anal Réan 37:81
5. Dittmann M, Ferstl A, Wolff G (1975) Epidural analgesia for the treatment of multiple rib fractures. Europ J Intensive Care Medicine 1:71
6. Dittmann M, Pochon JP, Claudi B, Wolff G (1975) Epiduralanaesthesie bei Behandlung von Rippenserienfrakturen. Helv chir Acta 42:635
7. Dittmann M, Keller R, Wolff G (1978) A rationale for epidural analgesia in the treatment of multiple rib fractures. Intens Care Med 4:193
8. Gamain J, Ossart M, Perron J-M, Boulard M (1980) L'analgésie péridurale thoracique prolongée dans les traumatismes thoraciques. Anesth Anal Réan 37:75

9. Hempelmann G, Trentz OA, Trentz O, Oestern H-J, Piepenbrock S, Sturm J (1977) Monitoring cardiopulmonaler Parameter nach schwerem Polytrauma. Prakt Anaesth 12:445
10. Johnston JR, McCaughey W (1980) Epidural morphine – A method of management of multiple fractured ribs. Anaesthesia 35:155
11. Magora F, Olshwang D, Eimerl D, Shorr J, Katzenelson R, Cotev S, Davidson JT (1980) Observations on extradural morphine analgesia in various pain conditions. Br J Anaesth 52:247
12. Scott J, Huskisson EC (1976) Graphic representation of pain. Pain 2:175
13. Shoemaker WC (1973) Pathophysiologic basis of therapy for shock and trauma syndroms. Seminars in Drug Treatment 3:211
14. Vogelsberger W, Müller H, Börner U, Hempelmann G (1981) Peridurale Opiatanalgesie beim Thoraxtrauma. In: Hempelmann G, Müller H (Hrsg) Peridurale Opiatanalgesie. Bibliomed, Melsungen
15. Zenz M, Piepenbrock S, Otten B, Otten G, Neuhaus R (1981) Peridurale Morphin-Analgesie. I. Postoperative Phase. Anaesthesist 30:77

Erfahrungen mit der periduralen Opiatanalgesie in Selbstversuchen

W. Rieder, H. Müller, N. Klug, D. Kling, V. Lüben, M. Stoyanov und G. Hempelmann

Einleitung und Fragestellung

Die rückenmarksnahe Verabreichung von Opiatagonisten bewirkt eine direkte Beeinflussung des schmerzverarbeitenden Systems auf spinaler Ebene. Ziel der vorliegenden Studie war es, anhand ausgewählter Untersuchungen in Selbstversuchen zu klären, ob neben nociceptiven Funktionen auch andere Funktionsbereiche beeinträchtigt werden.

Methodik

Das Untersuchungskollektiv bestand aus fünf Kollegen der Abteilung für Anaesthesiologie und operative Intensivmedizin der Justus-Liebig-Universität, Gießen, im Alter von 26 bis 32 Jahren, mit einer durchschnittlichen Körpergröße von 1,75 m und einem Körpergewicht von 62 bis 72 kg. Nach Anlegen eines Periduralkatheters bei L 3/4 und eines peripheren venösen Zugangs wurden in zeitlicher Abhängigkeit zur Gabe von 7 mg Morphinhydrochlorid, verdünnt auf 10 ml isotonischer Kochsalzlösung, folgende Untersuchungen durchgeführt:
1. Blutdruck und Herzfrequenz im Liegen wurden vor und 10, 20 und 30 min und 1, 2 und 3 h nach Morphingabe gemessen.
2. Vor und 3 h nach Morphingabe wurde der Schellong-Test als Orthostase-Belastungstest durchgeführt.
3. Die Atemfunktion wurde vor und 30 min, 1, 2 und 3 h nach Morphingabe bestimmt (Calculair-Lungenfunktionsanalysator).
4. Die Ausbreitung des peridural applizierten Injektionsvolumens wurde durch Zugabe von wasserlöslichem Kontrastmittel röntgenologisch dargestellt.
5. Temperatur-, Schmerz- und Berührungsempfindung wurden mit Eis, „pin scratch" und leichter Berührung getestet zu den gleichen Meßzeitpunkten wie Blutdruck und Herzfrequenz.
6. Vor und 90 min nach Morphingabe wurden somatosensorisch evozierte Potentiale gemessen. Die Stimulation erfolgte mit Impulsen unterhalb der subjektiven Schmerzschwelle über dem Nervus fibularis und als Kontrolle über dem Nervus medianus.
7. Änderungen der subjektiven Schmerzschwelle wurden durch definierten Manschettendruck auf die Unterschenkelmuskulatur im „Tibial Pressure Test" erfaßt (Meßzeitpunkte wie bei Blutdruck und Herzfrequenz).
8. Vor und 2 h nach Morphingabe wurde ein Reflexstatus erhoben.

9. Das Kurzzeitgedächtnis wurde anhand von 10 Begriffen geprüft, die den Probanden 60 s
lang vor Morphingabe gezeigt und drei Stunden nach Morphingabe abgefragt wurden.
10. Die Antagonisierbarkeit der Morphineffekte wurde nach Abschluß der Untersuchungen
mit Naloxon 0,2 mg, teils systemisch, teils peridural geprüft.

Ergebnisse

Während Blutdruck und Herzfrequenz im Liegen ausgesprochen stabil blieben, traten bei
Stehbelastung orthostatische Dysregulationen auf. Bei einem Probanden kam es zum Kollaps
mit Blutdruckabfall auf 70 mmHg systolisch und Bradykardie.

Als mögliche Ursachen können in Betracht gezogen werden:
Zentral auszulösende Gegenregulation wird beeinträchtigt durch eine opiatbedingte Blockie-
rung des afferenten sympathischen Input [1].
Periphere Vasodilatation durch Histaminfreisetzung [2].
Depression des Vasomotorenzentrums über einen zentralen Morphineffekt [3].

Veränderungen der Atemfunktion traten bei der forcierten Vitalkapazität und der maximalen Flußrate auf. Innerhalb der ersten 30 min nach Morphingabe zeigte sich eine Reduktion um 20% des Ausgangswertes. Vitalkapazität und forciertes Exspirationsvolumen in der
ersten Sekunde blieben dagegen weitgehend unverändert. Dieser Befund könnte möglicherweise Ausdruck einer leichten obstruktiven Reaktion auf morphininduzierte Histaminfreisetzung sein.

Die röntgenologische Darstellung des peridural applizierten Injektats zeigte eine Ausbreitung bis maximal Th 11. Veränderungen von Berührungs- und Temperaturwahrneh-
mung konnten nicht festgestellt werden. Lediglich bei zwei Probanden trat eine leichte
Hypalgesie der Haut beim „pin scratch" auf, die jedoch nicht segmental zu begrenzen war.

Die Auswertung des somatosensorisch evozierten Potentials bezog sich auf die „Peak
Latenz" der ersten positiven Antwort nach Stimulation. Die „Peak Latenz" bei Stimulation
des N. medianus lag vor Gabe von Morphin im Mittel bei 20,6 ms, nach Morphin im Mittel
bei 20,8 ms. Die Latenzen für den N. fibularis lagen vor Morphin im Mittel bei 34,7 ms und
nach Morphin im Mittel bei 34,4 ms. Im Gegensatz zu den Veränderungen nach Lokalanaesthetika [4] scheint es bei den frühen Antworten des somatosensorisch evozierten
Potentials nach periduraler Morphingabe weder zu einer Latenzverschiebung noch zu einer
Amplitudenänderung zu kommen.

Im „Tibial Pressure Test" ließ sich eine bis zu 20 h anhaltende Erhöhung der Schmerzschwelle von 220 auf 260 mmHg nach 10 bis 30 min und nach 2 h auf 280 mmHg objekti-
vieren. Reflexstatus und Kurzzeitgedächtnis blieben durch peridurale Opiatgabe im Vergleich zu Kontrollpersonen unbeeinflußt.

Während der Untersuchung kam es zu verschiedenartigen Nebenwirkungen, die auf-
grund ihres Charakters und zeitlichen Verlaufs spinalen und zentralen Morphinwirkungen
zugeordnet werden können. Bei allen Probanden trat Harnverhalt bzw. extrem erschwerte
Miktion auf und dauerte bis zu 24 h an. Drei Mechanismen sind als Ursachen für diese
Nebenwirkung theoretisch denkbar:
Hemmung des afferenten Schenkels des zum Miktionsreflex gehörenden Reflexbogens.
Blockierung von hemmenden kortikalen Impulsen auf den sakralen Reflexbogen.
Hemmende Beeinflussung eines sensorischen Miktionszentrums auf spinaler Ebene, dessen
Existenz noch umstritten ist [5].

Zeitlich parallel zu Analgesie und Harnverhalt trat ab der ersten Stunde nach Morphingabe ein hauptsächlich den Stamm betreffender Pruritus auf. Es erscheint möglich, daß ein spinaler Mechanismus bei der Pruritusentstehung nach peridural verabreichtem Morphin eine Rolle spielt, zumal beobachtet wurde, daß bei Zugabe von Lokalanaesthetika Juckreiz seltener auftrat. Unangenehme Dauererektionen im Sinne eines Priapismus traten bei 3 Probanden auf. Als Ursache wäre ebenfalls eine hemmende Wirkung von Morphin auf das Reflexgeschehen durch Modulation der viscerosensiblen Afferenzen denkbar.

Bei allen Probanden zeigten sich als systemische Morphineffekte nach 1 bis 2 h zunehmende Benommenheit und Übelkeit, teilweise verbunden mit Erbrechen für die Dauer von 5–6 h. Durch systemische Gabe von 0,2 mg Naloxon wurde u.a. die Orthostase gut beeinflußt. Nach periduraler Gabe stand die Aufhebung von Harnverhalt und Pruritus im Vordergrund. Wegen der kurzen Wirkungsdauer des Opiatantagonisten traten diese spinalen Morphineffekte nach 1–2 h jedoch wieder auf.

Schlußfolgerung

Durch peridurale Opiatgabe werden somatische afferente Fasersysteme höchstwahrscheinlich nicht beeinflußt, mit Ausnahme der schmerzleitenden somatischen Afferenz; viscerosensible afferente Fasern werden jedoch höchstwahrscheinlich über ihre schmerzleitenden Anteile hinaus in ihrer Funktion beeinträchtigt.

Literatur

1. Cousins MJ, Glynns CJ, Wilson PR, Mather LE, Graham JR (1979) Aspects of epidural morphine. Lancet 2:584
2. Gershon S, Shaw FH (1958) Morphine and histamin release. J Pharm Pharmacol 10:22
3. Cairnie AB, Kosterlitz HW, Taylor DW (1961) Effect of morphine on sympathetically innervated effectors. Brit J Pharmac Chemotherap 17:539
4. Cusick JF, Myklebust JB, Abram SE (1980) Differential neural effects of epidural anaesthetics. Anaesthesiology 53:299
5. Wolters A, Schulte K, Sökeland J (1980) Medikamentöse Behandlung von funktionellen Blasenentleerungsstörungen. Deutsches Ärzteblatt 34:2019

Postoperative Komplikationen bei zwei Analgesiemethoden. Zweijahresstudie

M. Zenz, S. Piepenbrock, H. Brämswig, M. Hüsch und G. Otten

Der postoperative Schmerz behindert Husten und tiefes Atmen, reduziert dadurch die Vitalkapazität und funktionelle Residualkapazität. Schonatmung als Antwort auf den Schmerz kann daher zu Atelektasen und Pneumonien führen. Da pulmonale Komplikationen den häufigsten Grund für die postoperative Morbidität und Mortalität darstellen, ist die Suche nach einer geeigneten Analgesiemethode für die postoperative Phase ein wichtiges Problem. Es soll daher an einem größeren Kollektiv geprüft werden, ob die peridurale Opiatanalgesie gegenüber der konventionellen Analgesie eine Verbesserung darstellt. Besonders soll dabei die postoperative Mortalität und Pneumonierate untersucht werden.

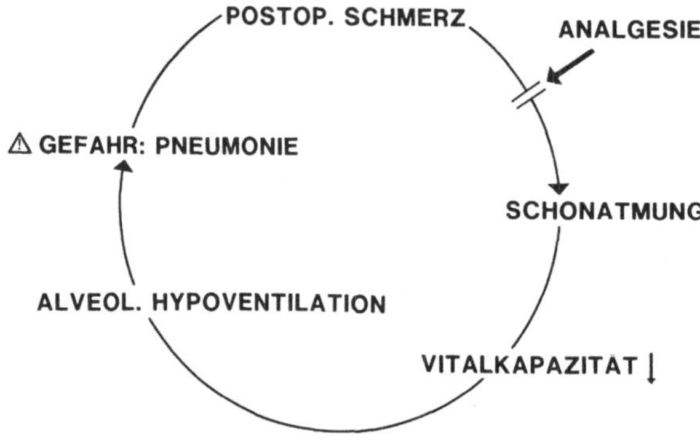

Abb. 1. Problemstellung

Ergebnisse

1. Die peridurale Opiatanalgesie führt nicht zu dem gehäuften Auftreten von Ileuszuständen
2. Die peridurale Opiatanalgesie führt nicht zu dem gehäuften Auftreten von Miktionsstörungen
3. Unter periduraler Opiatanalgesie wurde keine Atemdepression beobachtet
4. Unter periduraler Opiatanalgesie traten deutlich weniger postoperative Pneumonien auf als unter systemischer Opiat-Gabe
5. Unter periduraler Opiatanalgesie traten deutlich weniger postoperative Todesfälle auf.

	PATIENTEN	
	GRUPPE 1 n	GRUPPE 2 n
Risikogruppe 1	9	10
Risikogruppe 2	28	54
Risikogruppe 3	118	111
Risikogruppe 4	61	71
Risikogruppe 5	7	3
n gesamt	221	249
Alter (Jahre)	58±14	56±15
♂	90	129
♀	131	120

Abb. 2

	OPERATIONEN	
	Elektive Operationen, >2 Stunden Dauer	
	Gruppe 1 POA	Gruppe 2 konvent. Analgesie
Gallen OP	38	72
Magen OP	67	102
Darm OP	84	63
Pankreas OP	8	2
Sonstige	24	10
gesamt	221	249

Abb. 3

Präoperativ:	Periduralkatheter	
Postoperativ: (Wachstation)	**Morphin HCL** 2– 5 mg NaCl 0,9% 10–15 ml oder **Temgesic 0,3** 0,15–0,3 mg NaCl 0,9% 10–15 ml bei Schmerzäusserung der Patienten	
	<u>Gruppe 2</u> Pethidin, Morphin, Piritramid oder Pentazocin im. oder iv. bei Schmerzäusserung der Patienten	

<u>geprüfte Parameter:</u>

Postoperative Komplikationen

Pneumonien (klinischer <u>und</u> röntgenologischer Nachweis)

Abb. 4. Vorgehen, Gruppe 1

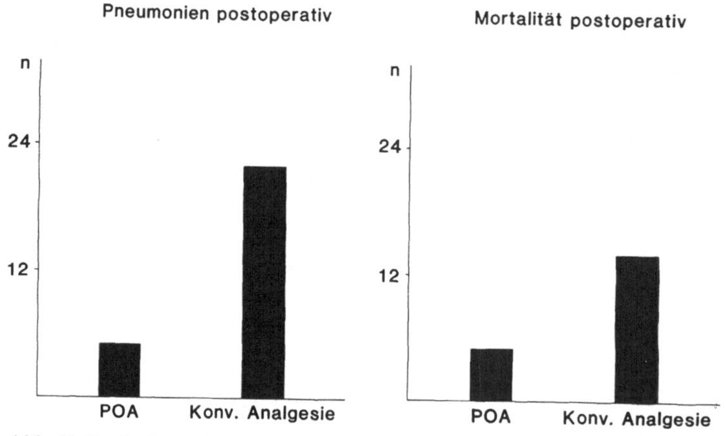

Abb. 5. Ergebnisse

	POA Gruppe 1		konv. Analgesie Gruppe 2	
	n	%	n	%
Ileus/Subileus	4	1,8	10	4,0
Relap.	2	0,9	11	4,4
Sept. Temp.	4	1,8	6	2,4
Miktionsstörungen	4	1,8	6	2,4
Atemdepression	0	0	0	0

(cave! Atemdepression nach POA beschrieben)

Abb. 6. Komplikationen postoperativ

Schlußfolgerung

1. Die peridurale Opiatanalgesie ist nach ausgedehnten Bauchoperationen der systemischen Opiat-Gabe überlegen, weil die postoperative Pneumonierate und die Mortalitätsrate bei dieser Methode deutlich niedriger sind.
2. Wir empfehlen die peridurale Opiatanalgesie als effektive und nebenwirkungsarme Methode zur postoperativen Analgesie nach großen Bauchoperationen.
3. Der circulus vitiosus von Schmerz — Schonatmung — Pneumonie kann durch eine wirksame Analgesiemethode durchbrochen werden.

(Posterpräsentation)

Freie Vorträge
Schmerztherapie

Postoperative Schmerzbehandlung nach Schmerzeinschätzung

L. Grabow, P. Wesierski, H. Stannigel und P. Roebruck

Die Bewertung der Schmerzeinschätzung von Patienten nach einer Operation legt eine Reihe
von einflußnehmenden Faktoren frei, die sich unter den Rubriken Persönlichkeit einerseits
und Operation andererseits zusammenfassen lassen. Es wurden 175 Patienten unausgewählt
aus dem laufenden Operationsprogramm untersucht, die sich einer Thorax-, Bauch- oder
Rückenoperation zu unterziehen hatten. Als Schmerzmittel wurden die Opiatsubstitute
Dolantin, Fortral, Dipidolor und epidurales Morphin eingesetzt. Die Auswertung erfolgte
mit Hilfe eines McGill/Melzack-Fragebogens, der auf den postoperativen Zustand der Patienten angepaßt wurde (Abb. 1).

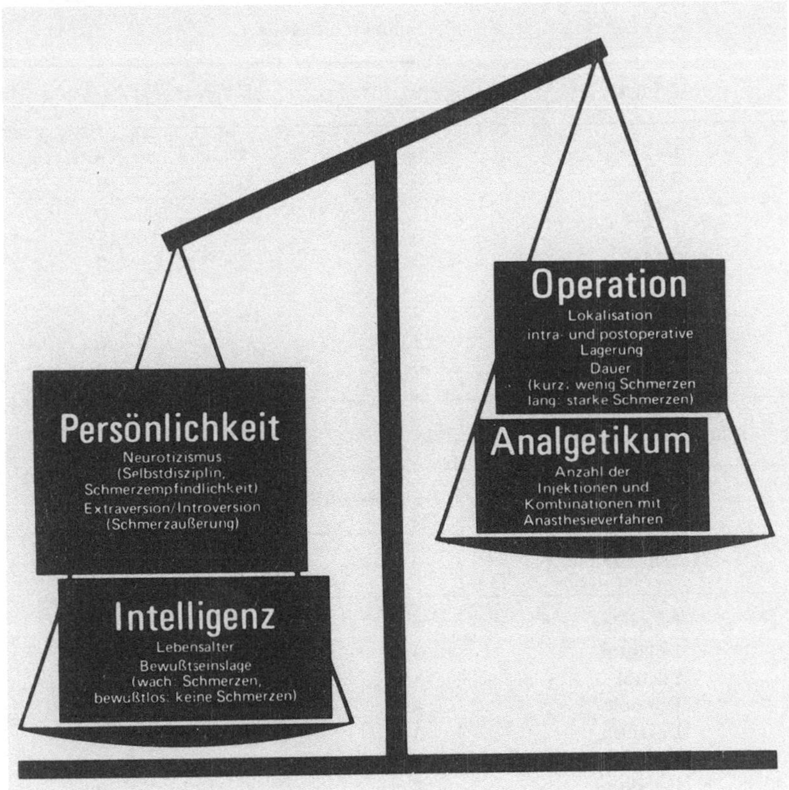

Abb. 1. > 40%: postoperativ keine behandlungsbedürftigen Schmerzen

Auf den von der Operation ausgehenden Schmerz ist grundsätzlich nur wenig Einfluß möglich oder wenn, dann nur mit bestimmten zusätzlichen Maßnahmen, die ihrerseits eigene Probleme beinhalten. Postoperative Schmerzen, die von der Operationswunde ausgehen, werden im wesentlichen von der Operationsdauer bestimmt, nach der Faustregel, je länger die Operation, desto stärker die Schmerzen. Aber immerhin mehr als 40% aller Patienten, gleichgültig welche Operation durchgeführt wurde und wie lange sie gedauert hat, zeigen sich nach der Operation ohne behandlungsbedürftige Schmerzen.

Beeinflußbar von den von der Operation ausgehenden Schmerzen ist aber in jedem Fall der Einfluß, den die intra- und postoperative Lagerung auf den Schmerz nimmt. Allerdings lassen sich hier keine allgemein gültigen Regeln verbindlich machen; aber an die individuelle intra- und postoperative Lagerung sollte bei der Schmerzbehandlung stets gedacht werden. Man ist immer wieder überrascht, wie lindernd eine geschickte, entspannte und angepaßte Lagerung den geplagten Patienten schnell und wirksam Hilfe bringen kann, was auch Teil der Schmerzbehandlung ist (Tabelle 1).

Die Gegenüberstellung von Schmerzmitteln, Anzahl der Injektionen und der Schmerzdifferenz läßt keine auffällige Wirkung oder Wechselwirkung von Schmerzmitteln oder Injektionszahl auf den Schmerz erkennen (Tabelle 2).

Tabelle 1. Schmerzmittel, Injektionszahl, Schmerzdifferenz

		Schmerzdifferenz		
Schmerzmittel	# Injekt.	0	1–2	> 2
Dipidolor	1–2	6	3	6
	3–4	6	0	3
	5–6	3	0	0
Dolantin	1–2	0	8	11
	3–4	0	0	0
	5–6	3	3	0
Fortral	1–2	9	16	11
	3–4	3	0	0
	5–6	0	0	0

Tabelle 2. Operation – Schmerzmittel – Schmerzdifferenz

		Schmerzdifferenz		
Operation	Schmerzmittel	0	1–2	> 2
Thorax	Dipidolor	9	3	9
	Dolantin	0	6	0
	Fortral	3	0	0
Bauch	Dipidolor	6	0	0
	Dolantin	3	0	0
	Fortral	3	0	3
Bandscheibe	Dipidolor	0	0	0
	Dolantin	0	5	11
	Fortral	6	16	5

Prüft man das Verhältnis von Operationsart, worin das Anaesthesieverfahren eingeschlossen ist, Schmerzmittel und Schmerzdifferenz, fällt auf, der Einfluß der Operation und des Medikamentes auf die Schmerzdifferenz, d.h. auf den Schmerz mit einer Wechselbeziehung zwischen Operationsverfahren und Medikament (p < 0,001). Es erscheint möglich, daß die verschiedenen Schmerzmittel bei verschiedenen Operationen eine unterschiedliche Brauchbarkeit zeigen. Auffällig ist weiter der Einfluß des Lebensalters (Tabelle 3).

Als wirksamste Methode der postoperativen Schmerzbehandlung erweist sich die epidurale Opiatapplikation (Opiatplombe). Keiner der damit schon intraoperativ versorgten Pa-

Tabelle 3. Alter – Operation – Schmerzdifferenz

Alter	Operation	Schmerzdifferenz		
		0	1–2	> 2
< 30	Thorax	3	3	0
	Bauch	0	0	3
	Bandscheibe	2	7	4
31–50	Thorax	3	3	9
	Bauch	4	0	0
	Bandscheibe	3	13	12
> 50	Thorax	6	3	0
	Bauch	8	0	0
	Bandscheibe	1	0	1

Tabelle 4. Postoperative Schmerzen und Schmerzmittel

Schmerzmittel	Schmerzfrei	Schmerzen
Keins	40	5
Dipidolor	0	27
Dolantin	0	25
Fortral	0	39
Opiatplombe	35	0

Tabelle 5. Schmerzdifferenz – Persönlichkeitsscores

	0 n = 30	1 n = 20	2 n = 16	3 n = 23	4 n = 9	p-Wert
P	4,40 (2,71)	3,35 (2,60)	4,13 (1,45)	3,83 (2,99)	3,00 (2,29)	> 0,5
N	10,60 (4,74)	14,00 (4,54)	14,13 (5,05)	9,78 (3,13)	7,11 (4,43)	< 0,001
E	11,33 (4,07)	11,25 (5,67)	9,25 (5,05)	15,39 (2,33)	9,89 (4,01)	< 0,001
L	11,40 (3,42)	10,05 (2,96)	9,38 (4,46)	10,44 (4,26)	12,67 (5,29)	> 0,2

Schmerzbehandlung

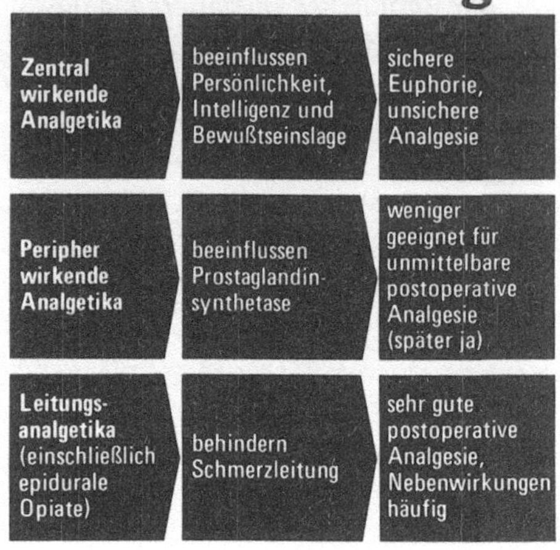

Abb. 2

tienten klagte innerhalb des beobachteten Zeitraumes der ersten 24 postoperativen Stunden über Schmerzen. Allerdings ist dieses Verfahren wegen der Gefahr der zentralen Ateminsuffizienz und Bewußtseinsbeeinflussung mit einem zusätzlichen Risiko für die Patienten behaftet, daß so versorgte Patienten intensiv beobachtet werden müssen (Tabelle 4).

Bei den Persönlichkeitsdimensionen findet sich hier wieder in schöner Übereinstimmung mit früheren eigenen und anderen Untersuchungen als einflußnehmende Variable die emotionale Stabilität der Patienten; das ist der Neurotizismusscore und auch die Extraversion der Patienten, d.h. hier wohl, die Bereitschaft, Schmerzen zu äußern (Tabelle 5).

So läßt sich für die postoperative Schmerzbehandlung zusammenfassend festhalten: zentral wirkende Analgetika, insbesondere Opiate, beeinflussen die Persönlichkeit und Intelligenz, insgesamt also das Bewußtsein als Summe der Hirnfunktionen in der postoperativen Phase. Sicher dabei führt die Stimmungsveränderung, die analgetische Wirkung ist dagegen in therapeutischer Dosierung unsicher. Da aber die Stimmungsveränderung als sehr angenehm empfunden wird, werden sie mangels eines Ersatzes in der Behandlung des postoperativen Schmerzes ihre Stellung weiter behalten (Abb. 2).

Die kleinen Analgetika sind für die unmittelbare postoperative Schmerzbehandlung weniger geeignet, in der mittelbaren späteren Phase wegen ihres Einflusses auf die Prostaglandinsynthetase dann aber sehr zu empfehlen; nicht zuletzt deshalb, weil sie auf die zerebralen Funktionen keinen Einfluß haben, sondern unmittelbar am Ort der Schmerzentstehung wirken.

Die wirksamste Methode, den postoperativen Schmerz zu behandeln, ist die Unterbrechung des Schmerzinformationsweges zum Hirn. Sie ist aber nicht ohne teilweise riskante Nebenwirkungen und bedeutet immer ein Mehr an ärztlichen wie nichtärztlichen Bemühungen.

Es muß betont werden, daß in dieser Untersuchung der Plazeboeffekt für die Schmerzbehandlung nicht geprüft wurde. Dies wurde in voller Absicht unterlassen, um mit einer explorativen Analyse nach möglichen Zusammenhängen in einem umfangreichen Datenmaterial mit einer Vielzahl von Variablen zu suchen, um bis dahin weniger bekannte statistische Zusammenhänge zu finden. Der Plazeboeffekt ist bekannt, ihn jedoch in der Schmerzbehandlung zu verifizieren, ist außerordentlich schwierig, und in der postoperativen Schmerzbehandlung sollten Plazebos auch wohl aus ethischen Gründen nicht gebraucht werden.

Buprenorphine, Tramadol and Nicomorphine for Control of Postoperative Pain

E. Alon, I. Rajower, G. Schulthess and G. Hossli

Buprenorphine (Temgesic) is an analgesic drug, an n-cyclopropyl-methylderivate, of the oripavine series and is related to the morphine antagonist diprenorphine. Tramadol (Tramal) is a cyclohexanol derivate.

Nicomorphine (Vilan) [9] is a di-nicotinacidester of morphine and has been used in our hospital for many years with good results. The present study was a double-blind comparison between these three analgesics used in the control of postoperative pain.

Material and Methods

90 patients who had undergone surgery in general anaesthesia at the Zurich University Hospital were chosen for the study. Patients suffering from respiratory, liver or kidney disease and respiratory insufficiency were excluded, as well as those suspected of being used to drugs, such as addicts and persons suffering from chronic pain. The operation had to be undergone in general anaesthesia. Premedication was with Atropine and pethidine: for the anaesthesia Pentobarbital, nitrous oxide, oxygen and halothane were given. The trial drugs were administered intramuscularly by single dose (1 ml each), 30 patients receiving tramadol 50 mg, 30 patients receiving buprenorphine 0.3 mg and 30 receiving nicomorphine 10 mg.

The injection had to be the first postoperative pain relieving drug and had to be given within 24 h after surgery; patients and examiner being unaware of the nature and dose of the drug administered. The vials looked identical, the only identification being numbers, the code key of which was guarded in a sealed envelope. Choice of patients was at random, as advised in "Principles of medical statistics" [4]. Observations were noted on a special questionnaire before, as well as 15 min, 1, 3 and 6 h after injection.

Initial pain intensity and pain relief after injection were recorded on a second questionnaire with a sliding scale ranging from 0 to 100 (0 = no pain, 100 = maximal pain).

For the analgesic intensity the statistical comparison was calculated according to the Student's t-test and for the side effects according to the chi-squared test.

Results

Concerning anthropometric data, initial pain intensity and duration of operation there were no significant differences between the three groups. The statistically registered evaluation of *pain intensity* (Fig. 1) showed onset of pain relief in all groups already 15 min after in-

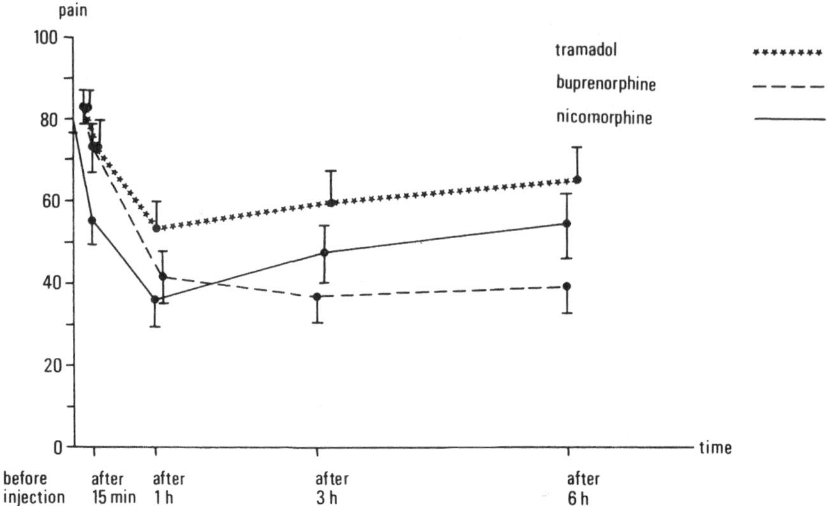

Fig. 1. Tramadol, buprenorphine and nicomorphine: postoperative analgesia (Mean ± SEM)

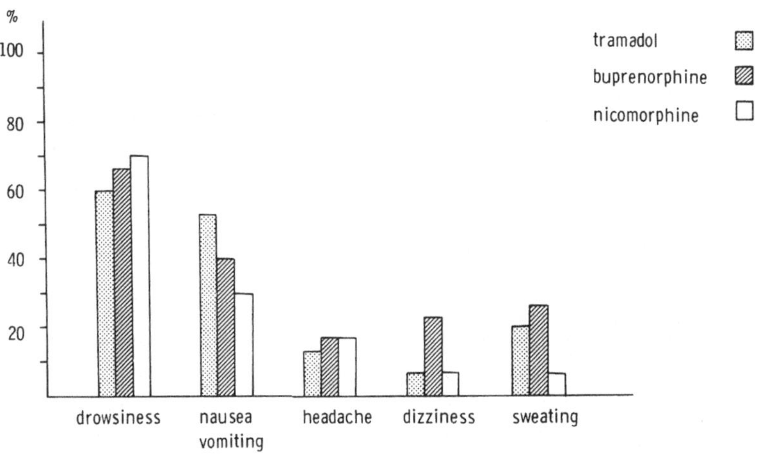

Fig. 2. Tramadol, buprenorphine and nicomorphine: side effects (percentage)

jection, cumulating to maximum pain relief after 1 h in the nicomorphine and the tramadol groups, and after 3 h in the buprenorphine group.

The analgesic effect of nicomorphine was stronger than that of buprenorphine 15 min and 1 h after injection. However, the evaluation at 3 and 6 h after injection showed buprenorphine to be more effective than nicomorphine. The analgesic effect of nicomorphine was stronger than that of tramadol in all four controls. The difference in pain relief between buprenorphine and nicomorphine was statistically significant after 15 min ($p < 0.005$) and after 6 h ($p < 0.01$). The difference in pain relief between nicomorphine and tramadol was statistically significant after 1 and 3 h ($p < 0.1$); between buprenorphine and tramadol after 3 and 6 h ($p < 0.025$).

Side effects (Fig. 2): Drowsiness effected more patients in the nicomorphine group (21 patients) than in the other two groups (20 resp. 19). Nausea and vomiting were recorded in more patients of the tramadol group [15] than of the other two groups (12 resp. 9). Fewer patients complained of headache in the tramadol group [4] than in the other groups [5]. 7 patients with buprenorphine showed vertigo versus 2 patients with the other two drugs. Sweating appeared in 8 patients in the buprenorphine group versus 2 patients with the other 2 drugs.

Of the side effects only sweating ($p < 0.05$) and vertigo ($p < 0.01$) were statistically different between buprenorphine and nicomorphine; so was nausea ($p < 0.1$) between nicomorphine and tramadol.

Blood pressure, systolic and diastolic, heart rate and respiratory rate showed no statistical differences among the three groups and in the various controls in each group.

Discussion

In our opinion, grading pain reaction from 0 to 100 is a remarkably good method of pain evaluation. This method was also used in other research studies regarding subjective symptoms of pain intensity and proved successful in presenting, together with the double-blind method, a most exact overall picture, in close cooperation with the patient [1, 2].

Our results show that 0.3 mg buprenorphine injected intramuscularly proved slightly superior to 10 mg nicomorphine. Although nicomorphine showed a stronger effect in the onset and 1 h after injection, its effect tended to decrease after 3 and 6 h, while buprenorphine remained effective and even increased its effectiveness slightly in the long run.

Nicomorphine produced a more potent and longer acting analgesic effect as well as a quicker onset, compared with tramadol.

Several authors have used buprenorphine intravenously [12] and intramuscularly [10, 11], but in open clinical studies without comparative analysis. The results were positive too. Other authors have compared buprenorphine with pethidine intramuscularly [5], intravenously [6] and with morphine [3], but not with the double-blind method. These studies, similar to ours, showed prolonged analgesic effect of temgesic without additional side effects. In a double-blind study [2] 0.3 mg buprenorphine intramuscularly administered, produced a stronger analgesic effect than 50 mg tramal intramuscularly given. Another double-blind study comparing buprenorphine (0.3 mg i.v.) with morphine (10 mg i.v.) [8] showed the lapse of time till recurrence of pain doubled after buprenorphine compared with morphine.

It cannot be ruled out that the dose of 50 mg tramadol may be too low for patients with mean weight of 70 kg. In the literature a dose of 100 mg tramadol i.v. [15] is reported to have given good results without arterial blood pressure decrease or respiratory insufficiency.

Other authors have given, as we did, 50 mg tramadol i.m. but in open clinical tests without double-blind comparison [14]; others still have tried the same treatment, but intravenously [7], also with good results. In another double-blind test 75 mg tramadol was given per os [13] comparing it with dextropropoxyphen and a mixture of analgesics of low effectiveness. The three above mentioned drugs caused a distinct, but undifferentiated raise of the pain threshold of 3 to 4 h duration.

The most common side effect was drowsiness, which appeared in more than 60% of all patients. We consider it a positive effect, because sleepiness is a good combination to analgesia in the postoperative phase. All three drugs produced only few and slight side effects and had no influence on blood pressure and heart rate.

We can conclude that in the search for a new long-acting and strong analgesic, buprenorphine proved in our study to be superior to tramadol and to nicomorphine in the control of postoperative pain.

Zusammenfassung

Die Doppelblindvergleichsstudie über den analgetischen Effekt und die Nebenwirkungen des Buprenorphin (Temgesic) 0,3 mg, Tramadol (Tramal) 50 mg und dem bei uns altbekannten Morphinderivat Nicomorphin (Vilan) 10 mg intramuskulär gespritzt, in der postoperativen Phase nach chirurgischen Eingriffen in Vollnarkose, hat bewiesen, daß Temgesic eine äquivalent stark wirksame, jedoch länger andauernde analgetische Wirkung hat als Vilan, obwohl seine Wirkung nicht so schnell eintritt wie die des Vilan. Vilan hat eine stärkere analgetische und eine schneller eintretende Wirkung gezeigt im Vergleich zu Tramal. Nur leichte und wenige Nebenwirkungen, ohne Kreislaufbeeinflussung, wurden notiert. In der kontinuierlichen Suche nach einem neuen lang- und starkwirksamen Analgetikum hat sich Temgesic in unserer Studie imstande gezeigt, Vilan und Tramal in der postoperativen Schmerzkontrolle zu substituieren.

Summary

Analgesic effects as well as side effects, circulatory and respiratory parameters of 0.3 mg buprenorphine (Temgesic) were compared with 50 mg tramadol (Tramal) and with 10 mg nicomorphine (Vilan) intramuscularly injected, in a double-blind, randomized study for the relief of postoperative pain. Buprenorphine produced an equally potent, but longer acting analgesic effect, although with slightly delayed onset, in comparison with nicomorphine. Nicomorphine produced a more potent analgesic effect with quicker onset compared with tramal. There were only few and slight side effects and no influence on circulation or respiration. In the search for a new long-acting and strong analgesic, buprenorphine in our study proved to be superior to tramadol and to nicomorphine in the control of postoperative pain.

References

1. Alon E (1974) Die Wirkung von Pentazocin, Meperidin und Placebo in einem Doppelblindvergleich (Italienisch) In: Il Talwin nella Pratica Clinica. Winthrop-Verlag, Como, S 131
2. Alon E, Schulthess G, Axhausen Ch, Hossli G (1981) Doppelblindvergleichsstudie über die Wirkung von Tramadol und Buprenorphine auf die postoperativen Schmerzen. Anaesthesist 30:623
3. Downing JW, Leary WP, White ES (1977) Buprenorphine: a new potent longacting synthetic analgesic. Comparison with Morphine. Br J Anaesth 49:251
4. Hill AB (1966) Principles of medical statistics. Lancet I:358
5. Hovell BC (1977) Comparison of buprenorphine, pethidine and pentazocine for the relief of pain after operation. Br J Anaesth 49:913
6. Kamel NM, Geddas IC (1978) A comparison of buprenorphine and pethidine for immediate postoperative pain relief by the i.v.-route. Br J Anaesth 50:599
7. Karsch KR, Wiegand V, Blanke H, Kreuzer H (1979) Wirkung eines neuen Analgetikums (Tramadol) auf die Hämodynamik bei Patienten mit koronarer Herzkrankheit. Z Kardiol 68:599

8. Kay B (1978) A double-blind comparison of morphine and buprenorphine in the prevention of pain after operation. Br J Anaesth 50:605
9. Pongratz A (1957) Zur Chemie neuer pharmakologisch wirksamer Ester der Pyridin-2-Carbonsäure. Scientia pharmaceutica 25:272
10. Rolly G, Versichelen L (1976) Buprenorphine as postoperative analgesic. Acta Anaesth Belg 27:183
11. Rolly G (1976) First experience with a new analgesic drug: buprenorphine. Acta Anaesth Belg 27:134
12. Rosenfeld FL, Houston B, Thompson N, Naqui N, Malcolm AD, Williams BT, Coltart DJ (1978) Hemodynamic effects of buprenorphine after heart surgery. Br Med J 2:1602
13. Rost A, Schneck EG (1978) Beeinflussung der Schmerzschwelle an der Zahnpulpa durch Tramadol und andere Analgetika. Arzn-Forsch (Drug-Res) 28:181
14. Schneck EG, Arend I (1978) Das Analgetikum Tramadol in der offenen klinischen Prüfung. Arzn-Forsch (Drug-Res) 28:208
15. Vogel W, Burchardi H, Sihler K, Valic L (1978) Über die Wirkung von Tramadol auf Atmung und Kreislauf. Arzn-Forsch (Drug-Res) 28:184

Postoperative Schmerzeinschätzung

L. Grabow, H. Stannigel, P. Wesierski und P. Roebruck

Die postoperative Schmerzbehandlung wird weitgehend von Empirie und Pragmatismus bestimmt, die ihrerseits wieder stark von der Persönlichkeit des behandelnden Arztes bestimmt werden, ist also subjektiv und wird nicht objektiv vom Schmerz des Patienten disponiert. Das hat seine Ursache darin, daß der Schmerz, auch der postoperative Schmerz ein alle Hirnfunktionen einbeziehendes, globales Wahrnehmungsverhalten ist, das sich der physiologischen Analyse bislang weitgehend zu entziehen wußte. Im Schmerz sind somatische wie psychische Komponenten und Äußerungen enthalten, die von der Persönlichkeit, wohl auch von der Intelligenz des Schmerzträgers bestimmt werden, und beide Funktionen sind bislang nur empirisch zu prüfen.

Bei einer postoperativen Analyse des Opiategebrauchs fanden wir, daß dieser Opiategebrauch einerseits von der Operationsdauer und andererseits vom Neurotizismusfaktor des Patienten, das ist seine emotionale Stabilität, beeinflußt wird. Nach langen Operationen und bei emotional instabilen Patienten sind postoperativ mehr Opiate nötig als bei anderen Kranken. Dies war ein Hinweis auf die Schmerzeinschätzung der Patienten.

Mit Hilfe eines McGill/Melzack-Fragebogens, der auf den postoperativen Zustand von Patienten modifiziert wurde, sind wir in dieser Thematik weitergegangen, indem über die postoperative Schmerzempfindlichkeit wesentliche Antworten zu erhalten waren:
Wo befindet sich der Schmerz?
Wie ist der Schmerz?
Verändert sich der Schmerz?
Wie stark ist der Schmerz?

Die Antworten auf diese Fragen wurden in Beziehung zu den jeweiligen Persönlichkeitsscores Neurotizismus, Psychotizismus, Extraversion und Introversion der befragten Patienten gebracht. Die Auswertung erfolgte mit Hilfe einer explorativen Datenanalyse im Kontingenztafeltest bzw. der Varianzanalyse. Es wurden 175 Patienten untersucht, die sich einer Thorax-, Bauch- oder Rückenoperation in Halothane-Anaesthesie, Neuroleptanalgesie oder Elektrohypalgesie zu unterziehen hatten. Da der Einfluß der Operationsdauer auf den postoperativen Schmerz gesichert war, wurden nur Operationen von mehr als 60 min Dauer in die Prüfung einbezogen. Als Schmerzmittel wurden die Opiatsubstitute Dolantin, Fortral, Dipidolor und die epidurale Opiatplombe eingesetzt.

Ergebnisse

Aus Tabelle 1 ist zu entnehmen, und das halten wir für einen bemerkenswerten Befund, daß mehr als 40% aller operierten und untersuchten Patienten nur so schwache Schmerzen fühl-

Tabelle 1. Schmerzstärke vor Behandlung

Schmerzfrei	75
Milde Schmerzen	4
Unangenehme Schmerzen	4
Störende Schmerzen	7
Sehr starke Schmerzen	40
Qualvolle Schmerzen	43
∅	0

Tabelle 2. Postoperative Schmerzen und Operation

Operation	Schmerzfrei	Schmerzen
Thorax	2	30
Knochen	4	0
Bauch	8	15
Bandscheibe	36	45
Leiste	1	5
kleiner Eingriff	3	3
Schilddrüse	6	0
Gefäße	3	0
Krampfadern	9	0
Hüfte	3	0

Tabelle 3. Postoperative Schmerzen und Schmerzmittel

Schmerzmittel	Schmerzfrei	Schmerzen
Keins	40	5
Dipidolor	0	27
Dolantin	0	25
Fortral	0	39
Opiatplombe	35	0

ten, daß sie als nicht behandlungsbedürftig, als schmerzfrei angesehen werden konnten. Andererseits haben aber genauso viele Patienten äußerst starke Schmerzen, ohne daß sich zwischen beiden Extremen ein moderater Übergang findet. Es braucht also nur die eine Hälfte der Patienten eine Schmerzbehandlung nach der Operation; deren Schmerzäußerung ist aber so eindrucksvoll und auffällig, daß daraus das Problem der postoperativen Schmerzbehandlung entsteht und seine Erklärung findet.

Diese auffällige Trennung in Patienten mit starken Schmerzen einerseits und in Patienten mit relativ schmerzfreiem Befinden andererseits läßt nur den Schluß zu, daß die Persönlichkeit und vermutlich auch die Intelligenz der Patienten, die aber hier nicht geprüft wurde, die Größe ist, die von den zerebralen Funktionen den Schmerz wesentlich bestimmt, und zwar gilt dies für beide Seiten, für wenig Schmerzen wie für viele Schmerzen.

Tabelle 4. Schmerzlokalisation (ohne Schmerzfreie)

	Primär	Sekundär
Kopf und Hals	0	0
Rumpf	28	3
Rücken	33	19
Bauch ZFN	15	0
Bauch ZFF	5	0
Extremitäten	17	9
Ø	0	67

Tabelle 5. Schmerzmittel, Injektionszahl, Schmerzdifferenz

		Schmerzdifferenz		
Schmerzmittel	# Injekt.	0	1–2	> 2
Dipidolor	1–2	6	3	6
	3–4	6	0	3
	5–6	3	0	0
Dolantin	1–2	0	8	11
	3–4	0	0	0
	5–6	3	3	0
Fortral	1–2	9	16	11
	3–4	3	0	0
	5–6	0	0	0

Tabelle 6. Operation – Narkose

	HAL	NLA	EHA
Thorax	29	0	3
Bauch	1	22	0
Bandscheibe	9	60	7

Der postoperative Schmerz selbst ist auffällig bestimmt von der Operationsart und vom Schmerzmittel (Tabellen 2 und 3). Weiter fällt auf, daß primäre und sekundäre Schmerzlokalisationen gibt, d.h., daß einmal die Operationswunde und zum anderen auch die Lagerung des Patienten einflußnehmende Größen sind (Tabelle 4). Die Lagerung betrifft einerseits wiederum die Position auf dem Operationstisch und andererseits die postoperativ einzunehmende Stellung. Schlecht gelagerte und verkrampft liegende Patienten bekommen wegen der Schonhaltung gegenüber der Wunde Muskelkontraktionsschmerzen, die das Schmerzbild der Wunde ihrerseits komplizieren.

Mit einem P von kleiner als 0,001 ist der Zusammenhang Operation und Schmerzmittel (Tabellen 5 und 6), in dem die Anzahl der postoperativ gebrauchten Schmerzmittelinjektionen eingeschlossen ist, auch auffällig. Dabei ist bemerkenswert, daß weniger Injektionen von Dolantin oder Fortral meist die bessere Wirkung haben als viele Injektionen; das betrifft hier das Dipidolor. Es ist aber nicht ausgeschlossen, daß der schlechtere Effekt des Dipidolors ein vermengter oder ausschließlicher Effekt der Operationsart bzw. des Anaesthesieverfahrens ist. Der schwache Effekt der Substanz war dann bei einem anderen Anaesthesieverfahren nicht zu beobachten.

Tabelle 7. Operation − Schmerzmittel

	Keins	Dipidolor	Dolantin	Fortral	Plombe
Thorax	0	21	6	3	2
Bauch	6	6	3	6	2
Bandscheibe	6	0	16	25	29

Tabelle 8. Alter − Operation − Schmerzdifferenz

Alter	Operation	Schmerzdifferenz		
		0	1−2	> 2
< 30	Thorax	3	3	0
	Bauch	0	0	3
	Bandscheibe	2	7	4
31−50	Thorax	3	3	9
	Bauch	4	0	0
	Bandscheibe	3	13	12
> 50	Thorax	6	3	0
	Bauch	8	0	0
	Bandscheibe	1	0	1

Tabelle 7 zeigt, daß möglicherweise die verschiedenen Schmerzmittel mit verschiedenen Anaesthesieverfahren und Operationsverfahren in der postoperativen Schmerzbehandlung einen unterschiedlichen Effekt zeigen. Schließlich zeigt sich noch in Tabelle 8 ein auffälliger Einfluß des Alters mit einer Wechselbeziehung zwischen Alter und Operationsart auf den postoperativen Schmerz. So können für den postoperativen Schmerz folgende Einflußgrößen identifiziert werden:

Persönlichkeit, Intelligenz	Operationsart, Lokalisation und Dauer
(emotionale) Stabilität Selbstdisziplin pers. Schmerzempfindung Stoffwechseleigentümlichkeit Endorphinproduktion Extraversion — Introversion Lebensalter Bewußtseinslage	Anaesthesieverfahren Analgetikum
	Postoperativer Schmerz wie wo

Plasma-ADH-Spiegel als postoperativer Streß-Parameter unter verschiedenen Analgesieverfahren

B. von Bormann, B. Weidler, N. Frings, R. Dennhardt, K. Sturm und G. Hempelmann

Einleitung

Die konsekutive metabolische Antwort des Endokrineums auf perioperative Streßbelastung
ist experimentell und klinisch unter dem Gesichtspunkt von Veränderungen etlicher Stoff-
wechselparameter ausführlich dargestellt worden (Oyama, Philbin, v. Bormann, Weidler).
Darüber hinaus hat sich gezeigt, daß die endokrine Streß-Reaktion intraoperativ durch Art
bzw. Tiefe des gewählten Narkoseverfahrens im Sinne einer „Streß-free-anaesthesia" zu
beeinflussen ist (Philbin, Weidler).

Unter den Kriterien endokriner Parameter ist die postoperative Phase und ihre Beeinflußbarkeit durch modifizierte Analgesieverfahren nicht so gut untersucht worden, wenngleich dem Problem einer effektiven Schmerzausschaltung bei erhaltener Kooperationsfähigkeit des Patienten schon immer große Aufmerksamkeit gegolten hat (Rose, Wolff). Ein großer Fortschritt auf diesem Gebiet scheint die peridurale Opiatanalgesie zu sein, durch die
es vor allem möglich ist, bei ausreichender Effektivität der Schmerzbekämpfung die volle
Mobilität des Patienten zu erhalten und respiratorische Komplikationen zu vermeiden
(Frings, Hempelmann, Zenz, von Bormann, Bromage).

Ziel der vorliegenden Studie war zum einen die Verlaufsbestimmung der ADH-Sekretion
während der postoperativen Phase und zum anderen ihre Beeinflussung durch unterschiedliche Arten der Schmerzbekämpfung.

Methodik

58 Patienten aus dem Bereich der Gefäßchirurgie (Y-Prothetik der Aorta), Abdominalchirurgie (Gastrektomie, Magenresektion nach B I und B II, Cholezystektomie mit Choledochus-
revision, Hemicolektomie, Rektumamputation) und Thoraxchirurgie (Segmentresektionen
und Zweihöhleneingriffe bei Cardiakarzinom mit Magenhochzug) wurden prospektiv in zwei
Gruppen unterteilt. Gruppe A (n = 32) erhielt zur postoperativen Analgesie Fentanyl über
einen Periduralkatheter, Gruppe B wurde mit Piritramid (Dipidolor) intramuskulär behandelt (n = 26).

Sämtliche Patienten erhielten eine ausreichende postoperative Infusionstherapie mit
35—50 ml/kg KG/die Flüssigkeit. Schwerwiegende postoperative Komplikationen im Sinne
von Sepsis, Nahtinsuffizienz, Pneumonie oder Stoffwechselentgleisung traten für das untersuchte Kollektiv während des Untersuchungszeitraumes nicht auf. Täglich einmal zur gleichen Tageszeit (mittags) wurde den Patienten venös Blut entnommen und folgende Para-

meter bestimmt:

1. Antidiuretisches Hormon, ADH (Radio-Immuno-Assay, RIA)
2. Elektrolyte Natrium und Kalium (Flammenphotometrie)
3. Osmolalität (Gefrierpunkterniedrigung).

Ergebnisse

Die Veränderungen der ADH-Spiegel für das Gesamtkollektiv (n = 58) zeigen initial postoperativ einen deutlich erhöhten Mittelwert von 15,5 ± 10,4 fmol/ml. Im weiteren Verlauf läßt sich ein signifikanter Abfall mit einem Minimum von 8,8 ± 5,2 fmol/ml am 5. postoperativen Tag feststellen. Im Gegensatz dazu befinden sich die Serumelektrolyte Kalium und Natrium sowie die Plasmaosmolalität während der gesamten postoperativen Phase im Normbereich (Abb. 1 und 2).

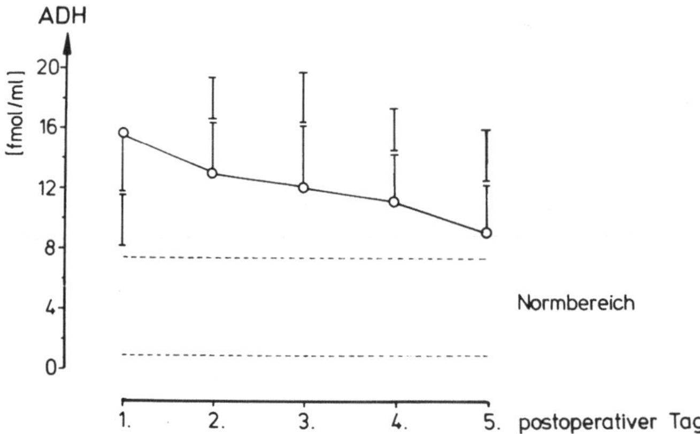

Abb. 1. ADH-Spiegel während der postoperativen Phase bei Patienten nach chirurgischen Eingriffen (n = 58). x ± SD

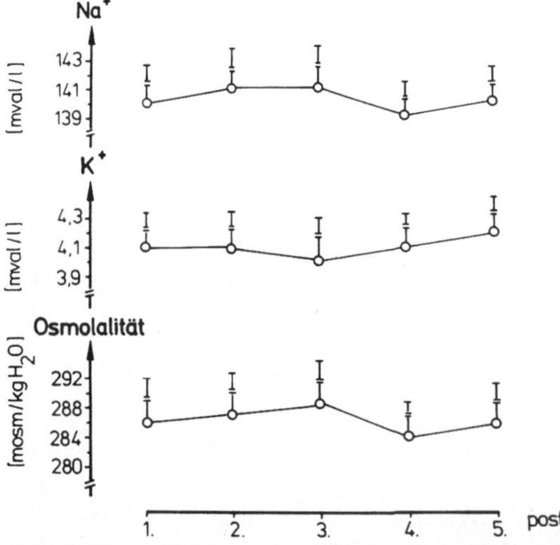

Abb. 2. Serum-Elektrolyte und Plasma-Osmolalität während der postoperativen Phase bei Patienten nach chirurgischen Eingriffen (n = 58). x ± SD

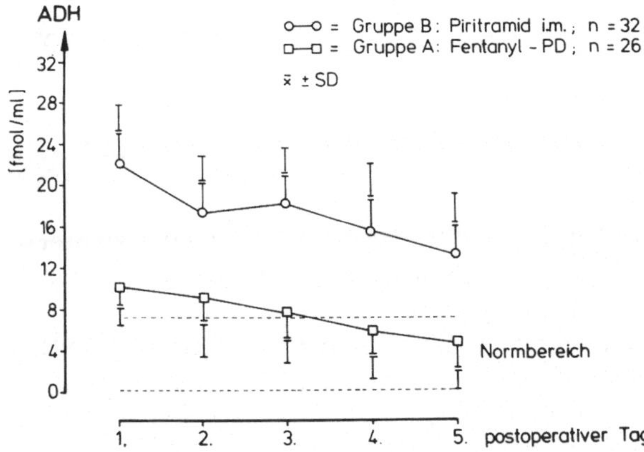

Abb. 3. Postoperativer ADH-Spiegel bei Patienten nach chirurgischen Eingriffen unter verschiedenen Analgesieverfahren

Eine vergleichende Darstellung der ADH-Spiegel in Gruppe A (peridurale Opiat-Therapie, n = 32) und Gruppe B (systemische Opiat-Therapie, n = 26) zeigt, daß in beiden Gruppen unmittelbar postoperativ jeweils die höchsten Mittelwerte bestehen mit einem stetig abfallenden Verlauf bis zum 5. Tage. In Gruppe A liegen die Mittelwerte zu jedem Zeitpunkt deutlich unter denen der Gruppe B: 1. postoperativer Tag: Gruppe A: 10,4 ± 4,4 fmol/ml; Gruppe B: 21,9 ± 12,1 fmol/ml. 5. postoperativer Tag: Gruppe A: 5,4 ± 2,6 fmol/ml; Gruppe B: 13,7 ± 4,7 fmol/ml (Abb. 3).

Diskussion

Hypovolämie, Veränderungen des Blutvolumens und der Osmolalität sowie der Serumelektrolytwerte aber auch Erkrankungen im endokrinen System konnten als die wesentlichsten die ADH-Sekretion beeinflussenden Mechanismen für das vorgelegte Untersuchungsgut ausgeschlossen werden. Wegen spezifischer Vorteile der eingesetzten Opiate (peridural: 0,1–0,2 mg Fentanyl + 10 ml physiologischer NaCl-Lösung; systemisch: 15–25 mg Piritramid i.m.) in der jeweiligen Applikationsart (Börner, von Bormann) mußte auf einen Vergleich des gleichen Präparates peridural bzw. systemisch verabreicht verzichtet werden. Weder Fentanyl noch Piritramid als auch andere in der Therapie eingesetzte Medikamente haben einen ausreichend starken Einfluß auf die Sekretion des antidiuretischen Hormons um die festgestellten Differenzen zu erklären (Philbin, Oyama).

In Übereinstimmung mit dem Schrifttum (Oyama, Weidler, Philbin) sind die unmittelbar postoperativ deutlich über dem Normbereich liegenden ADH-Werte als Ausdruck einer metabolischen Streß-Antwort zu interpretieren.

In Abhängigkeit von den gewählten Verfahren der postoperativen Schmerzbekämpfung lassen sich signifikante Unterschiede bei den mittleren ADH-Werten feststellen: die Streßbelastung bei den Patienten mit periduraler Opiat-Analgesie ist nur annähernd halb so groß wie bei den Patienten mit systemischer Verabreichung von Opiaten, legt man die Vasopressin-Spiegel dabei zugrunde. Damit erfährt aus Sicht der endokrin-metabolischen Streß-Dämpfung die peridurale Opiatanalgesie eine weitere Wertung, welche sich in Korrelation mit der überwiegend positiven Beurteilung dieser Methode aus klinischer Sicht befindet (von Bormann, Bromage, Müller, Hempelmann, Frings, Weidler, Zenz).

Zusammenfassend läßt sich feststellen:

1. Die Höhe des ADH-Spiegels ist als metabolische Antwort auf Streß oder Trauma zu werten, wenn methodisch anderweitige Einflüsse auf die ADH-Sekretion ausgeschlossen werden können.

2. Eine effektive postoperative Schmerzbekämpfung vermag die ADH-Sekretion zu beeinflussen. Dies unterstreicht die Bedeutung der postoperativen Behandlung von Schmerzen, insbesondere im Hinblick auf Stoffwechselstörungen.

3. Die peridurale Opiat-Therapie weist unter diesem Gesichtspunkt signifikante Vorteile gegenüber der systemischen Opiat-Gabe auf.

Zusammenfassung

Bei 58 Patienten mit Eingriffen im Gefäß-, Abdominal- und Thoraxbereich wurde 5 Tage lang postoperativ täglich der ADH-Spiegel bestimmt; zuzüglich erfolgten Analysen der Serum-Kalium- und Serum-Natrium-Werte sowie der Plasmaosmolalität. Die Patienten der Gruppe A (n = 32) erhielten zur postoperativen Schmerzbekämpfung Fentanyl (0,1–0,2 mg verdünnt in 10 ml 0,9%iger NaCl-Lösung) über einen Periduralkatheter, in der Gruppe B (n = 26) erfolgte eine systemische Opiatgabe (15–25 mg Piritramid intramuskulär).

Die mittleren ADH-Werte des Gesamtkollektivs (n = 58) lagen im Gegensatz zu den Serum-Elektrolyt-Werten und der Plasmaosmolalität signifikant über dem Normbereich. Bei den Patienten mit systemischer Opiat-Therapie (Gruppe B) lagen die ADH-Spiegel signifikant über denen der Gruppe A (Patienten mit periduraler Opiat-Gabe). Die über den Normwert erhöhten ADH-Werte in beiden Kollektiven werden als Streß-Antwort interpretiert. Unter dem Gesichtspunkt der postoperativen Streß-Belastung ist die peridurale Opiat-Therapie der systemischen Opiat-Gabe zur Schmerzbekämpfung vorzuziehen.

Summary

For a period of five days antidiuretic hormone levels (ADH) have been investigated postoperatively in a group of 58 patients with vascular-, upper abdominal- and thoracic surgery. In addition serum-electrolytes (Na^+, K^+) and plasma-osmolality have been controlled regularly.

Patients in group A (n = 32) received fentanyl epidurally (0.1–0.2 mg diluted with 0.9% saline solution) for treatment of postoperative pain, whereas in group B (n = 26) systemic opiate therapy was performed by intramuscular application of piritramide (Dipidolor, 15–25 mg). There was a significant increase in ADH in all patients whereas serum-electrolytes (Na^+, K^+) and plasma-osmolality stayed within normal range. ADH-levels in group A (epidural opiate), however, were significantly lower than mean values in group B (systemic opiate application). The postoperative increase in ADH is interpreted as a reaction to stress and trauma, being less pronounced, when epidural opiate-therapy is performed for postoperative pain-treatment.

Literatur

Börner U, Müller H, Stoyanov M, Hempelmann G (1980) Epidurale Opiatanalgesie. Gewebe- und Liquor-
  verträglichkeit der Opiate. Anaesthesist 29:570
Bormann B von, Weidler B, Dennhardt R, Frings N, Lennartz H, Hempelmann G (1981) Plasma-ADH-
  Spiegel als perioperativer Streß-Parameter. 2. Mitteilung. Anaesth Intensivmed Notfallmed (im Druck)
Bormann B von, Frings N, Weidler B, Dennhardt R, Hempelmann G (1981) Postoperative Schmerz-
  therapie durch peridurale Gabe von Fentanyl. Klinikarzt (im Druck)
Bormann B von, Frings N (1981) Peridurale Opiatanalgesie und Lungenfunktion. In: Hempelmann G
  Müller H (Hrsg) Peridurale Opiat-Analgesie. Bibliomed Verlag, Melsungen
Bromage PR, Camporesi E, Chestnut D (1980) Epidural narcotics for postoperative analgesia. Anaesth
  Analg 59:473
Frings N, Bormann B von (1981) Peridurale Opiatanalgesie bei gefäßchirurgischen Eingriffen. Angio Arch
  (im Druck)
Hempelmann G, Müller H (1981) Peridurale Opiatanalgesie. Bibliomed Verlag, Melsungen
Müller H, Börner U, Stoyanov M, Hempelmann G (1980) Intraoperative peridurale Opiatanalgesie. Anaes-
  thesist 29:656
Oyama T (1973) Endocrine response to anaesthetic agents. Brit J Anaesth 45:276
Philbin DM, Coggins CH (1980) The effect of anaesthesia on antidiuretic-hormone-levels. In: Stoeckel H,
  Oyama T (eds) Endocrinology in anaesthesia and surgery. Springer, Berlin Heidelberg New York
Rose A, King TC (1978) Understanding postoperative Fatigue. Surg Gynec Obst 147:97
Weidler B, Bormann B von, Dennhardt R, Lennartz H, Hempelmann G (1981) Das Verhalten des Plasma-
  ADH-Spiegels unter Operation und verschiedenen Anaesthesieverfahren. Anaesthesist (im Druck)
Wolff G, Dittmann M, Rüedi T, Buchmann B, Allgöwer M (1978) Koordination von Chirurgie und Inten-
  sivmedizin zur Vermeidung der posttraumatischen respiratorischen Insuffizienz. Unfallheilk 81:425
Zenz M, Piepenbrock S, Otten B, Otten G, Neuhaus R (1981) Peridurale Morphin-Analgesie. I. Postopera-
  tive Phase. Anaesthesist 30:77

Vergleichende Untersuchungen über die perioperative Schmerz-Streßausschaltung unter verschiedenen Narkoseverfahren anhand des Plasma-ADH-Spiegels

B. Weidler, B. von Bormann, R. Dennhardt und G. Hempelmann

Einleitung

Das Ziel jeder Narkose sollte eine weitestgehende Schmerz- bzw. Streßausschaltung sein, da sonst ausgeprägte Veränderungen des Endokriniums induziert werden können mit konsekutiven metabolischen Reaktionen, die den postoperativen Heilungsprozeß komplizieren.

Zur Dokumentation möglichst streßdämpfender Narkoseverfahren werden Blutspiegelmessungen der sogenannten klassischen „Streßhormone" wie ACTH, STH, Cortisol, Katecholamine, Glukagon sowie Renin-Angiotensin herangezogen. Daneben hat sich besonders durch Untersuchungen der Arbeitsgruppen um Oyama [11, 12,], Philbin [13] sowie Uhlich [3, 15] die Bestimmung des antidiuretischen Hormons (ADH) als streßempfindlicher Parameter bewährt. Als Regelgrößen der ADH-Sekretion stehen die Serum-Osmolalität sowie Änderungen des Blutvolumens im Vordergrund [4], wobei letzteres um bis zu 10% vermindert werden kann, ohne daß es zu gravierenden ADH-Anstiegen kommt [5].

Methodik

Wir untersuchten insgesamt 40 Patienten, die sich weitgehend gleichen operativen Eingriffen (colo-rektale Resektionen) zu unterziehen hatten. Die in der Abb. 1 aufgeführten Narkose-

Gruppe I   NLA mit Etomidat – Einleitung

Gruppe II   NLA mit Droperidol – Einleitung

         (sog. klassische NLA)

Gruppe III   Kombination aus Periduralanaesthesie und NLA

         (halbierte NLA Einleitungs – Dosierung)

Gruppe IV   Halothannarkose mit Thiopental – Einleitung

Abb. 1. Übersicht über die angewandten Narkoseverfahren

I	Leerwert, unmittelbar vor Narkosebeginn
I a	nur bei PDA-NLA, 10 Min. nach PDA-Wirkungseintritt
II	10 Min. nach Intubation und Narkosebeginn
III	10 Min. nach Operationsbeginn
IV	30 Min. nach Operationsbeginn
V	60 Min. nach Operationsbeginn
VI	90 Min. nach Operationsbeginn
VII	Operationsende
VIII	30 Min. nach Operationsende

Abb. 2. Definierte Meßzeitpunkte

verfahren gelangten zur Anwendung. Die Prämedikation sowie die Dosierung der Narkotika zur Narkoseeinleitung erfolgten gewichtsbezogen. Ebenso die Applikation der Infusionslösungen (Halbelektrolyte), die mittels Infusomat (Fa. Braun) mit 8–10 ml/kg/h konstant infundiert wurden. Volumenverluste wurden isovolämisch ersetzt.

Folgende Meßzeitpunkte wurden definiert (Abb. 2). Zu diesen Zeitpunkten wurden gemessen bzw. ermittelt: Na^+ und K^+ im Serum, Serum- und Urinosmolalität, ADH im Plsma (Radioimmunoassay). Zur weiteren Überwachung dienten blutige arterielle Druckmessung, kontinuierliches EKG-Puls-Monitoring sowie intermittierende Bestimmungen des zentralvenösen Druckes (CVP) sowie der Blutgase.

Ergebnisse und Diskussion

Die Serum-Osmolalität (Abb. 3) wie auch die Natrium-Werte im Serum (Abb. 4) verblieben in allen Gruppen während des Versuchszeitraumes im Normbereich, ebenso der CVP. Die Kalium-Werte lagen im unteren Normbereich. In Übereinstimmung mit Uhlich u. Mitarb. [15] kann ein Einfluß des Kalium-Spiegels auf die ADH-Sekretion verneint werden.

Die ADH-Ausgangswerte (Abb. 5) lagen in allen Gruppen im Normbereich (2,0–8,6 fmol/ml). Während in der klass. Neuroleptgruppe (II) wie auch in der Halothangruppe (IV) bereits in der Narkoseeinleitungsphase ein nicht signifikanter ADH-Anstieg zu verzeichnen war, konnte unter Etomidat (Gruppe I) bzw. unter der PDA/NLA-Kombination (Gruppe III) dieses nicht festgestellt werden.

Intraoperativ kam es in allen Gruppen zu einem mehr oder weniger ausgeprägten ADH-Anstieg, der in der Halothangruppe höchste Werte mit 43,8 ± 28,7 fmol/ml (x ± SD) erreichte. In der Kombinationsgruppe (PDA/NLA) wurden Mittelwerte gemessen, die knapp über dem Normbereich lagen: 10,9 ± 10,8 fmol/ml. Die postoperative Antagonisierung mit Naloxon in den Gruppen I und II führte zu einem erneuten ADH-Anstieg bis auf 38,2 fmol/ml (Gruppe II) bzw. 80,0 fmol/ml(!). Die Werte III–VIII der Gruppen I, II und IV waren sämtlich mit p < 0,001 signifikant gegenüber ihren jeweiligen Ausgangswerten (I) sowie den entsprechenden Werten der Gruppe III erhöht. Während der erneute postoperative ADH-Anstieg in der Halothangruppe (IV) die abnehmende Analgesie/Hypnose bei Abflachung der Halothanwirkung widerspiegelt, zeigt der abfallende ADH-Spiegel in der klass. NLA-Gruppe (nicht antagonisierte Teil) die Wirkung des analgetischen Überhanges des Fentanyl. In der PDA/NLA-Gruppe (III) blieben die ADH-Werte auch postoperativ weiter niedrig als Ausdruck der fortbestehenden analgetischen Abschirmung durch die Periduralanaesthesie. Die gleiche Wirkung der PDA ist auch für andere streßrelevante Hormone bekannt [1, 12].

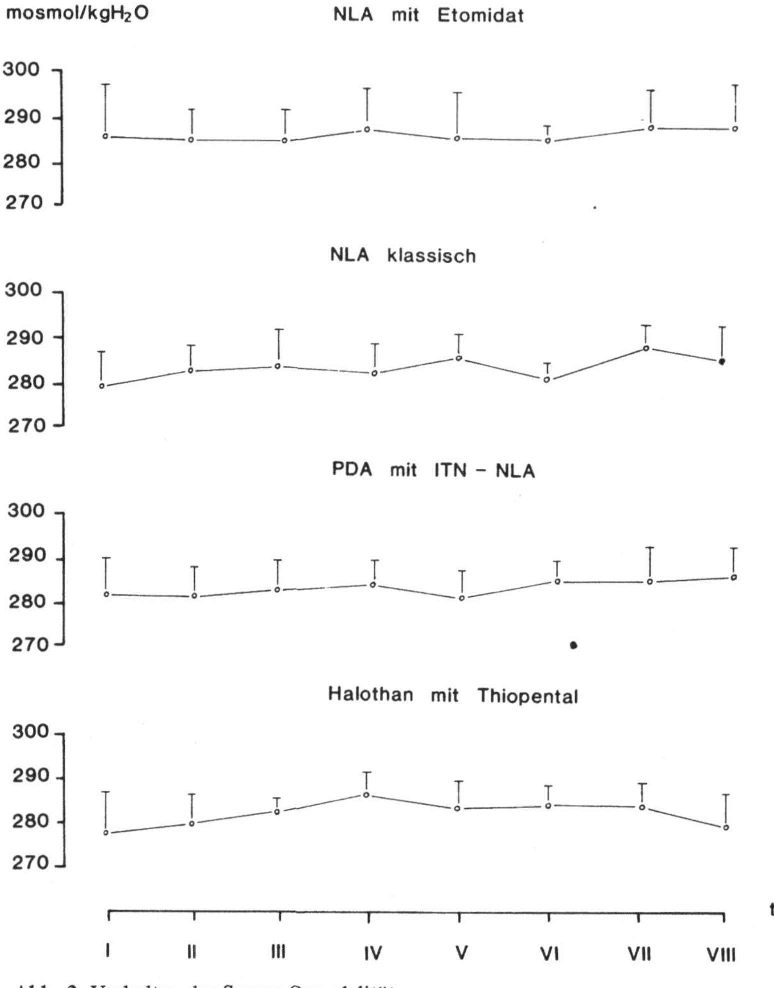

Abb. 3. Verhalten der Serum-Osmolalität

Bei Beachtung der eingangs erwähnten methodischen Notwendigkeiten (Konstanz des Hydratationszustandes) erweist sich die ADH-Blutspiegelmessung neuerlich als sehr empfindlicher Streßparameter. Bei einem Vergleich mit anderen sogenannten „Streßhormonen" scheint die ADH-Messung deshalb günstiger, weil wesentlich höhere Spiegelveränderungen unter Streßbelastung nachzuweisen sind [10–12, 16] sowie schnellere Änderungen desselben eintreten als das z.B. für das Cortisol gilt [3] (Abb. 6).

Bei der Beurteilung der unterschiedlichen Narkoseverfahren erweist sich die Kombination aus Periduralanaesthesie und Vollnarkose (hier NLA) bezüglich der Streß- und Schmerzabschirmung den anderen verwendeten Narkoseverfahren als überlegen. Die Einleitung mit Etomidat scheint neben der günstigen hämodynamischen Komponente [7] auch von Seiten der Streßdämpfung Vorteile zu bieten.

Eine Antagonisierung mit Naloxon sollte aufgrund der damit induzierten ausgeprägten Streßreaktion zurückhaltend eingesetzt werden, insbesondere auch wegen der von verschie-

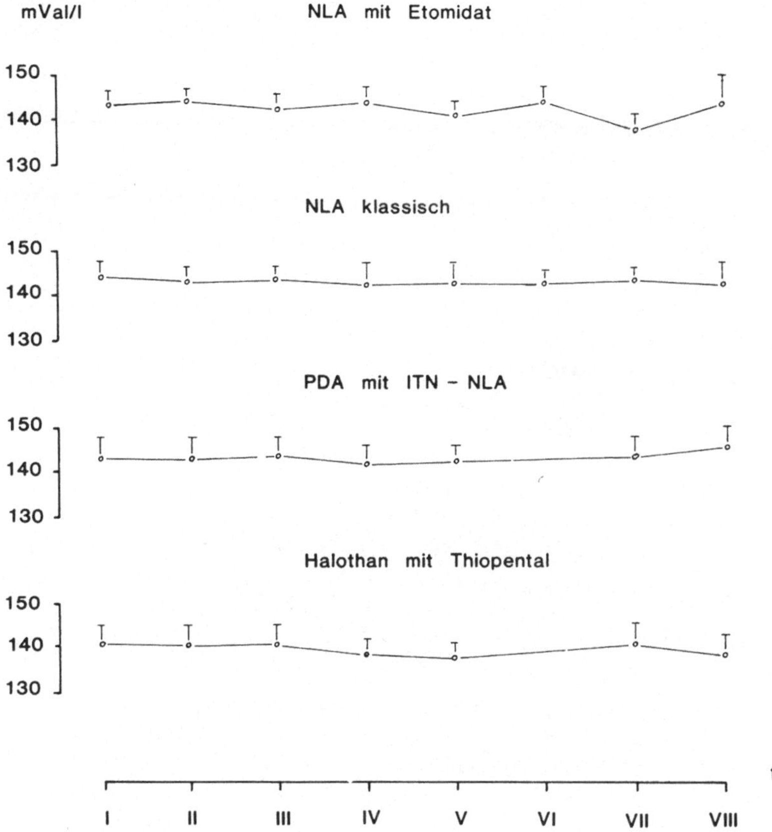

Abb. 4. Verhalten des Na$^+$-Spiegels im Serum

denen Autoren [2, 6, 9, 14] nachgewiesenen hämodynamischen Belastung. Dies trifft besonders für ältere Patienten zu.

Ein weiterer Vorteil der PDA/NLA-Kombination ist die weitgehend problemlose Analgesierung über das operative Ereignis hinaus durch peridurale Applikation von Lokalanaesthetika und/oder Morphin, wobei unter Berücksichtigung der empfohlenen Dosierungsrichtlinien die Nachteile einer systemischen Applikation ausgeschaltet werden können [8].

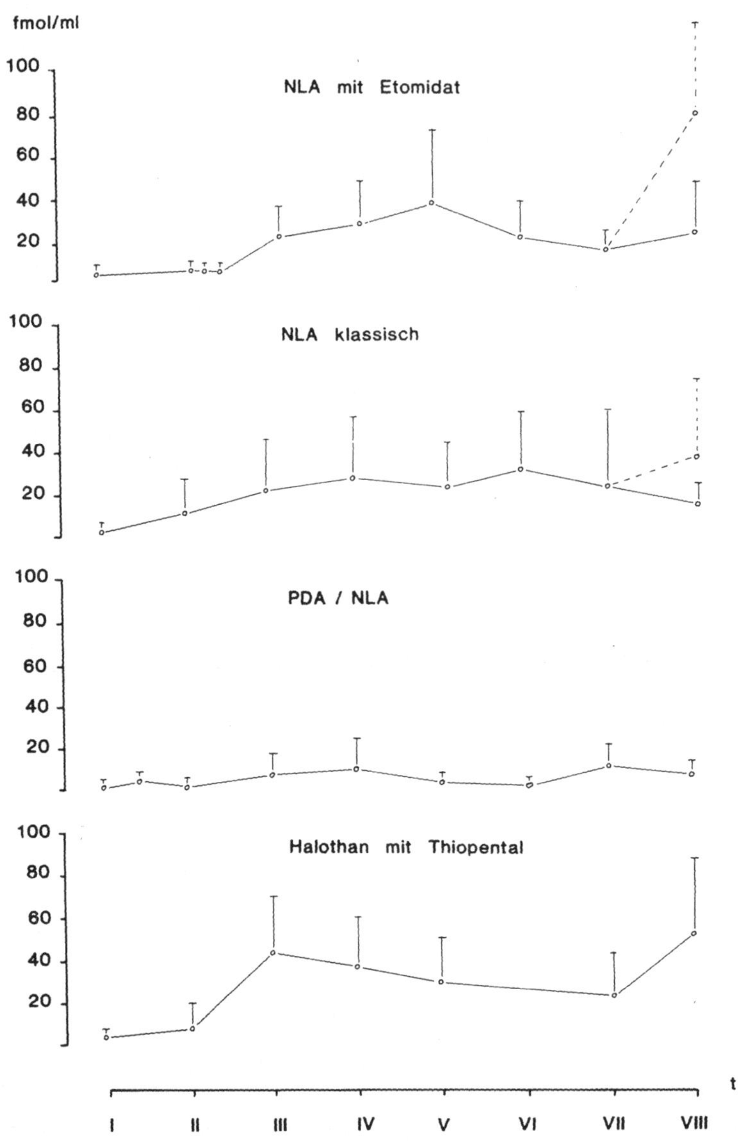

Abb. 5. Verhalten des Plasma-ADH-Spiegels

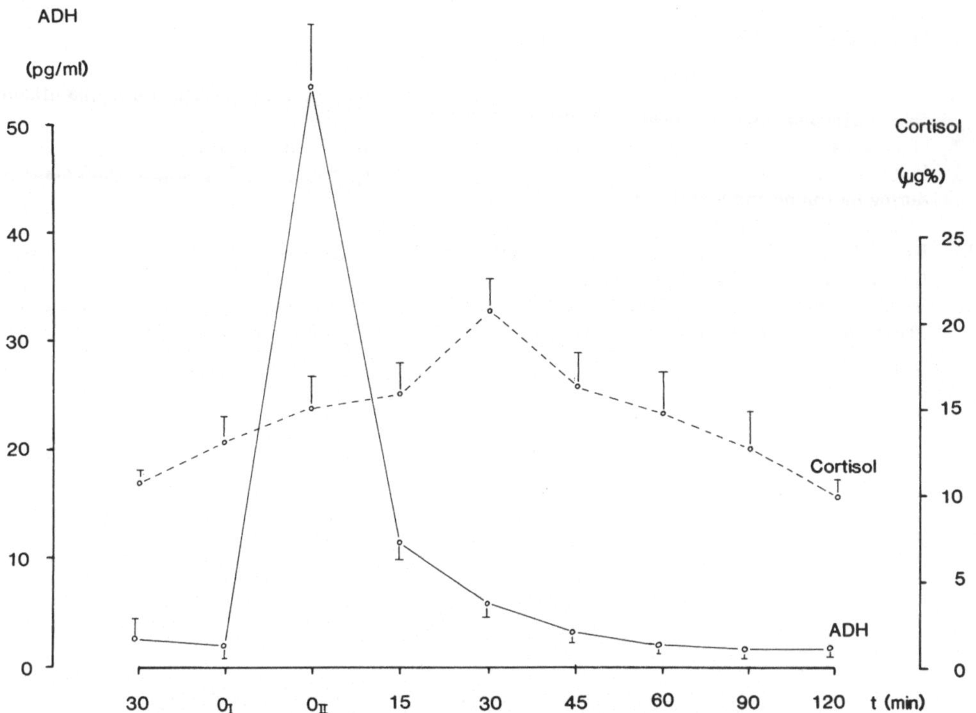

Abb. 6. Änderungen des Plasma-ADH bzw. Cortisol-Spiegels bei Versuchspersonen nach Applikation eines definierten Streß (O_I: Einsetzen des Streß, O_{II}: Ende der Streßbelastung)

Literatur

1. Brandt MR, Olgaard K, Kehlet H (1967) Epidural analgesia inhibits the renin and aldosterone response to surgery. Acta anaesth scand 23:267
2. Desmonts JM, Bohn G, Couderc E (1978) Hemodynamic responses to low doses of naloxone after narcotic-nitrous oxide anesthesia. Anesthesiology 49:12
3. Eversmann T, Gottsmann M, Uhlich E, Ulbrecht G, Werder K von, Scriba PC (1978) Increased secretion of growth hormone, prolactin, antidiuretic hormone and cortisol induced by stress of motion sickness. Aviat Space Environ Med 49:53
4. Gauer OH, Henry JP (1956) Beitrag zur Homöostase des extraarteriellen Kreislaufes. Volumenregulation als unabhängiger physiologischer Parameter. Klin Wochenschr 34:356
5. Goetz KL, Bond GC, Smith WE (1974) Effect of moderate hemorrhage in humans on plasma ADH and renin. Proc Soc Exp Biol Med 145:277
6. Hempelmann G, Piepenbrock S (1977) Hämodynamik nach Antagonisierung von hohen Dosen Fentanyl mit Naloxone. Kongreßband Zentraleuropäischer Anästhesie-Kongreß 1977, Refresher Course. Verlag Médécine et Hygiène, Genève, S 207
7. Hempelmann G, Seitz W, Piepenbrock S (1977) Kombination von Etomidate und Fentanyl. Ein Beitrag zur Hämodynamik, Inotropie, myokardialem Sauerstoffverbrauch und selektiver Gefäßwirkung. Anaesthesist 26:231
8. Hempelmann G, Müller H (1981) Peridurale Opiatanalgesie. Bibliomed, Medizinische Verlagsgesellschaft
9. Huse K, Hartung E, Nadjinabadi MH (1974) Wirkungen von Naloxon (Narcan) auf Kreislauf und Atmung nach Neurolept-Anaesthesie für neurochirurgische Operationen. Anaesthesist 23:493

10. Moran WH, Miltenberger FW, Shyayb WA, Zimmermann B (1976) The relationship of antidiuretic hormone secretion to surgical stress. Surgery 56:99
11. Oyama T, Sato K, Kimura K (1971) Plasma levels of antidiuretic hormone in man during halothane anaesthesia and surgery. Canad Anaesth Soc J 6:614
12. Oyama T (1973) Endocrine responses to anesthetic agents. Brit J Anaesth 45:276
13. Philbin DM, Coggins CH (1978) Plasma antidiuretic hormone levels in cardiac surgical patients during morphine and halothane anesthesia. Anesthesiology 49:95
14. Tanaka GY (1974) Hypertensive reactions to naloxone. JAMA 228:25
15. Uhlich E (1976) Vasopressin-Bestimmungsmethoden, Physiologie und Pathophysiologie der Sekretion. Georg Thieme Verlag, Stuttgart
16. Weidler B, Bormann B von, Dennhardt R, Lennartz H, Hempelmann G (1981) Das Verhalten des Plasma-ADH-Spiegels unter Operation und verschiedenen Narkoseformen. Anaesthesist (im Druck)

Buprenorphin bzw. Pentazocin zur intravenösen postoperativen Schmerzbekämpfung nach Baucheingriffen

S. Piepenbrock, M. Zenz, R. Gorus und P. Lestau

Einleitung

Postoperative Schmerzen werden allzu häufig völlig unzureichend behandelt. Ursachen hierfür sind u.a. eine zu geringe Beachtung der subjektiven Situation des Patienten, mangelnde Kenntnisse über den Schmerz, dessen mögliche negative Auswirkungen und die inadäquate Anwendung der heute zur Verfügung stehenden Therapiemöglichkeiten. Bei weitem am häufigsten wird die systemische Gabe (subkutan, i.m., i.v.) eines Analgetikums praktiziert. Dabei benötigt man bei den Patienten mit behandlungsbedürftigen Schmerzen in der unmittelbaren postoperativen Phase zumeist stark wirksame Substanzen vom Opioid-Typ. Diese Substanzen gewährleisten eine ausreichende Schmerzdämpfung, beinhalten aber gleichzeitig auch die potentielle Gefahr der Atemdepression. Unter den z.Zt. zur Verfügung stehenden Opioiden weichen u.a. Pentazocin und Buprenorphin in ihrem pharmakologischen Wirkungsspektrum von den anderen Medikamenten ab. Sie können die Wirkungen anderer Opioide antagonisieren, weshalb sie als antagonistische Agonisten bezeichnet werden. Beide Substanzen besitzen nur eine relativ geringe Tendenz zur physischen und psychischen Abhängigkeitserzeugung. Sie unterliegen deshalb nicht der Betäubungsmittel-Verordnungsvorschrift.

Dies ist im klinischen Alltag durchaus von praktischer Bedeutung, da der Umgang mit diesen Medikamenten insbesondere auch für die Schwestern wesentlich vereinfacht ist.

Pentazocin wird aus diesem Grunde in der unmittelbaren postoperativen Phase sehr häufig angewendet. Eine Alternative dazu stellt das neu eingeführte Buprenorphin dar.

Ziel der vorliegenden Untersuchung ist es, in einer Doppelblindstudie Pentazocin mit Buprenorphin in der postoperativen Phase nach Unter- und Oberbaucheingriffen zu vergleichen. Als wesentliche Kriterien sollten dabei die subjektive analgetische Wirksamkeit und die potentielle Haupt-Nebenwirkung — der atemdepressorische Effekt — untersucht werden.

Patienten und Methodik

Insgesamt 60 Patienten wurden nach entsprechender Aufklärung und Einverständniserklärung untersucht. Alle Patienten waren bis auf die zu operierende Erkrankung gesund. Keiner der Patienten hatte regelmäßig analgetische Medikamente genommen.

Bei den Operationen handelte es sich ausschließlich um Bauchoperationen (Tabelle 1). Insgesamt 29 Operationen waren Oberbaucheingriffe mit einer weit überwiegenden Anzahl

Tabelle 1. Aufstellung der Operationen bei den Patienten, die postoperativ zur Schmerztherapie entweder 0,3 mg Buprenorphin (B) oder 30 mg Pentazocin (P) i.v. erhalten haben. SPV = selektive Vagotomie und Pyloroplastik

	B	P	insgesamt
Oberbauch			
Cholecystektomie	12	11	23
SPV	3	3	6
	15	14	29
Unterbauch			
Hysterektomie	13	14	27
Myomenukleation	0	1	1
Ovariektomie	2	1	3
	15	16	31

Tabelle 2. Patientendaten (n = 60) von je 30 Patienten, die postoperativ in randomisierter Reihenfolge entweder Buprenorphin oder Pentazocin zur Schmerztherapie erhalten haben

	Buprenorphin (n = 30)	Pentazocin (n = 30)
Alter (Jahre)	$\bar{x}$ = 45 (24–68)	$\bar{x}$ = 44 (23–66)
Größe (cm)	$\bar{x}$ = 162 (150–175)	$\bar{x}$ = 164 (152–178)
Gewicht (kg)	$\bar{x}$ = 61 (45–86)	$\bar{x}$ = 67 (47–85)
Geschlecht	w = 27, m = 3	w = 25, m = 5

von Cholezystektomien (n = 23) und einer kleineren Zahl von Vagotomien mit Pyloroplastik (n = 6). Die insgesamt 31 Unterbaucheingriffe betrafen vorwiegend Hysterektomien (n = 27) und in geringerem Umfang Ovariektomien (n = 3) und 1 Myomenukleation. Tabelle 2 gibt die Patientendaten aller 60 Patienten wieder.

Als Prämedikation erhielten die Patienten eine Tablette Mogadan (5 mg) oder Valium (5 bzw. 10 mg) am Vorabend der Operation und 5 bzw. 10 mg Valium plus 0,5 mg Atropin i.m. ca. 30–40 min vor der Narkoseeinleitung. Die Narkose war standardisiert: 2 mg Alloferin, 5 mg/kg Thiopental (Trapanal) und 1 mg/kg Succinylcholin zur Narkoseeinleitung; Halothan plus N_2O/O_2 (70%/30%) und Alloferin zur Narkoseweiterführung. Eine Antagonisierung der Muskelrelaxation war nur in Einzelfällen notwendig und wurde dann mit Mestinon und Atropin vorgenommen.

Nach der Narkoseausleitung wurden die Patienten in ein ruhiges Zimmer gelegt und erhielten 2–3 l O_2/min per Nasensonde. Die Patienten wurden nach Schmerzen befragt und bekamen auf Wunsch eines der beiden Analgetika i.v. über eine Handrückenvene injiziert. Die Gabe der Analgetika erfolgte doppelblind in randomisierter Reihenfolge. Die Dauer der i.v. Injektionen betrug 1 min. Vor und nach der Injektion wurden die folgenden Parameter kontrolliert:

Die subjektive Schmerzintensität mit Hilfe eines visuellen Analogschemas (auf einer 10 cm langen, senkrechten Linie, an deren Enden unten „keine Schmerzen" und oben „unerträgliche Schmerzen" markiert war, hatten die Patienten ihre subjektive Schmerzeinschätzung einzutragen);
die Wirkungsdauer;
die objektive Beurteilung der Sedierung (3-Punkte-Schema: 1 = wach, 2 = schläfrig, 3 = schlafend);
Blutdruck, Herzfrequenz und Atemfrequenz;
Nebenwirkungen, Unverträglichkeit.

Bei insgesamt 22 Patienten (Buprenorphin n = 10; Pentazocin n = 12) wurden zusätzlich die arteriellen Blutgase und transkutan kontinuierlich der tc P CO_2 gemessen.

Die Meßzeitpunkte lagen vor sowie 10, 20, 30 und 60 min nach der Injektion des jeweiligen Analgetikums und weiterhin im Stundenabstand, solange bis der Patient eine erneute Analgetikagabe forderte.

Statistische Vergleiche innerhalb derselben Gruppe zum Ausgangswert wurden mit dem Wilcoxon-Test vorgenommen. Der statistische Vergleich zwischen den beiden Kollektiven erfolgte mit dem U-Test. Die Signifikanzgrenzen wurden mit $P < 0,05$ angenommen.

Ergebnisse und Diskussion

Alle Patienten bis auf einen verlangten auf Befragung hin nach einem Schmerzmittel. Diese eine Patientin (Zustand nach Hysterektomie) benötigte im gesamten postoperativen Verlauf kein Analgetikum. Sie wurde nicht in die Studie aufgenommen.

Schmerzintensität und Wirkungsdauer

Für die Effektivität eines Analgetikums ist die Reduzierung der Schmerzen bei möglichst geringen Nebenwirkungen entscheidend.

Bei der subjektiven Einschätzung der Schmerzintensität ergab sich für die Buprenorphin-Gruppe ein mittlerer Ausgangswert von 7,3 ± 0,3. Die Latenzzeit kann nach 20 min als abgeschlossen angesehen werden, da mit einem Mittelwert von 2,65 ± 0,3 zu diesem Zeitpunkt ein signifikanter Abfall zum Ausgangswert erreicht war (Abb. 1).

Erst 4 Stunden post injectionem verlangte ein erster Patient nach einer erneuten Analgetikum-Gabe. Nach 6 h waren noch 23, nach 7 h noch 20 und nach 8 h noch 16 Patienten in der Studie. Insgesamt 7 Patienten hatten eine Analgesie-Dauer von mehr als 10 h. Im Mittel betrug die Wirkungsdauer von Buprenorphin 8,7 ± 0,7 h (median: 8 h; Bereich 4–22 h).

Der Ausgangswert für die Einschätzung der Schmerzintensität lag in der Pentazocin-Gruppe bei 6,3 ± 0,34 (Abb. 1). Bereits 10 min nach der Pentazocin-Injektion wurde mit 3,2 ± 0,32 der niedrigste Wert erreicht ($P < 0,05$). Nach 30 min waren noch 29 Patienten, nach 2 h nur noch 21 und nach 3 h nur noch 9 Patienten in der Studie. Zu diesem Zeitpunkt war der Schmerzintensitätswert (4,6 ± 0,8) nicht mehr signifikant vom Ausgangswert verschieden. Die mittlere Wirkungsdauer von Pentazocin war 2,35 ± 0,24 Stunden (median: 2 h; Bereich 30 min bis 4 h).

Der Unterschied in der Wirkungsdauer, der zwischen den beiden Medikamentengruppen auftrat, war signifikant (Abb. 2). Der statistische Vergleich der Schmerzintensitätswerte

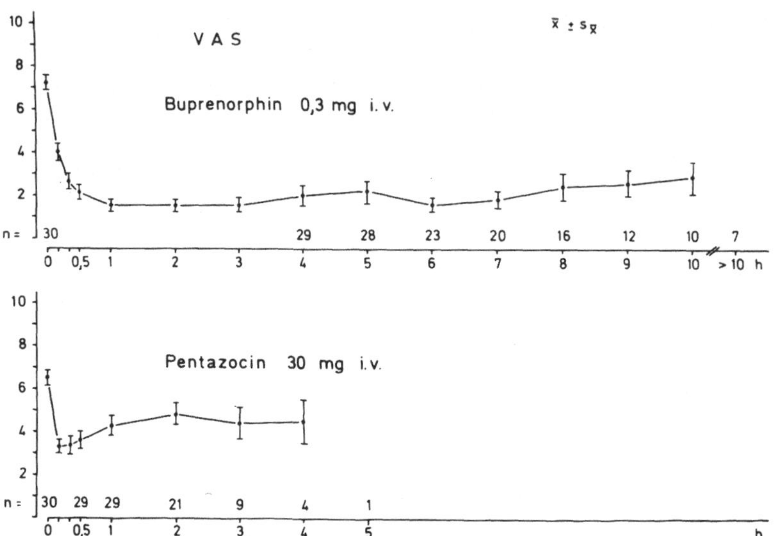

Abb. 1. Gegenüberstellung der subjektiven Einschätzung der Schmerzintensität (VAS = visuelles Analog-schema) jeweils vor und nach Gabe von 0,3 mg Buprenorphin bzw. 30 mg Pentazocin i.v. Sobald ein Patient nach der weiteren Gabe eines Analgetikums verlangte, wurde er aus der Studie herausgenommen, so daß n die Anzahl der noch in der Untersuchung befindlichen Patienten angibt

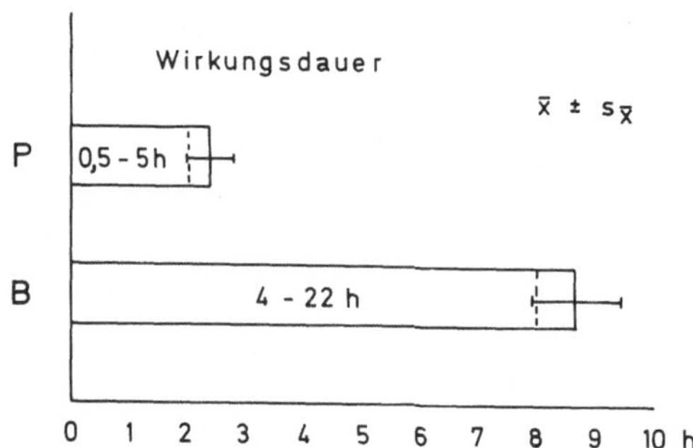

Abb. 2. Mittlere Wirkungsdauer der Analgesie jeweils nach 0,3 mg Buprenorphin (B) bzw. 30 mg Penta-zocin (P) i.v. Die Zahlen in den Säulen geben den Wirkungsbereich an, und die gestrichelten Linien den jeweiligen Medianwert

zwischen der Bupronorphin-Gruppe und der Pentazocin-Gruppe mit Hilfe des U-Tests ergab ab der 30. min bis zur 3. h signifikante Unterschiede zugunsten von Buprenorphin. Ab der 3. h waren aufgrund der niedrigen Anzahl von Patienten, die in der Pentazocin-Gruppe noch in der Studie waren, keine statistischen Vergleiche mehr möglich.

Sedierung

Vor der Medikamenten-Gabe wurden in der Buprenorphin-Gruppe 23 Patienten als wach und 7 Patienten als mäßig sediert (schläfrig), und in der Pentazocin-Gruppe 27 Patienten als wach und 3 als mäßig sediert eingestuft. Nach der Buprenorphin-Injektion kam es bis auf

2 Patienten, die wach waren und 1 Patienten, der mäßig sediert blieb, bei allen anderen zu einer Verstärkung des Sedierungsgrades. Zwischen der 30. min und der 3. h post injectionem waren jeweils 15—18 Patienten stark sediert (= schlafend).

Nach der Pentazocin-Injektion blieben 9 von 27 Patienten wach, während 1 Patient von 3 von mäßiger zu starker Sedierung kam. Als stark sediert (= schlafend) wurden max. nur 4 Patienten jeweils zur 30. und 60. min angesehen.

Blutdruck und Herzfrequenz

Der arterielle Blutdruck zeigte im Mittel nach der Buprenorphin-Injektion eine geringfügig abfallende Tendenz (126,2 ± 3,4/79,8 ± 1,9 → 121,5 ± 3,1/74,3 ± 1,6 mmHg nach 6 h). Auch die Herzfrequenz fiel nur minimal ab (81,5 ± 2,1 → 77,9 ± 1,6 min^{-1} nach 6 h).

Nach der Pentazocin-Gabe stieg der mittlere Blutdruck innerhalb der ersten halben Stunde geringfügig, jedoch signifikant an (129 ± 3,1/82 ± 2 → 134 ± 3,4/82,5 ± 2,1 mmHg). Die mittlere Herzfrequenz nahm von 84,5 ± 2,3 auf 80,5 ± 2,1 min^{-1} ab.

Atemfrequenz

Die mittlere Atemfrequenz fiel in der Buprenorphin-Gruppe signifikant von 20,8 ± 0,75 min^{-1} kontinuierlich innerhalb von 60 min auf 13,5 ± 0,5 min^{-1} ab und hielt sich bei den in der Studie verbleibenden Patienten auf diesem erniedrigten Niveau. Als niedrigste Atemfrequenz wurde in 4 Fällen ein Wert von 9 min^{-1} festgestellt. Der PaCO$_2$ wies zu einem dieser Zeitpunkte als Maximum einen Wert von 57,1 mmHg auf.

In der Pentazocin-Gruppe war nur der initiale Abfall nach 10 min von 19,5 ± 0,75 min^{-1} auf 17,5 ± 0,63 min^{-1} signifikant. Die folgenden Werte stiegen wieder an und der 2-Stundenwert lag mit 20 ± 1,2 min^{-1} über dem Kontrollwert.

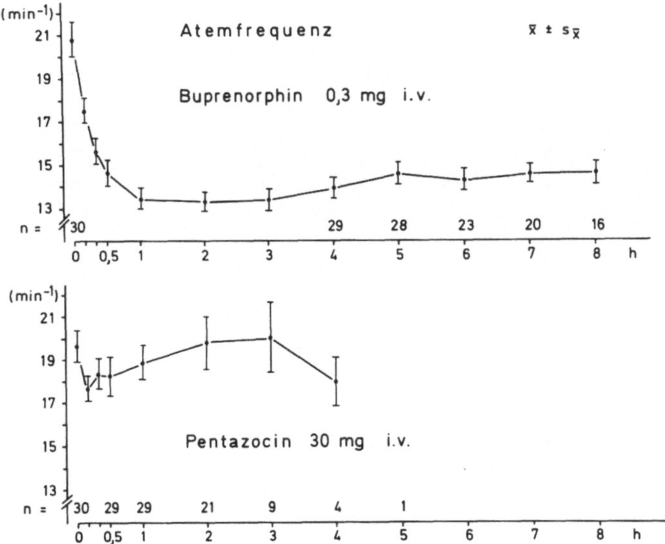

Abb. 3. Veränderungen der Atemfrequenz jeweils vor und nach Gabe von 0,3 mg Buprenorphin bzw. 30 mg Pentazocin i.v.

Der statistische Vergleich zwischen der Buprenorphin-Gruppe und der Pentazocin-Gruppe erbrachte für Buprenorphin signifikant niedrigere Werte ab der 20. min mit Ausnahme der 60. min. Ab der 3. h waren wegen der dann zu niedrigen Anzahl von „Pentazocin-Patienten" keine statistischen Vergleiche mehr möglich.

Die kaum veränderte Atemfrequenz nach Injektion von Pentazocin kann als typischer Effekt eines nicht ausreichend wirksamen Analgetikums angesehen werden. Ein weiterer Hinweis hierfür ist auch die subjektive Einschätzung der Schmerzintensität, die nach der Pentazocin-Gabe nur eine relativ geringe Reduktion ergab. Weiterhin stieg nach Erreichen eines Minimalwertes innerhalb von 10 min das subjektive Schmerzniveau bereits wieder an.

Es bleibt die Frage offen, ob mit 30 mg Pentazocin eine ausreichend hohe Dosierung gewählt worden ist. Angaben über die äquianalgetische Potenz setzen jedoch 10 mg Morphin sowohl mit 0,3 mg Buprenorphin als auch 30 mg Pentazocin gleich.

Blutgase

Die arteriellen Blutgase wurden bei insgesamt 10 Patienten der Buprenorphin-Gruppe und 12 Patienten der Pentazocin-Gruppe gemessen. Der mittlere PaO_2 blieb sowohl für die Buprenorphin- als auch für die Pentazocin-Gruppe zu jedem Meßzeitpunkt zwischen 140 und 180 mmHg. Kein einziger Einzelmeßwert lag unter 100 mmHg! Dies kann als erneuter Hinweis dafür gewertet werden, daß mit der einfachen Gabe von ca. 2 l O_2/min sich eine postoperative Hypoxämie mit großer Sicherheit vermeiden läßt.

Der mittlere pH nahm sowohl in der Buprenorphin-Gruppe als auch in der Pentazocin-Gruppe signifikant ab, die absoluten Veränderungen waren jedoch nur minimal. Da die base-excess-Werte sich in beiden Gruppen nur wenig veränderten, war die Ursache für die pH-Verminderung im wesentlichen respiratorisch bestimmt.

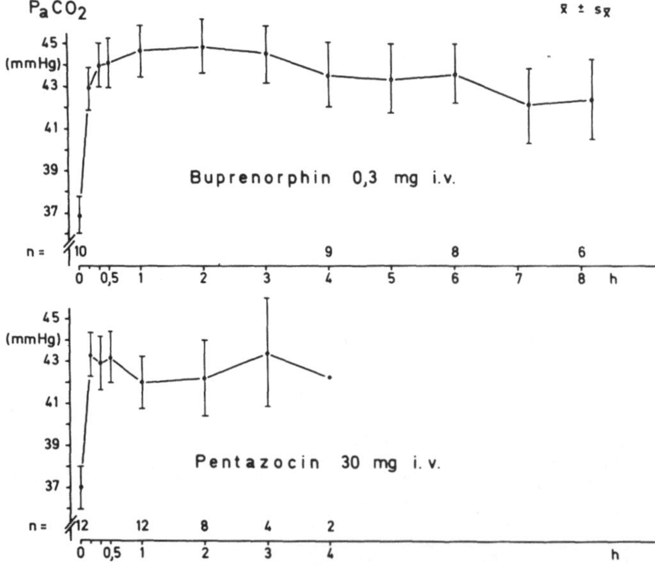

Abb. 4. Veränderungen des mittleren arteriellen PCO_2 jeweils vor und nach der i.v. Gabe von 0,3 mg Buprenorphin bzw. 30 mg Pentazocin

Tabelle 3. Tabellarische Aufstellung der untersuchten Parameter. VAS = visuelles Analogschema

---

Schmerzintensität (subjektiv, VAS)
Wirkdauer
Sedierung (objektiv, fehlend – mäßig – stark)
Blutdruck (RR), Herzfrequenz
Blutgase
Atemfrequenz
Nebenwirkungen, Verträglichkeit

Als Ausdruck einer atemdepressorischen Wirkung kam es bei beiden Medikamenten zu signifikanten Anstiegen des $PaCO_2$ (Abb. 4). In der Buprenorphin-Gruppe nahm der mittlere $PaCO_2$ von 37,3 ± 1,1 mmHg auf maximal 46,8 ± 1,9 mmHg nach 2 h zu. Danach fiel der $PaCO_2$ allmählich wieder ab. Der größte Anstieg in einem Einzelfall belief sich von 40,8 mmHg prae injectionem auf 57,1 mmHg nach 2 h.

Die Pentazocin-Gabe führte von einem mittleren Ausgangswert von 36,6 ± 1,0 mmHg bereits nach 10 min zu einer max. Veränderung von 43,0 ± 1,1 mmHg. In einem Einzelfall nahm der $PaCO_2$ von 39,3 mmHg max. bis auf 49,6 mmHg nach 30 min zu. Beim Pentazocin ist die Atemfrequenz praktisch konstant geblieben, d.h., daß das Atemzugvolumen abgenommen hat und infolgedessen der Kohlendioxyd-Partialdruck angestiegen ist.

Der statistische Vergleich der beiden Medikamentengruppen untereinander erbrachte zu keinem Meßzeitpunkt einen signifikanten Unterschied.

Die parallel zu den Blutgasbestimmungen durchgeführte, kontinuierliche transkutane PCO_2-Messung zeigte im Mittel ca. 2–7 mmHg höhere Werte an. Die Berechnung des Korrelations-Koeffizienten ergab mit r = 0,91 bei insgesamt 188 Wertepaaren eine gute Korrelation zwischen den arteriell und transkutan gemessenen PCO_2-Werten (Piepenbrock et al., in Vorbereitung).

Die in jedem Einzelfall erfolgte Gegenüberstellung von der kontuierlichen transkutanen PCO_2-Kurve und der Verbindungskurve der punktuell gemessenen $PaCO_2$-Werte wies nach, daß es in keinem Fall zwischen den Meßzeitpunkten zu Abweichungen der Kurven voneinander kam. Insbesondere stimmte in jedem Fall überein, daß die max. $PaCO_2$-Veränderung praktisch gleichzeitig mit der max. transkutanen PCO_2-Veränderung auftrat.

Inwieweit Medikamente der Prämedikation und der Narkose zusammen mit dem jeweiligen Analgetikum den Anstieg des PCO_2 beeinflußt haben, kann aus dieser Studie nicht geschlossen werden.

Sonstige Nebenwirkungen und Verträglichkeit

Die Häufigkeit von Nebenwirkungen, die in den mit Buprenorphin bzw. Pentazocin behandelten Gruppen auftraten, war durchaus unterschiedlich. So kam es bei 50% der Patienten der Buprenorphin-Gruppe und in keinem Fall der Pentazocin-Gruppe zu Schwitzen. Die Häufigkeit von Übelkeit betrug 16,6% (Buprenorphin) zu 33,3% (Pentazocin), von Erbrechen 3,3% : 10% und von Hitzegefühl 20% : 6,6%.

Ob die verschiedenen Nebenwirkungen allein auf die Gabe eines Analgetikums zurückzuführen waren, oder in welchem Ausmaß Faktoren der perioperativen Situation ursächlich beteiligt waren, läßt sich nicht festlegen. Bemerkenswert ist immerhin, daß bei 2 Patienten eine unmittelbar postoperativ bestehende starke Übelkeit kurze Zeit nach der Buprenorphin-

Gabe verschwand. Dies entspricht der allgemeinen Beobachtung, daß Schmerzen Übelkeit verursachen können und ein an sich emetisch wirksames Analgetikum durch die Beseitigung der Schmerzen auch die Übelkeit aufhebt.

Insgesamt wurden in der Buprenorphin-Gruppe wesentlich häufiger (n = 23) Nebenwirkungen beobachtet als in der Pentazocin-Gruppe (n = 10).

Die abschließende objektive Beurteilung der allgemeinen Verträglichkeit der jeweiligen Substanz zeigt jedoch keinen signifikanten Unterschied zwischen Buprenorphin und Pentazocin. Es wurde eher ein Trend zur besseren Verträglichkeit von Buprenorphin (der P-Wert lag mit 0,06 gerade oberhalb der Signifikanzgrenze von 0,05) festgestellt.

Schlußfolgerungen

30 mg Pentazocin i.v. haben nach Abdominaleingriffen zu einer mäßigen und kurzfristigen, etwa 2stündigen Analgesie geführt. Im Wirkungszeitraum waren die Auswirkungen auf den $PaCO_2$ in etwa denen von Buprenorphin vergleichbar.

Buprenorphin hingegen verursachte eine lang anhaltende, im Mittel 8 h dauernde, ausreichende Analgesie mit subjektiv sehr zufriedenen Patienten.

Die Frage der äquianalgetischen Dosierung läßt sich nicht klären, wenngleich in experimentellen Untersuchungen 30 mg Pentazocin und 0,3 mg Buprenorphin mit 10 mg Morphin gleichgesetzt werden. Da andererseits 20 mg Pentazocin eine gleichstarke atemdepressorische Wirkung wie 10 mg Morphin haben sollen, empfiehlt es sich wohl nicht, Pentazocin noch höher zu dosieren.

Nach den von uns gewählten Kriterien zur Bestimmung der Effektivität eines Analgetikums ist nach Abdominaleingriffen in Halothan-Narkose Buprenorphin dem Pentazocin sowohl hinsichtlich der Reduzierung der Schmerzintensität als auch im Hinblick auf die Wirkungsdauer überlegen. Atemdepressorische Effekte sind — wie bei allen anderen Opioiden auch — zu beachten.

Akupunktur und Elektrostimulation

Psychosomatische Korrelation bei Schmerzpatienten und Elektrohypalgesie

J. Berlin, E. David, F. Schmidt, J. Klimm und W. Tolksdorf

Seit dem die chinesische Akupunktur im Westen populär wurde, entbrannte eine rege Diskussion über die Möglichkeiten ihrer Anwendung.

Die Gründe hierfür sind vielfältiger Natur, da wir es mit einem Verfahren zu tun haben, welches über Jahrtausende hindurch in der Medizin angewandt wurde, ohne jedoch naturwissenschaftlich ausreichend begründet zu sein.

Unsere Arbeitsgruppe hat sich zur Aufgabe gestellt, unter Zuhilfenahme von zum Teil klassischen Angaben aus dem Chinesischen, noch zusätzlich psychologische Parameter zu suchen, um eine Antwort auf die Fragestellung der Interaktion zwischen der Noxe Schmerz und den beeinflussenden psychischen Faktoren zu finden.

Methodik

Es wird berichtet über eine laufende randomisierte, prospektive Studie, von der die ersten 19 Patienten zur Auswertung kamen, die mit verschiedenen Schmerzsyndromen unsere Ambulanz aufsuchten. Hierbei wurde die Pulsdifferenz entsprechend der Theorie der chinesischen Pulsdiagnostik an der arteria radialis, dextra und sinistra, gemessen und aufgezeichnet. Die Messung erfolgte mit der 2-Kanal-Simultan Pulsorette 3300 und wurde über Spezialschaltung auf das Mingophon 3 (Siemens) übertragen. Gleichzeitig erfolgte EKG-Aufzeichnung. Der Blutdruck wurde vor, während und nach der Behandlung gemessen und notiert.

Die psychische Situation wurde durch Ausfüllen des Mannheimer Erhebungsbogen der subjektiven Befindlichkeit (ESB), das Maudley Medical Questionnaire (MMQ) (Eysenck) und den Beck Depressionsfragebogen objektiviert.

Wir verwenden Stahlnadeln von 20–100 mm Länge, die ein einfaches Anklemmen der Verbindungskabel an das Stimulationsgerät ermöglichen, wobei der Nadelgriff so beschaffen ist, daß ein Abgleiten der Klemmkontakte vermieden wird. Unter Zuhilfenahme eines Hautwiderstandsmeßgerätes und der Maßeinheit Acupuncture Unite of Measurement (AUM) im Chinesischen auch „CUN" genannt, wählten wir die Punkte so, daß der Schmerzbereich mehr oder weniger eingekreist ist. Die Nadeln werden so tief gestochen und per Hand stimuliert, bis der Patient einen leichten ziehenden elektrischen Schmerz angibt. Danach erfolgt Messung der elektrischen Spannung an jeder Nadel und entsprechend den Ergebnissen Anlegen der Anode oder Kathode. Stimuliert wird nur an zwei Nadeln, einmal herdnah, einmal herdfern, wobei die Stimulation mit Gleichstrom von 1 V beim wachen Patienten durchgeführt wird. Der Behandlungserfolg wird gemessen, nicht nur aus den subjektiven Aussagen des Patienten, sondern auch objektiviert durch fortlaufende Messung der Pulsdifferenz beider Arteriae radialis. Die Auswertung erfolgte durch Korrelation der psychischen Situation gegenüber der fortlaufend gemessenen Pulsdifferenz. Als Erfolg wird nur gewertet, wenn Pulsausgleich mit gleichzeitigem Verschwinden des klinischen Syndroms kongruiert. Die statistische Auswertung erfolgte nach dem exakten Test nach R.A. Fischer, mit einseitiger alternativer Hypothese (wegen ungleicher Stichproben) bei einem Alpha-Wert von 0,05.

Ergebnisse

Durch die durchgeführte Faktorenanalyse konnte gezeigt werden, daß sich neurotische Probanden gegenüber normalen Probanden im ESB auffälliger verhalten, im Sinne der Faktoren Angst, Depression und Schwäche. Es zeigte sich ferner, daß Patienten, die Auffälligkeiten im ESB zeigten, besser auf die ESA reagierten, wobei auf dem 5% Niveau signifikant gezeigt werden konnte, daß die Pulsausgleichsrate bei Patienten mit ESB kleiner als 5 eindeutig größer war, als die Pulsausgleichsrate größer gleich 5.

Die zusätzlichen subjektiven Angaben der Patienten, was die qualitative und quantitative Schmerzangaben betrifft, wiesen auf eine direkte Korrelation zum Ausgleich der Pulsdifferenz hin und wir konnten zeigen, daß Patienten mit ESB-Quotienten kleiner 5 besser zu beeinflussen sind. Inzwischen kristallisiert sich der Trend heraus, daß Patienten, welche im ESB-Quotienten kleiner 5 liegen, mit dieser Behandlungsmethode günstig beeinflußt werden können, während Patienten mit ESB-Quotienten größer gleich 5 nicht immer sicher zu beeinflussen sind. Bei den uns nun vorliegenden Daten von 84 Patienten bestätigen sich oben genannte Ergebnisse auf dem 1% Niveau signifikant.

Diskussion

Es ist selbstverständlich, daß es einen rein somatisch, chronischen Schmerz nicht gibt. Wir haben es immer mit einer psychischen Mitbeteiligung zu tun. So gesehen verwundert es nicht, warum gerade bei psychisch auffälligen Patienten die besten Resultate erzielt werden. Dies erklärt auch die sogenannten therapeutischen Versager. Die Vorteile dieser Art von Schmerzbehandlung liegen eindeutig in der Einsparung von Medikamenten. Als relativen Nachteil muß man den hohen Aufwand an Zeit und Raum für den Patienten sehen, so daß wie immer pro Patient eine individuelle Entscheidung getroffen werden muß, welche Art von Therapie bei ihnen anzusetzen ist.

Es ist nicht Aufgabe dieser Arbeit, die verschiedenen Theorien zur Akupunktur, Elektrohypalgesie usw., zu diskutieren.

Auch konnte in dieser Arbeit noch nicht Heterosuggestionen, wie Reizkomplexe in Form von Ereignissen und Geschehen (Stechen der Nadel, Anschließen an das Gerät, Messung usw.) verschiedene Ausdrucksformen und Verhaltensweisen mit Aufforderungscharakter sowie Erwartungshaltung des Patienten als autosuggestive Einflüsse vom Gesamten getrennt werden.

Dies wird den weiteren gezielten Untersuchungen überlassen bleiben. Die Behandlungserfolge jedoch, welche bei ausreichender Kenntnis des Therapeuten, bleibende günstige Effekte bei einem nicht geringen Teil chronisch Schmerzkranker über längere Zeit sichert, sollen und dürfen nicht unbeachtet bleiben. Bei objektivem Hinsehen müßten gerade diese sehr gut objektivierbaren Parameter uns Ansporn für weitere naturwissenschaftlich fundierte Forschung sein.

Literatur

1. Maudley Medical Questionnaire (1960) in: Eysenck HI, Rachmann S (eds) Neurosen − Ursachen − Heilmethoden. VEB Verlag der Wissenschaften, Berlin
2. Eysenck HI (1957) The dynamics of anxiety and hysteria. Routledge and Kegon, London
3. Krasberg B, Pfeiffer I (1978) Psychosomatik in der Anaesthesiologie. Dissertation, Univ Heidelberg
4. Gheorghiu VA (1972) Betrachtungen über Suggestion und Suggestibilität. Scientia milano
5. Gheorghiu VA (1980) One of the cinderellas of psychology and medicine: The suggestion. Svensnk Tidskrift for Hypnos 5
6. Grabow L (1982) Zeitgleiche, mehrfaktorielle Analyse der Hirnfunktion nach Halothannarkose, Neuroleptanalgesie und kombinierter Akupunktur Analgesie. Anaesthesist (im Druck)
7. Frey R, Erdmann W, Kettner U (1975) Möglichkeiten und Grenzen der Akupunktur. Med Welt 11:483
8. Herget H (1974) Klinische Erfahrungen mit Akupunkturanalgesie. Ärztl Praxis 44:2177
9. Schnorrenberger CC (1981) Medizinisch-wissenschaftliche Objektivierung zur Akupunkturwirkung. Akupunktur Theorie und Praxis 1:15−38
0. Chaitow L (1978) Schmerzbehandlung durch Akupunktur. Richard Pflaum Verlag, München
1. Tan L, Tan MYC, Veith I (1975) Acupuncture Therapy. Routledge and Kegon, London
2. Limoge A (1975) An introduction to electroanesthesia. Univ Press Baltimore, USA
3. Kerr N (1973) Acupuncture for therapy and analgesia. A possible application in dental surgery. Brit Dent J 134:201
4. Pongratz W, Linke W, Baum M, Richter JA (1977) Elektroakupunktur-Analgesie bei 500 herz-chirurgischen Eingriffen. Anaesth u Intensivmed Praxis 13:19
5. Richter JA et al. (1975) Akupunktur-Analgesie bei 100 Herzoperationen. Ärztl Praxis 17:777
6. Wageneder FM, German RH (1976) Electrotherapeutic Sleep and Electroanesthesia. Third International Symposium in Varna
7. Porkert M (1976) Die sachlichen Prämissen für eine wissenschaftliche Diskussion der Akupunktur. Dtsch Ärztebl 18:1240
8. Sovak M, Engel R (1976) Über den Mechanismus über Akupunktur-Analgesie. Anaesthesist 25:208

Verhalten von Kortisol, Renin-Angiotensin und anderer Streßparameter bei Operationen in ESA nach der Heidelberger Methode

M.V. Fischer, O.H. Just und A. von der Linden

Längere Zeit galt die kombinierte Elektrostimulationsanaesthesie insbesondere aufgrund der Einsparung von Medikamenten als ein besonders schonendes Narkoseverfahren. Einige Autoren empfahlen die ESA gerade bei Risikopatienten [1–3, 7, 10]. Diese Euphorie erfuhr allerdings eine starke Dämpfung, nachdem verschiedene Untersuchungen einen Anstieg von Streßparametern unter ESA gezeigt hatten [9, 12]. Leider gibt es bis heute keine einheitliche Form der Elektrostimulationsanaesthesie. Abgesehen von der unterschiedlichen Führung der Basisnarkosen [2, 9, 11, 12] unterscheiden sich insbesondere die Applikationsorte für die elektrischen Ströme, die Reizgeräte und die Wahl der elektrischen Parameter. Wir haben 1977 aus der kombinierten Akupunkturanalgesie eine sehr wirkungsvolle Elektrostimulationsmethode entwickelt, bei der über paravertebrale EKG-Klebeelektroden transkutan gereizt wird [4–6].

Das Verhalten von Streßparametern bei unserem ESA-Verfahren beobachteten wir bei 21 Patienten, die sich einer Varizenexstirpation nach Babcock unterzogen. Die Verteilung auf eine Halothan- und ESA-Gruppe erfolgte alternierend. Als Operation wählten wir die Varizenextirpation nach Babcock, weil bei diesem Eingriff keine größeren Störungen der Kreislaufhomöostase durch Volumen- oder Flüssigkeitsverluste zu erwarten sind und es sich in der Regel um kreislauf- und stoffwechselgesunde Patienten handelt. Nach Einleitung einer Intubationsnarkose mit 5 mg/kg/KG Hexobarbital, 1 mg/kg/KG Succinylcholin und 0,15 mg/kg/KG Alloferin wurde in der ESA-Gruppe über 6 im HWS- und oberen BWS-Bereich angebrachte Klebeelektrodenpaare mit einem stromkonstanten Reizgerät bei einer Stromstärke von 30 mA, einer Frequenz von 15 Hz und einer Pulsbreite von 1–2% gereizt. Die kontrollierte Ventilation erfolgte mit einem Stickoxydul/Sauerstoffgemisch im Verhältnis 2:1.

Die Patienten der Halothangruppe wurden nach dem gleichen Verfahren eingeleitet. Anstelle der Elektrostimulation erhielten sie eine übliche Halothannarkose. Die Abnahmezeiten für unsere Blutbestimmungen waren:

1. vor Prämedikation
2. vor Narkoseeinleitung
3. nach Intubation
4. vor OP-Schnitt
5. 2 min nach Schnitt
6. alle 30 min während der Operation
7. nach Extubation.

Die radioimmunologische Bestimmung des Plasmakortisols wurde ohne chromatographische Trennung mit RIA durchgeführt. Renin wurde mit RIA nach Hackenthal gemessen; die

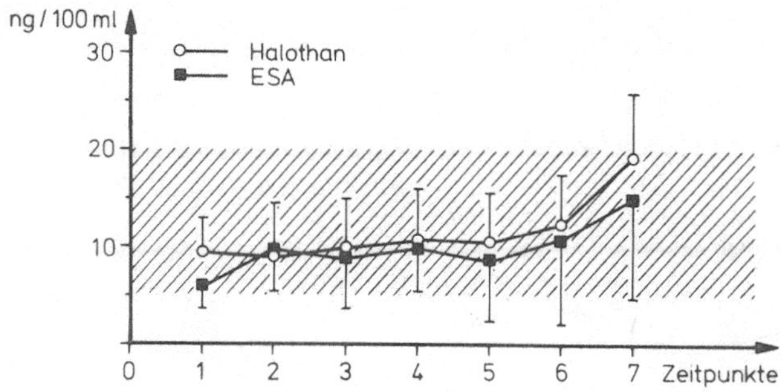

Abb. 1. Plasma-Cortisol

Plasmareninaktivität in ng Angiotensin I/100 ml/h. Außerdem bestimmten wir die Blutglukosewerte nach der Hexokinasemethode und den systolischen, diastolischen und arteriellen Mitteldruck und die Pulsfrequenz.

Operationsstreß führt zu einer Aktivitätssteigerung des Hypotalamus-Hypophysen-NNR-Systems. Die Plasma-Kortisolkonzentration wurde von mehreren Arbeitsgruppen benutzt, um bei verschiedenen Anaesthesieverfahren die Intensität des Operationsstresses zu bestimmen. Halothan, das für unser Vergleichskollektiv benutzte Anaesthetikum führt nach Angaben anderer Autoren schon ohne Operation zu einem Anstieg der Plasmakortisolwerte [8, 13].

Die von uns bestimmten Kortisolkonzentrationen (Abb. 1) im Plasma zu den einzelnen streßintensiven Zeitpunkten eines Narkose-Operationsverlaufes, lassen erkennen, daß dieses spezifische streßorische Glukokortikoid über die gesamte Meßdistanz bei beiden von uns verglichenen Gruppen im Normbereich liegt. Von dem Zeitpunkt 30 min nach Operationsbeginn zu dem nach Extubation kommt es zu einem leichten Anstieg in beiden Kollektiven. Der etwas stärkere Anstieg in der Halothangruppe ist nicht signifikant.

Das Renin-Angiotensin-Aldosteron-System ist ein sehr empfindlicher Regelkreis des Organismus und steht über Angiotension II, dem stärksten Vasopressor überhaupt in direkter Beziehung zum arteriellen Blutdruck. Sowohl zirkulierende Katecholamine als auch eine Stimulation des sympathischen Nervensystems vermögen eine Renin-Freisetzung zu induzieren.

Operationsstreß würde also zu einer Aktivierung des Renin-Angiotension-Aldosteron-Systems führen. Unter Halothannarkose findet man nach Berichten von Vetter und Hack [8] sowie Wernze [13] bereits vor Operationsbeginn erhöhte Werte von Renin-Angiotensin. Durch Dämpfung des lympathikoadrenalen Systems ist Renin-Angiotensin an der Kreislaufhomöostase in stärkerem Maße beteiligt. Bei unseren Untersuchungen (Abb. 2) lagen sowohl in der ESA als auch in der Halothangruppe die Renin-Angiotensinwerte zwischen 0,5 und 1,0 ng, also an der unteren Grenze des Normbereiches von 0,5 bis 5,0 ng Angiotensin I/100 ml/60 min.

Ein Vergleich der beiden Kollektive zeigt, daß die Plasma-Renin-Spiegel während der Halothannarkose anstiegen, während sie in der ESA-Gruppe abfallen. Dieser Unterschied ist statistisch gesichert durch den Wilcoxon-Test bei p = 0,05. Darüber hinaus zeigt sich, daß es während der Halothaneinwirkungszeit noch vor Operationsbeginn zu einem Anstieg des Reninspiegels kommt. Dieser Anstieg ist statistisch gesichert durch den Wilcoxon-Test für gepaarte Meßwerte bei p = 0,005.

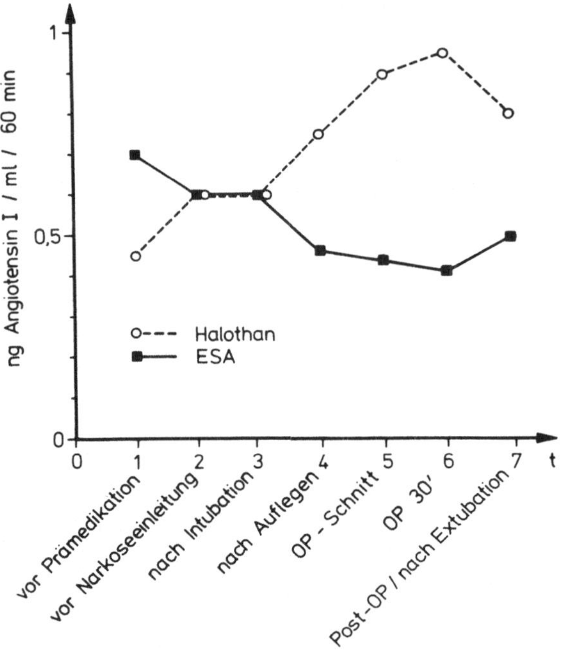

Abb. 2. Reninaktivität

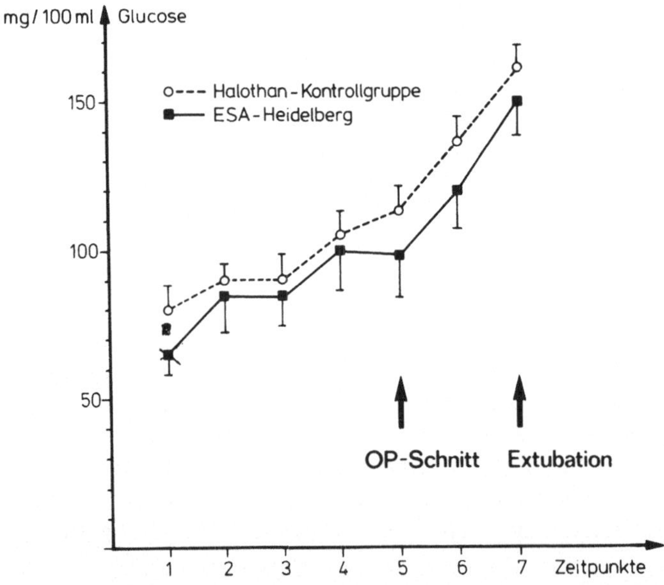

Abb. 3. Plasma-Glucose-Konzentration

Operationsstreß führt außerdem zu einer durch Katecholamine bedingten Glukosever-
wertungsstörung mit Anstieg der Blutglukosewerte (Abb. 3). Sowohl in der Halothan- als
auch in der ESA-Gruppe finden wir einen gleichsinnigen Anstieg der Glukosewerte. Signi-

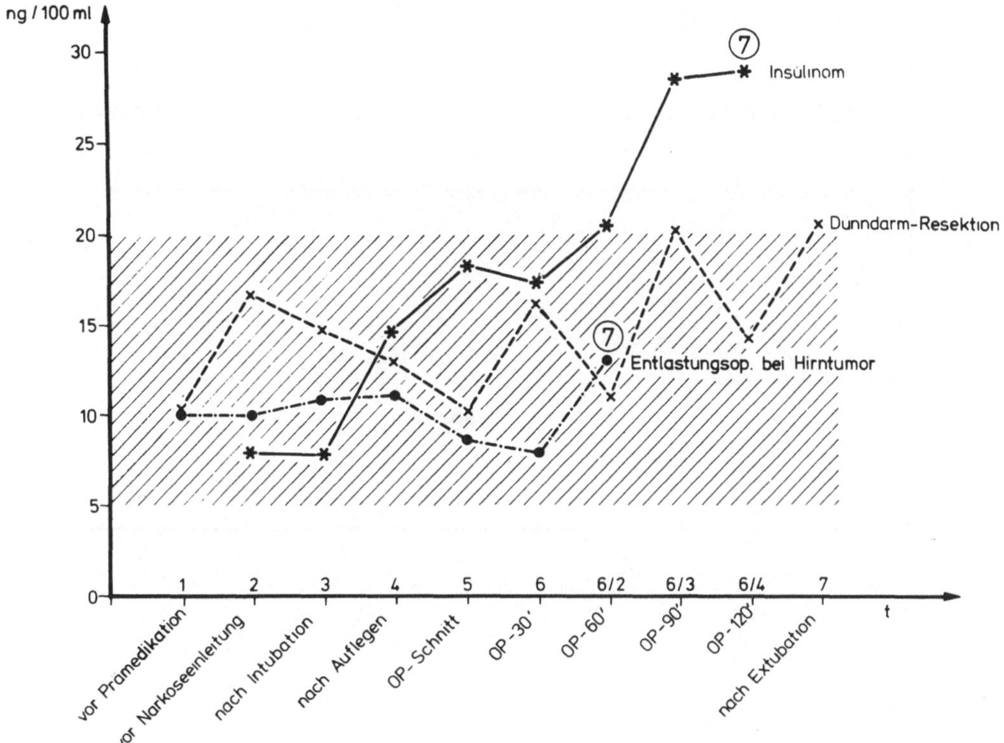

Abb. 4. Plasma-Cortisol

fikante Unterschiede zwischen den beiden Narkoseverfahren lassen sich nicht feststellen. Insgesamt weisen die Renin- und Kortisolwerte unsere ESA-Methode bei Varizenoperationen als streßfrei aus. Die Blutglukosewerte zeigen ähnliche Veränderungen wie unter Halothannarkose und wie sie auch bei der Neuroleptanalgesie betrieben werden.

Um festzustellen, ob diese Ergebnisse nur auf das geringe operative Streßausmaß und die kurze Operationsdauer bei Varizenoperationen nach Babcock zurückzuführen sind, nahmen wir die gleichen Bestimmungen bei einer Hirntumorentlastungsoperation bei einer Insulinomextirpation und einer Antrotomie mit zweifacher Dünndarmresektion vor. Die Abb. 4 zeigt die Plasmakortisolwerte bei diesen Operationen in Elektrostimulationsanaesthesie. Dabei kam es lediglich bei der Insulinomexstirpation zu einem kontinuierlichen Anstieg der Werte, die beginnend mit dem Zeitpunkt nach Operationsbeginn die obere Normgrenze überschritten; in diesem Fall aber sicherlich Hinweis auf einen operationsbedingten Insulinstreß mit reaktivem Anstieg der Cortisolkonzentration.

Die Renin-Angiotensinwerte lagen wie die Abb. 5 zeigt, insgesamt höher als bei den Varizenoperationen, befanden sich aber während des gesamten Narkoseoperationsverlaufs im Normbereich.

Die Abb. 6—8 zeigen das Blutdruckverhalten bei den Varizenexstirpationen in Halothannarkose und in ESA, sowie bei der Dünndarmresektion und Insulinexstirpation. Das konstante Blutdruck- und Herzfrequenzverhalten bei den Elektrostimulationsanaesthesien sind hervorzuheben.

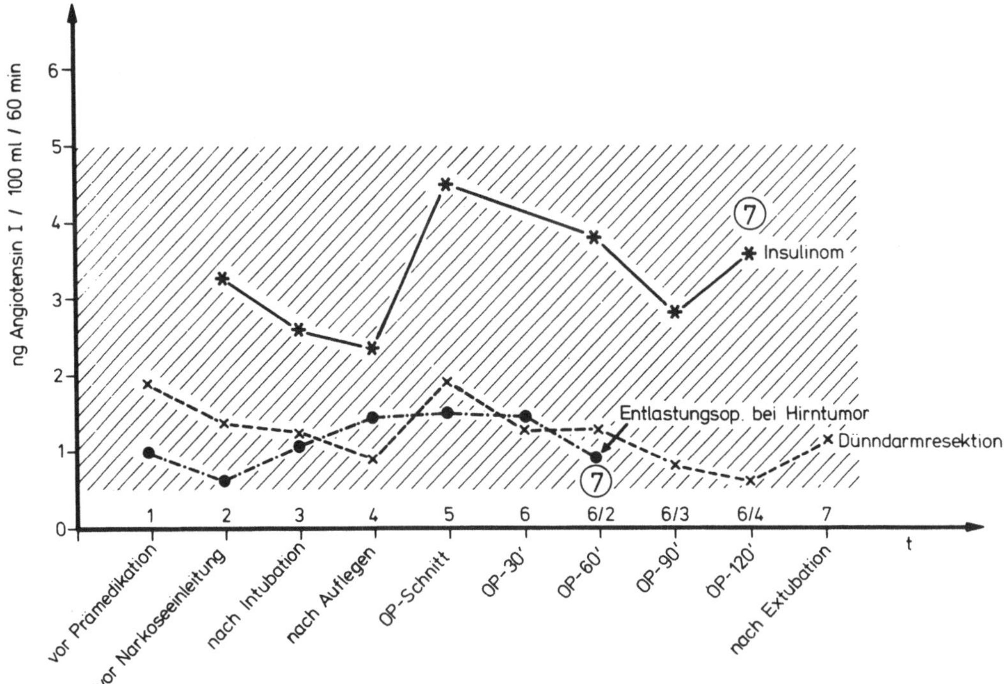

Abb. 5. Reninaktivität

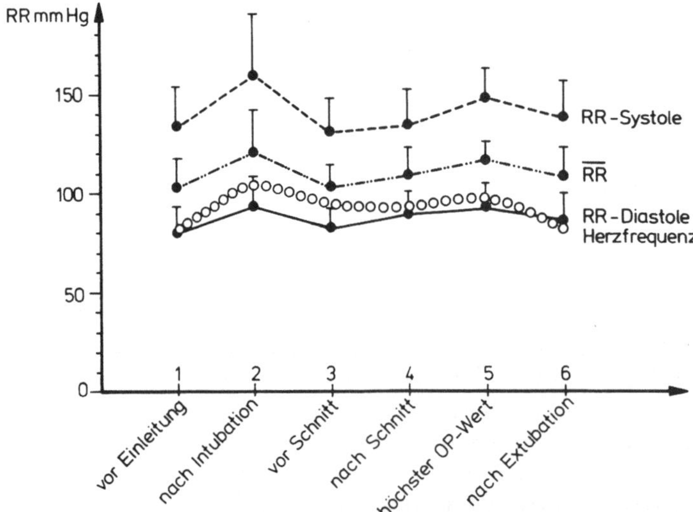

Abb. 6. Varizen; Halothan

Unsere bisherigen Untersuchungsergebnisse legen den Verdacht nahe, daß der von anderen Autoren beschriebene Anstieg streßrelevanter Parameter unter Operationen in ESA durch die jeweilige Elektrostimulationsmethode bedingt ist. Dafür spricht das unterschiedliche Verhalten der Streßparameter in der präoperativen Phase, in der bei unserer Methode keinen Anstieg fanden, und wo das Ausmaß des Operationsstresses noch keine Rolle spielt.

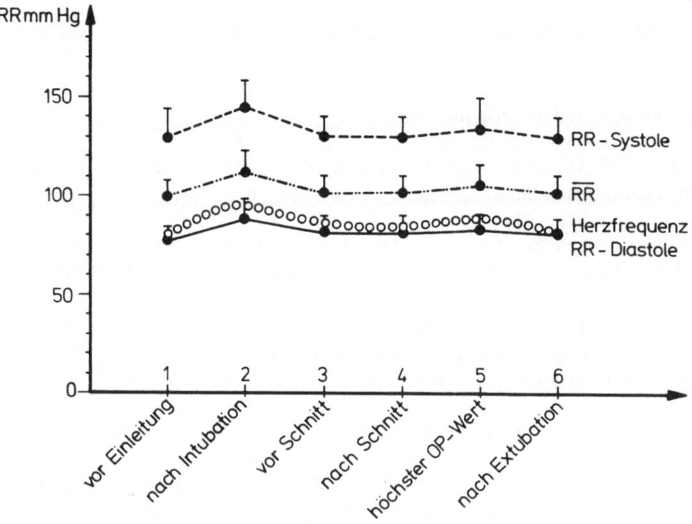

Abb. 7. Varizen; ESA-Gruppe

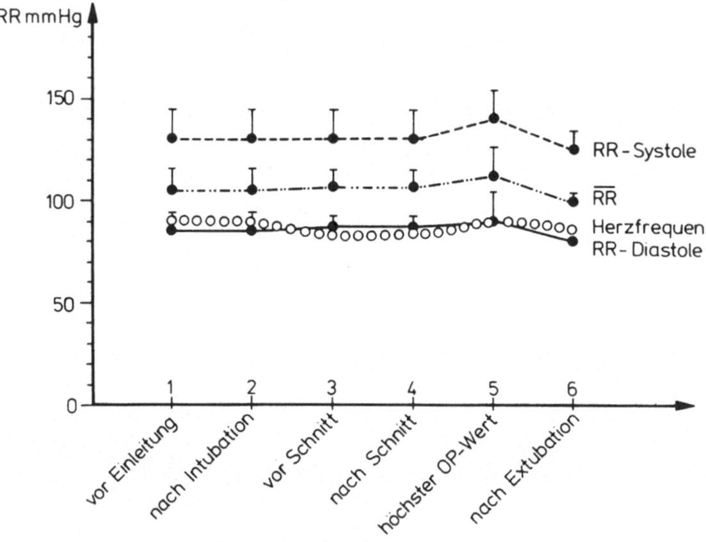

Abb. 8. Insulinom und Dünndarmresektion; ESA

Literatur

1. Benzer H (1975) Akupunktur und Analgesie. Anaesthesie u Wiederbelebung 91:80
2. Doenicke A, Kampik G, Praetorius B, Pitterling P, Göb E, Martusezyk U (1976) Elektrostimulationsanaesthesie in der Abdominalchirurgie unter besonderer Berücksichtigung der selektiven proximalen Vagotomie. Anaesthesist 25:248
3. Erdmann W, Frey R, Kettner U, Stosseck K (1973) Akupunktur als Heilmethode und Analgesieverfahren. Dtsch Ärztebl 40:2569

4. Fischer M, Just OH (1979) Die Elektrostimulationsanaesthesie und ihre klinische Anwendung. Prakt Anaesth 14:1
5. Fischer M, Just OH, Müller C (1981) Indikationen und klinische Anwendung der Elektrostimulationsanaesthesie. Anaesthesiologie und Intensivmedizin 140:145
6. Fischer M, Just OH (1980) Ein neues Verfahren zur ESA. Schmerz 1:53
7. Gagel K, Hergel H, Kalweit K (1975) Kombinierte Akupunktur-Analgesie bei Patienten im beginnenden oder ausgeprägten abdominalen Schock. − Eine Bereicherung der Anaesthesiemöglichkeiten in der Bauchchirurgie. Akupunktur, Theorie und Praxis 3:135
8. Hack G, Plas V, Vetter H (1980) Verhalten des Renin-Angiotensin-Aldosteron-Systems und der Cortisolsekretion vor, während und nach Enflurananaesthesie bei orthopädischen Eingriffen. Anaesth Intensivther Notfallmed 15:453
9. Heck A, Heck I, Knöbel J, Ackern K van (1980) Verhalten von streßrelevanten Parametern bei Elektrostimulationsanalgesie und Neuroleptanalgesie. Anaesth Intensivther Notfallmed 15:52
10. Keidel WD (1975) Elektronarkose und Akupunktur aus der Sicht der Neurophysiologie. Klinikarzt 4:277
11. Schaer H (1979) Zur Quantifizierung der analgetisch/anaesthetischen Wirkung der Elektrostimulation. Anaesthesist 28:52
12. Stellpflug H, Wickings EJ, Nieschlag E (1978) Operationsstreß während kombinierter Elektroakupunkturanalgesie und Enflurannarkose, gemessen am Serum-Cortisol. Prakt Anästh 13:483
13. Wernze H, Hilgenhans M, Rietbrock I, Schüttke R, Kühn K (1975) Plasma-Renin-Aktivität und Plasma-Aldosteron unter Narkose sowie Operationsstreß und Beta-Rezeptoren-Blockade. Anaesthesist 24:471

Beziehung zwischen Akupunkturbehandlungserfolg und Persönlichkeitsstruktur des Patienten

M.V. Fischer, O.H. Just, M. Hufnagl und I. Reitinger

Trotz nicht mehr von der Hand zu weisender Therapieerfolge ist die Akupunktur auch heute noch starken Angriffen ausgesetzt. So gibt es immer noch Kritiker, die jeglichen Effekt der Akupunktur auf Suggestion oder gar Hypnose zurückführen wollen. Wesentliches Argument: Menschen mit einer bestimmten Persönlichkeitsstruktur seien der Akupunktur besser zugänglich als andere [6]. Zum einen seien es die Neurotiker, ein anderes Mal die Optimisten, die besonders suggestibel sind — ein Konzept voller Widersprüche. Wir sind dieser Frage nachgegangen und haben die Patienten, die innerhalb eines Zeitraumes von etwa einem Jahr in unserer Akupunkturambulanz behandelt wurden auf dieses Kriterium Persönlichkeitsstruktur hin untersucht.

Die Patientenauswahl ergab sich mit der Indikationsstellung zur Akupunktur. Insgesamt gingen in die Studie 155 Patienten ein. Die Patienten wurden vor Behandlungsbeginn unter standardisierten Bedingungen getestet, d.h., in den Räumen der Ambulanz in Anwesenheit des Arztes, dessen Mithilfe sich auf die in den Handanweisungen angegebenen Anleitungen beschränkte.

Zur Persönlichkeitsdiagnostik verwendeten wir den Gießen-Test S und die Halbform A des Freiburger Persönlichkeitsinventars. Erhoben wurde das Selbstbild der Patienten in den 6 Dimensionen des Gießen-Tests basierend auf 40 Items und in den 12 Skalen des FPI A (114 Items).

Die Häufigkeit der verschiedenen Krankheitsbilder insgesamt und über Geschlecht zeigt Abb. 1. Das Gros unserer Patienten sind chronisch Schmerzkranke (Gruppe I bis IV).

Krankheitsbilder	gesamt	männl.	weibl.
1. Cephagien	49	10	39
2. Neuralgien	8	–	8
3. Verschiedene andere	21	13	8
4. Bewegungsapparat	19	11	8
5. Gastrointestinaltrakt	3	2	1
6. Respirationstrakt	3	2	1
7. Urogenitaltrakt	6	5	1
8. Psyche	4	2	2
9. Sucht	21	11	10

Abb. 1. Diagnosegruppen

Behandlungserfolg

	·	I	II	III	IV
gesamt	**134** 100%	**67** 50	**30** 22,39	**15** 11,19	**22** 16,41
männlich	**56** 100%	**25** 44,64	**15** 26,79	**6** 10,71	**10** 17,86
weiblich	**78** 100%	**42** 53,85	**15** 19,23	**9** 11,54	**12** 15,38

Abb. 2. Diagnose- und Erfolgsgruppen

Auffällig ist der hohe Anteil weiblicher Patienten in der Diagnosegruppe Cephalgien. Nach Therapieende wurden die Patienten je nach Behandlungserfolg in 5 Gruppen unterteilt:

I. Vollkommene Beschwerdefreiheit ohne jegliche Medikamenteneinnahme

II. Deutliche Besserung der Beschwerden

III. Nur geringe Beschwerdenbesserung

IV. Keine Beeinflussung der Beschwerden durch Akupunktur

V. Abbruch der Behandlung durch den Patienten ohne vorherige Rücksprache mit uns.

Lediglich die Gruppen I und II wurden als positive Behandlungserfolge gewertet, d.h. Patienten, die sehr gut auf Akupunktur ansprachen.

Die Patientenverteilung (Abb. 2) auf die Erfolgsgruppen I bis IV über Geschlecht zeigt die zweite Abbildung, in der die 134 Patienten mit abgeschlossener Behandlung erfaßt sind. 107 von 134 Patienten, das sind 79,8%, wurden erolgreich behandelt. Die weiblichen Patienten überwiegen insgesamt mit 58%. Dabei zeigt sich eine geringfügig bessere Heilungstendenz bei den weiblichen Patienten, was dadurch bedingt ist, daß sie in der Diagnose Cephalgie stärker vertreten sind, die ohnehin besonders gut auf Akupunktur anspricht [2].

Nach Eysenck existieren zwei fundamentale Persönlichkeitsvariable [3]:

1. *Neurotizismus* oder neurotische Tendenz, charakterisiert durch Eigenschaften wie emotionale Labilität, Nervosität, Depression, geringe Geselligkeit.

2. *Extraversion*, die sich in Sorglosigkeit, allgemeiner Aktivität und Streben nach Einfluß äußert und positiv korreliert ist zur Geselligkeit.

Diese Eigenschaften werden erfaßt mit den Testskalen. Berechnet wurden zunächst das gemittelte Selbstbild aller Patienten der Gruppen I bis V. Als Referenzpopulation diente die Standardisierungsstichprobe, d.h. randomisierte Gruppen aus der Bevölkerung mit n = 1590 beim FPI A bzw. n = 630 beim Gießen-Test.

Abbildung 3 zeigt graphisch den Vergleich der Persönlichkeitsprofile der Referenzpopulation des Gießen-Tests [1] mit unserem Patientenkollektiv. Das Profil unserer Patienten ist mit Ausnahme der Dimension Grundstimmung beinahe identisch mit dem der Referenzpopulation. In der Dimension Grundstimmung (4. Zeile von oben) weicht unser Patientengut deutlich nach rechts ab, was einem höheren Anteil depressiver Patienten entspricht. Desweiteren zeigt die Abbildung, daß die Patienten unserer Akupunkturambulanz keine neurotischen Tendenzen aufweisen. Wie stark Neurotiker von der Eichstichprobe abweichen, zeigt Abb. 4, ein Vergleich der Eichstichprobe der FPI-Gesamtform [4] mit Neurotikern.

In der Dimension I (Nervosität) beträgt der Unterschied 6,11, in der Dimension II (Aggressivität) 4,15; und in der Dimension VIII (Gehemmtheit) 3,74.

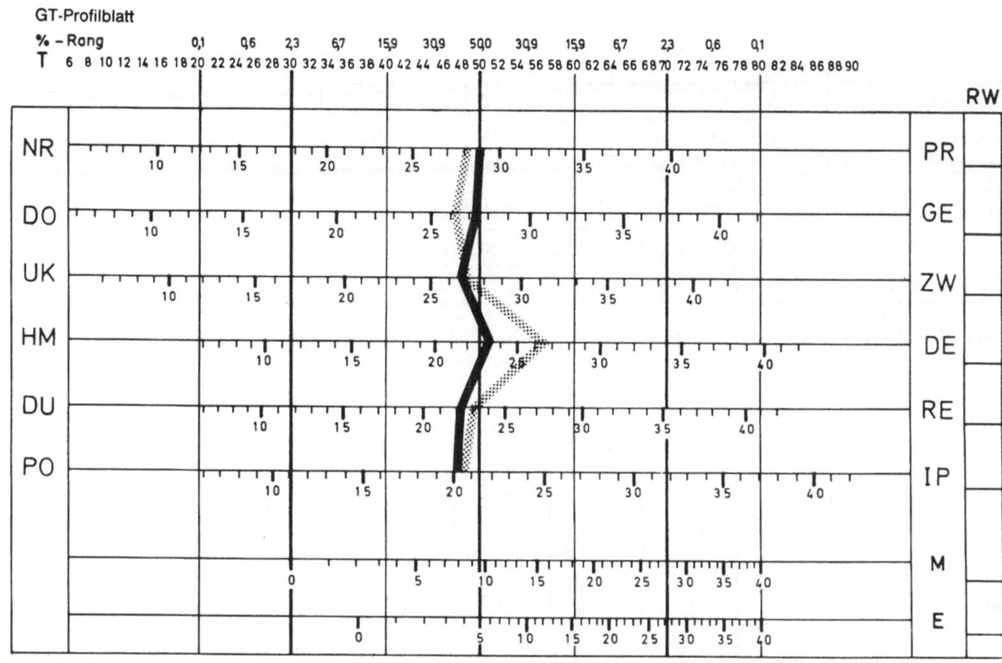

Abb. 3. Gemittelte Selbstbilder der Referenzpopulation ▬▬ und der Akupunktur-patienten ▨▨▨

	x̄ Stichprobe n = 630	x̄ Neurotiker n = 33
1.	12,20	19,09
2.	6,55	11,06
3.	12,12	20,18
4.	9,68	12,61
5.	13,94	10,64
6.	10,68	7,54
7.	7,46	9,21
8.	9,47	13,21
9.	9,17	11,18

Abb. 4. FPI Gesamtform. Vergleich der Stichprobe mit Neurotikern

Abbildung 5 zeigt den Vergleich der Eichstichprobe mit den gemittelten Patienten-selbstbildern über Skalen und Erfolgsgruppen, erfaßt mittels Gießen-Test. Bis auf die noch zu besprechende Dimension Grundstimmung wurden sowohl bei den gesamten Patienten als auch bei den Gruppen I, II, IV und V nur minimale Abweichungen gegenüber der Norm gefunden.

Die relativ großen Abweichungen der Gruppe III (mäßig schlechter Behandlungserfolg) die nur 15 Patienten umfaßt, mag auf Stichprobenvariabilität zurückzuführen sein, soll aber

                                                                 M.V. Fischer et al.

GTS	Mittelwert Eichstichprobe	Pat. der Ambulanz	Gruppe				
			I	II	III	IV	V
	n = 1590	n = 155	n = 67	n = 30	n = 15	n = 22	n = 21
1. Soziale Resonanz	28,80	28,12	27,91	28,80	27,40	29,13	27,28
2. Dominanz	27,27	26,12	25,94	26,77	23,46	28,04	25,67
3. Kontrolle	26,80	26,94	26,28	29,03	25,13	27,04	27,19
4. Grundstimmung	23,27	26,05	25,52	26,10	29,66	25,40	25,76
5. Durchlässigkeit	22,29	23,26	22,79	22,70	25,60	23,63	23,48
6. Soziale Potenz	20,04	20,47	20,36	20,03	22,13	20,72	20,00

Abb. 5. Vergleich der Eichstichprobe mit den gemittelten Patientenselbstbildern

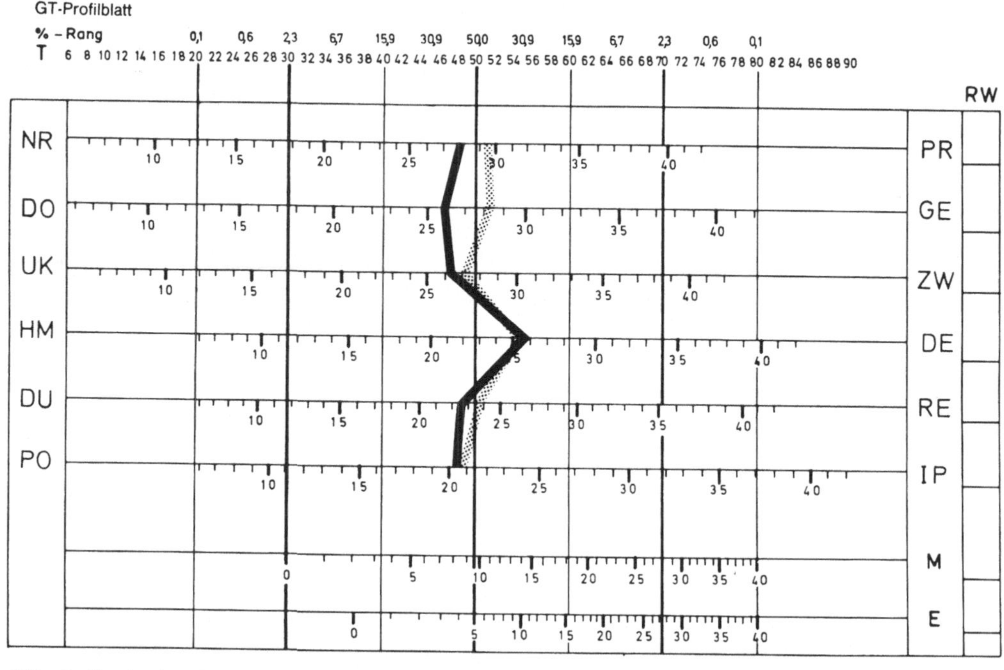

Abb. 6. Gemitteltes Selbstbild der Gruppe I ▬▬▬ und der Gruppe IV ▨▨▨

Gegenstand weiterer Untersuchungen darstellen. In Abb. 6 sind die Profile der beiden extremen Behandlungserfolgsgruppen I und IV herausgegriffen und graphisch dargestellt. Patienten mit sehr gutem Behandlungserfolg zeigen das gleiche Profil wie Patienten ohne Therapieerfolg; d.h. sie unterscheiden sich in ihren Persönlichkeitsmerkmalen nicht voneinander. In Abb. 7 sind die Werte der Patienten unserer Ambulanz nach Behandlungserfolgsgruppen unterteilt neben der Eichstichprobe aufgelistet. Hierbei wurden die Profile mittels der Halbform FPI A erfaßt, wodurch die Halbierung aller Werte im Vergleich zu Abb. 4 bedingt ist.

Der FPI erfaßt mehr Dimensionen, unter anderem latente Aggressivität. Auf dieser Skala liegen die Mittelwerte unserer Patienten durchweg unter den Mittelwerten der Eichstichpro-

FPI-A Halbform RW	Mittelwert Eichstichprobe	Pat. der Ambulanz	Gruppe				
			I	II	III	IV	V
	n = 630	n =155	n = 67	n = 30	n = 15	n = 22	n = 21
1. Nervosität	6,01	7,99	8,07	8,00	8,40	7,36	8,10
2. Aggressivität	3,31	2,86	3,04	2,53	3,20	2,45	2,90
3. Depressivität	6,04	6,14	5,89	5,67	8,06	6,23	6,38
4. Erregbarkeit	4,76	4,89	4,75	4,77	6,13	4,72	4,81
5. Geselligkeit	7,01	7,76	7,84	7,77	7,20	7,59	8,10
6. Gelassenheit	5,38	4,86	4,88	5,13	4,00	5,14	4,71
7. Dominanzstreben	3,78	3,61	3,54	3,63	4,00	3,64	3,52
8. Gelassenheit	4,68	4,49	4,25	4,40	5,66	4,41	4,62
9. Offenheit	4,55	8,17	8,27	7,33	9,66	7,73	8,48
FPI E Extraversion	5,58	5,50	5,70	5,57	4,80	4,91	5,86
FPI N Emotionale Labilität	5,79	5,83	5,75	5,17	7,53	5,64	6,00
FPI M	6,37	5,50	5,49	5,60	4,93	5,68	5,62

Abb. 7. Vergleich der Eichstichprobe mit den gemittelten Patientenselbstbildern

be. Es besteht also eine geringere spontane Aggressionsneigung, weniger Impulsivität und mehr Selbstbeherrschung. Dieser Befund steht im Zusammenhang mit der schlechteren Grundstimmung [8].

Wie schon in Abb. 1 zu sehen war, besteht das Gros der Patienten unserer Akupunkturambulanz aus chronisch Schmerzkranken, von denen bekannt ist, daß neben Analgetikaabusus fakulativ psychische Alterationen wie dysphorisch depressive Verstimmungen und Einengung der Erlebnisfähigkeit auftreten [8]. Depressivität als introjezierte Aggressivität [7], ein psychologisches Modell, das auf einen Teil der Schmerzpatienten sicherlich anwendbar ist.

Wir können also annehmen, daß die allgemein schlechtere Grundstimmung eine krankheitsbedingte Persönlichkeitsveränderung darstellt. Einen Zusammenhang zwischen Persönlichkeit und Therapieerfolg konnten wir nicht feststellen. Das gesamte Patientenkollektiv unterscheidet sich von der übrigen Bevölkerung in Bezug auf die Persönlichkeitsstruktur nicht, mit Ausnahme der oben beschriebenen Veränderungen, die als krankheitsbedingt angesehen werden können.

Literatur

1. Beckmann D, Richter HE (1979) Erfahrungen mit dem Gießen-Test, Tab 1. Hans Huber, Bern
2. Bischko J (1970) Einführung in die Akupunktur. Karl F Haug, Heidelberg, 11. Aufl, 1:53
3. Eysenck HJ, Eysenck SBG (1964) Manual of the Eysenck Personality Inventory. Univ of London Press, London
4. Fahrenberg J (1978) Das Freiburger Persönlichkeitsinventar, Handanweisung. Verlag für Psychologie Dr. C. J. Hogrefe, Göttingen Toronto Zürich
5. Langen D (1977) Psychotherapeutische Aspekte des Schmerzes und der Schmerztherapie. Therapiewoche 27:1802
6. Prokop O, Dotzauer G (1979) Die Akupunktur. Gustav Fischer, Stuttgart New York
7. Schulte W, Tölle R (1975) Psychiatrie, 3. Aufl. Springer, Heidelberg New York, S 68
8. Wörz R, Lendle R (1980) Schmerz, psychiatrische Aspekte und psychotherapeutische Behandlung. Gustav Fischer, Stuttgart New York, S 16

Die Elektrostimulationsanalgesie (ESA) bei nicht prämedizierten und Atropin prämedizierten Patienten

F. Schimek, J.J. Schimek, K.-F. Rothe und W. Heller

Die Anwendung der Akupunktur in der klinischen Anaesthesiologie hat zu der Entwicklung der ESA geführt. Dieses Narkoseverfahren wurde durch zahlreiche Autoren dem Vergleich mit der konventionellen Anaesthesiemethoden unterworfen. Hauptsächlich wegen der Anaesthetikaeinsparung (Benzer et al., 1977; Frey, 1978; Herget et al., 1976; Pauser et al., 1976) und der blutdruckstabilisierenden Wirkung (Abdulla et al., 1979; Grabow und Criveanu, 1976) wurde die ESA als das bessere Verfahren angesehen. Zu dieser Übereinstimmung ist man trotz der Unterschiede in der Akupunkturpunktwahl, der elektrischen Stimulationsparameter und der Technik der Narkoseeinleitung gekommen. Die einzige Gemeinsamkeit der Untersuchungen scheint darin zu bestehen, daß der psychologischen Komponente der Patientenvorbereitung auf die Anaesthesie und die Operation zu wenig Beachtung geschenkt wurde. Dies überrascht, da es doch gerade die Prämedikationsvisite ist, durch die dem Patienten die Angst und die Aufregung weggenommen wird, durch die der Patient den Anaesthesisten kennenlernt und eine Vertrauensbeziehung zu ihm aufbaut. Der Zusammenhang zwischen der präoperativen Angst und Aufregung und der Effektivität der ESA wurde in dem ersten Teil dieser Studie untersucht.

Die Atropingabe zur Narkoseprämedikation ist wegen der depressiven Wirkung auf das parasympathische Nervensystem obligatorisch. Das Atropin führt jedoch zu einer Verminderung der Akupunkturanalgesie (Jisheng, 1979; Omura, 1980). Der Einfluß der Atropinprämedikation auf die Effektivität der ESA wurde in dem zweiten Teil dieser Arbeit untersucht. Die freien Fettsäuren (FFS), das freie Glyzerin (GL) und die Triglyzeride (TG) wurden als Vergleichsparameter herangezogen.

Teil I

Methodik

Gynäkologische Unterbauchoperationen wurden bei 20 Patientinnen mit einer unauffälligen internistischen Anamnese und einem normalen Metabolismus unter der ESA durchgeführt. Zusätzlich zur abdominalen Hysterektomie wurde in 8 Fällen die Operation nach Marshall-Marchetti (MM) und in 5 Fällen die Adnektomie und MM vollzogen. Vier Patientinnen wurden von der Auswertung wegen der Überschreitung der Blutverlustgrenze von 6% ausgeschlossen. Beim Aufklärungsgespräch wurde die Narkose kurz beschrieben und die Einverständniserklärung der Patienten eingeholt. Es wurde keine Prämedikation verabreicht, lediglich unmittelbar vor der Narkoseeinleitung wurden 0,25 mg Atropin i.v. gespritzt. Nach

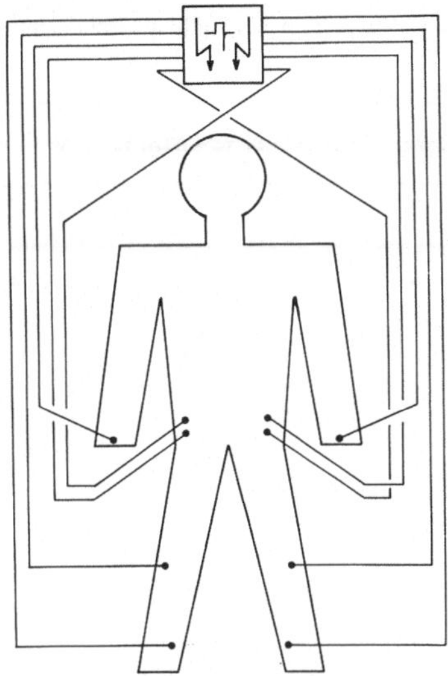

Abb. 1. Die schematische Darstellung der Lokalisation der Akupunkturnadeln

der Patientenlagerung wurde eine großlumige Vene punktiert, die erste Blutprobe entnommen und die Vollelektrolytlösung Tutofusin angeschlossen. Anschließend wurden die Akupunkturpunkte Hoku (Di-4), Tsusanli (M-36) und Sanyinchiao (MP-6) mit den chinesischen Stahlnadeln (L-1,0″, 2,0″, 1,0″) tief genadelt. Weiterhin wurden vier Nadeln der Stärke 3,0″ subkutan und parallel zum Operationsschnitt in Abstand von 3 cm gelegt. Die Position der Punkte ist in der Abb. 1 dargestellt. Die Nadeln wurden mit dem „AKU-Impuls"-Gerät (Pitterling Electronic GmbH) stimuliert. Die Stimulationsintensität wurden bis zu einem subnozizeptiven Spiegel erhöht und bis zur Beendigung der Operation konstant gehalten. Bei einer Frequenz von 16 Hz wurden Stromstärken von 3 bis 7 mA erreicht.

Während der Analgesieinduktionszeit von einer halben Stunde wurden alle fünf Minuten die nächsten Blutproben entnommen. Die Narkoseeinleitung wurde im Operationssaal unter der Anwendung von Atropin, Flaxedil, Hypnomidate, Succinylcholin-Asta und Pancuronium durchgeführt. Der Medikamenten- und Infusionenverbrauch, sowie der Blutverlust sind in der Tabelle 1 aufgezeichnet. Die Patienten wurden mit einem Lachgas-Sauerstoff-(3 : 2)-Gasgemisch mit dem Pulmomat K2 normoventiliert. Die CO_2-Konzentration im Expirationsgasgemisch wurde kontinuierlich gemessen. Sie betrug 4,5% bis 5% ($paCO_2$ 31—35 Torr). Während der Operation wurden sechs weitere Blutproben zu folgenden Operationsschritten entnommen: Hautschnitt, Peritoneumeröffnung, Unterbindung und Durchtrennung der Ovargefäße, der Tube und des Ovarligaments, Unterbindung und Durchtrennung der Uterusgefäße, Uterusexstirpation und Peritoneumverschluß. Die Blutproben wurden nach der Entnahme zentrifugiert und anschließend zur Lipidmetabolitenbestimmung verwertet. Die freien Fettsäuren (FFS) und das freie Glyzerin (GL) wurden mit Biochemica-Test-Kombinationen von Boehringer bestimmt. Die Meßwerte wurden in zwei Gruppen eingeteilt. Die Einteilung erfolgte je nach der Antwort der Kranken auf die Befragung vor der Elektrostimulation. So wurde eine Gruppe von ängstlichen (ÄP) und eine Gruppe von nicht ängstlichen Patienten (NÄP) aufgestellt. Zur statistischen Auswertung wurde der t-Test für gepaarte und nicht gepaarte Beobachtungen herangezogen.

Tabelle 1. Der Verbrauch an Medikamenten und Infusionen sowie der Blutverlust bei nicht prämedizierten Patienten unter der ESA

		ÄP-Gruppe	NÄP-Gruppe
Atropin	$\bar{x}$	0,25	0,25
(mg) i.v.	S	0,0	0,0
Hypnomidate	$\bar{x}$	33,0	33,9
(mg) i.v.	S	3,6	3,7
Flaxedil	$\bar{x}$	10,0	10,0
(mg) i.v.	S	0,0	0,0
Succinylcholin-Asta	$\bar{x}$	100,0	100,0
(mg) i.v.	S	0,0	0,0
Pancuronium	$\bar{x}$	7,7	7,8
(mg) i.v.	S	1,3	1,4
Tutofusin	$\bar{x}$	1125,0	1083,3
(ml)	S	270,0	204,1
Blutverlust	$\bar{x}$	153,0	191,7
(ml)	S	112,9	80,1

Ergebnisse

Die Gruppe der ÄP bestand aus zehn Kranken, die Gruppe der NÄP aus sechs Patienten. Die Durchschnittswerte und der Standarderror der FFS und des GL sind aus der Abb. 2 ersichtlich. Auf die Darstellung der TG wurde wegen der hohen Streuung der Werte ver-

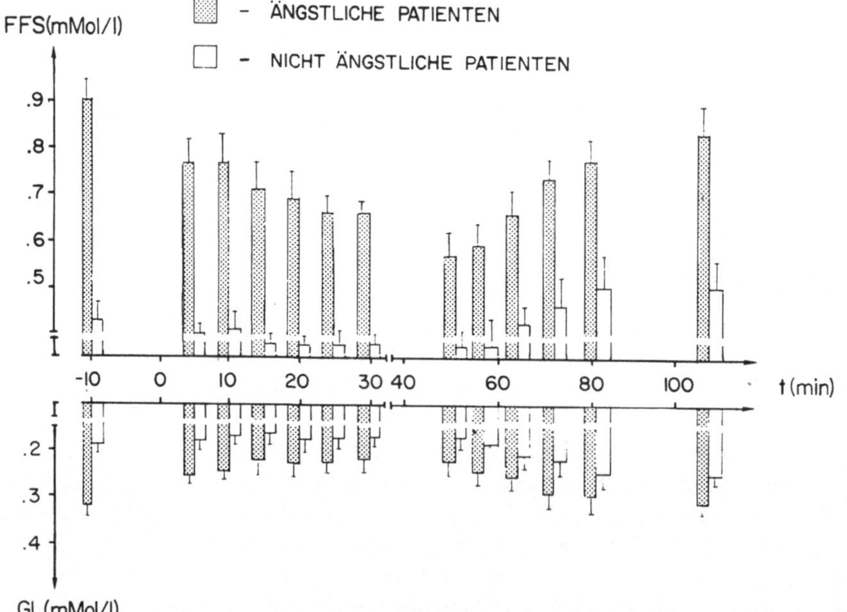

Abb. 2. Der Verlauf der FFS- und GL-Spiegel bei den ÄP und den NÄP unter ESA. Dargestellt sind die Mittelwerte und der Standarderror. Zum Zeitpunkt 0 wurde mit der Elektrostimulation begonnen

zichtet. Von dem ersten intraoperativen Wert der beiden Gruppen abgesehen, haben sich
die FFS-Spiegel der ÄP und der NÄP voneinander signifikant unterschieden (p < 0,05 bis
p < 0,001). Somit war die ESA der NÄP effektiver und die Patienten dieser Gruppe waren
weniger dem Operationsstreß ausgesetzt. Innerhalb der ÄP-Gruppe kam es präoperativ zum
FFS-Abfall und intraoperativ zum FFS-Anstieg. Beide Veränderungen waren hoch signifikant (p < 0,001 bis p < 0,01). Bei der NÄP-Gruppe blieben dagegen die präoperativen
FFS-Spiegel relativ konstant und die intraoperative Zunahme der FFS erreichte nicht den
Signifikanzbereich. Die FG-Spiegel zeigten ein ähnliches Verhalten. Innerhalb der ÄP-Gruppe
wurden signifikant sowohl die präoperativen als auch die intraoperativen FG-Werte verändert (p < 0,01 und p < 0,01) Der FFS- und FG-Verlauf ist aus der Abb. 2 ersichtlich.

Teil II

Gynäkologische Unterbauchoperationen wurden bei 32 stoffwechselgesunden Patientinnen
durchgeführt. Die Hälfte der Gruppe wurde dem Teil I entnommen. Bei der anderen Hälfte
wurde zusätzlich zur abdominalen Hysterektomie die Adnektomie (1 Fall), die MM-Operation (2 Fälle) und die Adnektomie mit der MM-Operation (3 Fälle) vollzogen. Diese
Patientinnen haben 0,03 mg/kg/KG Atropin i.m., im Durchschnitt 20 min vor dem Elektro-
stimulationsanfang verabreicht, zur Prämedikation erhalten und stellten die Atropinprä-
medikationsgruppe (APG). Dem Teil I entnommene und zusammengeschlossene Patientinnen bildeten die Kontrollgruppe (KG). Da die Methodik, von der Atropingabe und der präoperativen Befragungung abgesehen, der APG und der KG identisch war, wird hier auf die
vorausgegangene Beschreibung verwiesen. Die Angaben zum Blutverlust, Medikamenten-
und Infusionenverbrauch befinden sich in der Tabelle 2.

Tabelle 2. Der Verbrauch an Medikamenten und Infusionen sowie der Blutverlust bei Atropin prämedizierten und nicht prämedizierten Patienten unter der ESA

		APG	KG
Atropin	x̄	1,83	0,25
(mg) i.m. und i.v.	S	0,27	0,0
Hypnomidate	x̄	30,9	33,8
(mg) i.v.	S	4,2	3,3
Flaxedil	x̄	10,0	10,0
(mg) i.v.	S	0,0	0,0
Succinylcholin-Asta	x̄	100,0	100,0
(mg) i.v.	S	0,0	0,0
Pancuronium	x̄	6,6	7,7
(mg) i.v.	S	1,1	1,3
Tutofusin	x̄	1109,3	1109,3
(ml)	S	273,3	240,9
Blutverlust	x̄	168,1	167,5
(ml)	S	73,9	100,8

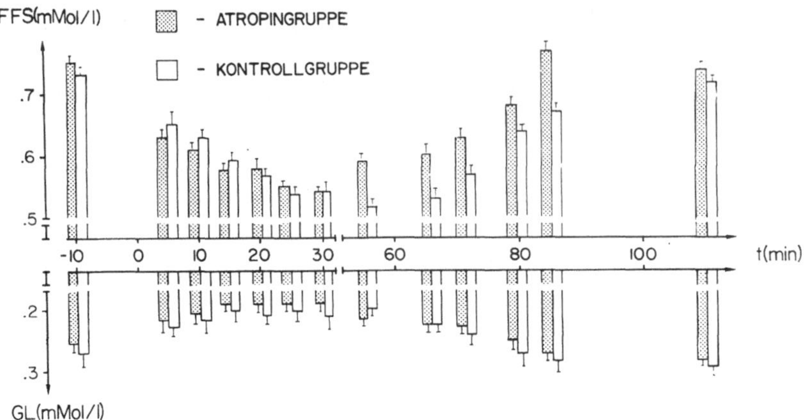

Abb. 3. Der Verlauf der FFS- und GL-Spiegel innerhalb der APG und der KG unter ESA. Dargestellt sind die Mittelwerte und der Standarderror. Zum Zeitpunkt 0 wurde mit der Elektrostimulation begonnen

Ergebnisse

Die FFS- und GL-Werte der APG und der KG sind in der Abb. 3 aufgezeichnet. Wegen der hohen Streuung der TG-Werte haben wir auch hier auf ihre Darstellung verzichtet. Beim Vergleich der FFS- und der GL-Parameter der beiden Gruppen wurde kein signifikanter Unterschied aufgedeckt. Somit konnte kein Einfluß der Atropinprämedikation auf die ESA festgestellt werden. Innerhalb der einzelnen Gruppen wurde ein synergistisches Verhalten der Parameter verzeichnet. Ein präoperativer Abfall und ein intraoperativer Anstieg der FFS trat sowohl für die APG ($p < 0{,}001$ und $p < 0{,}001$) als auch für die KG ($p < 0{,}001$ und $p < 0{,}02$) ein. Dasselbe Verhaltungsmuster haben auch die GL-Spiegel gezeigt ($p < 0{,}001$ und $p < 0{,}001$).

Diskussion

Der Lipidmetabolismus unterliegt der hormonellen Kontrolle der Katecholamine (Rizack, 1961). Unter die Reize, die eine Katecholaminfreisetzung auslösen, gehören der Flüssigkeits-volumenverlust, toxische Substanzen und die afferenten sensorischen Impulse (Bevan, 1980). In unserer Untersuchung haben der Schmerz, die Angst und die Aufregung eine aus-schlaggebende Bedeutung gespielt. Da bei einem intubierten und mit dem Lachgas-Sauer-stoff-Gasgemisch beatmeten Patienten das Bewußtsein zum großen Teil ausgeschaltet ist, werden die Schmerzimpulse zum auslösenden Faaktor der endokrinen Reaktion (Clarke, 1970; Halter et al., 1977). In dieser Studie haben wir das Eintreten von den anderen Fakto-ren (Hyperkapnie, Hypoxie, Hypothermie und Hypotension) vermieden. Wegen der un-komplizierten Bestimmung und guter Verläßlichkeit wurden zu den analgesieabhängigen Vergleichsparameter die FFS gewählt. Das GL und die TG wurden eher als Kontrollwerte mitbestimmt.

Die Ergebnisse des ersten Teiles der Studie demonstrieren die Bedeutung der Angst und der Aufregung des Patienten auf die Effektivität der ESA. Obwohl kein standardisiertes

psychologisches Verfahren zur Befragung der Kranken herangezogen wurde, ist es doch
zur guten Übereinstimmung zwischen der Patientenantwort und dem erwarteten präoperativen FFS-Verlauf gekommen. Der FFS-Abfall der ÄP spricht dafür, daß sich die Patientinnen
an die ruhige Umgebung im Operationsvorraum gewöhnt haben. In welchem Ausmaß die
Akupunkturstimulation zur Senkung der FFS-Spiegel geführt hat, läßt sich aber schwer
sagen. Die FFS der NÄP wurden offensichtlich durch die Stimulation nicht beeinflußt.
Doenicke et al. (1976) haben dagegen einen FFS-Anstieg durch die Akupunktur von Freiwilligen gefunden.

Es ist interessant, daß sich der erste intraoperative Wert der ÄP nicht von dem der NÄP
unterschieden hat. Es kam zwar zu einer Abnahme des Wertes bei den NÄP, diese aber war
weitaus nicht in dem Ausmaß wie bei den ÄP. Der Effekt wird auf die hohe Hypnomidate-
Dosis und das Lachgas (60%) zurückgeführt. Der intraoperative Anstieg der FFS war
nur für die ÄP signifikant. Obwohl keiner der ÄP über eine unangenehme oder schmerzhafte Empfindung während der Operation berichten konnte, ist es offensichtlich, daß die
Wirkung der ESA nicht ganz suffizient zur Unterdrückung der Streßantwort war. Unsere
Ergebnisse stimmen mit den Befunden von Betleri (1970), der über eine direkte Abhängigkeit des intraoperativen Katecholaminanstieges von der präoperativen Angst der Patienten
berichtete, überein.

Die Resultate des zweiten Teiles der Untersuchung zeigen, daß das Atropin von keinem
Nachteil für dieEffektivität der ESA ist. Beim Vergleich der APG mit der KG konnte kein
signifikanter Unterschied aufgedeckt werden. In der KG wurde zwar zur Intubation das
Atropin appliziert, doch die Dosis war fast 1/10 der Dosis der APG. Ein Verzicht auf die
Atropingabe erschien uns nicht angebracht. Der präoperative FFS-Abfall und der intraoperative FFS-Anstieg innerhalb der APG und der KG wird denselben Ursachen, die bereits
diskutiert wurden, zugeschrieben.

Die ESA konnte sich bislang nicht als ein einheitliches Narkoseverfahren durchsetzen.
Der Analgesiemechanismus der ESA ist noch nicht geklärt und die Interaktionen der Elektrostimulation mit dem Lachgas werden untersucht. Der Ausgang unserer Studie demonstriert die Notwendigkeit einer sorgfältigen Prämedikationsvisite und den Einfluß der
psychologischen Faktoren auf die Effektivität der ESA. Ein Atropineffekt auf die ESA
konnte nicht festgestellt werden.

Literatur

Abdulla W, Sostegno C, Frey R, Gärtner J (1979) Kreislaufverhalten unter Elektrostimulationsanaes-
    thesie bei Operationen am Auge. Anaesthesist 28:221–226
Benzer H, Bischko J, Pauser G, Zimmermann M (1977) Die Akupunktur-Analgesie. In: Benzer,
    Frey, Hügin, Mayrhofer (Hrsg) Lehrbuch der Anaesthesiologie, Reanimation und Intensivtherapie.
    Springer, Berlin Heidelberg New York, S 403–409
Bevan DR (1980) Metabolic response to anaesthesia, surgery and trauma. In: Gray, Nunn, Utting (eds)
    General anaesthesia. Butterwort, London, UK, S 1019
Betleri I (1970) Katecholaminbestimmung während verschiedener Narkoseverfahren. Anaesthesist
    19:258–259
Clarke RSJ (1970) The hyperglycaemic response to different types of surgery and anaesthesia. Br J
    Anaesth 42:45–53
Doenicke A, Kampik G, Praetorius B, Schmid M (1976) Veränderungen der blutchemischen Parameter
    bei gesunden Versuchspersonen durch Akupunktur. Anaesthesist 25:235–238
Frey R (1978) Stellungnahme zur Akupunktur als Hypalgesie- und Therapie-Methode. Anaesthesist 27:505

Grabow L, Criveanu T (1976) Die kombinierte Akupunktur-Analgesie als Verfahren der allgemeinen Anaesthesie. Anaesthesist 25:231−234
Halter JB, Pflug AE, Porte D Jr (1977) Mechanism of plasma catecholamine increase during surgical stress in man. J Cl End a Met 45:936−944
Herget HF, L'Allemand H, Kalweit K, Walter P, Hehrlein FW, Schlepper M (1976) Klinische Erfahrungen und erste Ergebnisse mit kombinierter Akupunktur-Analgesie bei offenen Herzoperationen am Zentrum für Chirurgie der Justus-Liebig-Universität in Gießen. Anaesthesist 25:223−230
Jisheng H (1979) The role of some central neurotransmitters in acupuncture analgesia. National symposia of acupuncture and moxibustion and acupuncture anaesthesia, Beijing, pp 27−30
Omura V (1980) Editorial. Acup Electro Therap Res 5:1−28
Pauser G, Benzer H, Bischko J, Ganglberger J, Haider M, Mayrhofer O, Schmid H, Semsroth M (1976) Klinische und experimentelle Ergebnisse mit der Akupunktur-Analgesie. Anaesthesist 25:215−222
Rizack MA (1961) An epinephrine-sensitive lipolytic activity in adipose tissue. J Biol Chem 236:657−662

Der Einfluß der transkutanten elektrischen Nerven-stimulation (TES) auf die analgetische Komponente des Stickstoffoxyduls

F. Schimek, C.R. Chapman, J. Gehrig, R. Gerlach und Y. Colpitts

Die analgetische Wirkung des Lachgases und des TES ist wohl bekannt. Die elektrische Nervenstimulation, die entweder transkutan oder mittels der Akupunkturnadeln appliziert wird, hat bereits in der Kombination mit der Lachgas-Sauerstoff-Inhalation (LSI) den Eingang in die klinische Anaesthesiologie gefunden (Doenicke et al., 1976; Abdulla et al., 1979). Das Lachgas verringert beträchtlich die MAK (minimale alveoläre Konzentration) der Inhalationsanaesthetika (Marshall und Wollman, 1980) und die Dosis der intravenösen Anaesthetika. Es wurde bisher jedoch nicht geprüft, ob das Lachgas einen potentiellen, additiven oder hemmenden Effekt auf die TES ausübt.

In dieser Studie haben wir die Weise, in der sich die schon bestehende Lachgasanalgesie nach einer zusätzlichen Verabreichung der TES verändert, untersucht. In Anlehnung an die klinischen Untersuchungen (Abdulla et al., 1979; Pauser et al., 1976; Herget et al., 1976) wurde mit der LSI begonnen und dann die TES zugesetzt. Die analgetische Wirkung der LSI und der TES-LSI-Kombination wurde durch die dentale Dolorimetrie getestet. Diese Methode zeichnet sich durch hohe Verläßlichkeit aus (Mumford, 1965; Mathews und Searle, 1976) und wird von zahlreichen Untersuchern (Andersson et al., 1973; Chapman et al., 1976; Mumford und Bowsher, 1976) bevorzugt. Die Schmerzantwort wurde durch die subjektive Schmerzwertung (SSW) und die hirnevozierte Potentiale (EP) quantifiziert. Die EPe sind zwar mit dem Schmerz nicht gleichzusetzen, doch konnte in unserem Schmerzforschungslabor eine direkte Abhängigkeit vom Grad der Analgesie festgestellt werden (Butler et al., 1981; Chapman und Benedetti, 1979; Gehrig et al., 1981; Chen und Chapman, 1980).

Methodik

Achtzehn bezahlte Freiwillige im Alter von 20 bis 28 Jahren haben an der Untersuchung teilgenommen. Jeder der Teilnehmer füllte einen Gesundheitsfragebogen aus und unterschrieb eine Einverständniserklärung, die durch die Kommission für die Ethik der Forschung am Menschen der Universität Washington überprüft wurde. Die meisten der Versuchspersonen (VPn) haben bereits Erfahrungen mit dem Lachgas gemacht und kannten unsere Forschungsabteilung von den früheren Experimenten.

Ein gesunder, nicht plombierter, oberer Schneidezahn wurde der elektrischen Reizung rechteckiger Wellenform ausgesetzt. Die Reize wurden dem Grass-S44-Generator abgeleitet und am Inzisivzahn über eine leitende Gummielektrode (Kathode) von 4 mm Durchmesser appliziert. Die Dauer der Impulse betrug 5 ms, die Frequenz 0,5 Hz. Die Kathode war in einem Plastikröhrchen eingesetzt, welches die VP an dem Zahn hielt. Vor dem Beginn der

Reizung wurde der Schneidezahn mit Alkohol gereinigt und mit Preßluft getrocknet. Zur
Sicherung eines konstanten Stromflusses wurden die Impulswellen auf dem Oszillooskop
verfolgt und der Kreiswiderstand laufend gemessen. Die Anode wurde am Jochbein, ipsilateral zum gereizten Inzisivzahn, fixiert. Die Skala der SSW bestand aus den Größen:
sehr schwache Empfindung, sehr schwacher Schmerz, schwacher Schmerz, leichter Schmerz,
mittelstarker Schmerz und starker Schmerz. Die VPn sollten während der Basisaufnahme
einen mittelstarken bis starken Schmerz ertragen. Eine Überstimulation des Zahnes wurde
durch einen Sicherheitskreis, der nur eine maximale Reizintensität von 80 μA zuließ, ver-
hindert. Martin und Chapman (1979) haben die, in dieser Studie angewandte, dentale
Dolorimetrie en detail beschrieben.

Das Elektroenzephalogramm (EEG) wurde vom Vertex (Cz), auf das Inion bezogen,
aufgenommen. Die Erdungselektrode wurde am Jochbein plaziert. Der Elektrodenwiderstand
wurde unterhalb von 5 kΩ gehalten. Die Hirnaktivität wurde mit einer Analogisolationseinheitanlage, Modell 277 J, die eine effektive Bandbreite von 0,2 bis 100 Hz beinhaltet, verstärkt. Das Signal wurde dann direkt in den Nicolet-1072-Mittelwertbildner geleitet. Der Inputgrenzbereich des Nicolet-SD-72/4A-Digitalrechners wurde auf die Zeitkonstante von 4 ms
und die Sammelrate von 80 Hz eingestellt. Der Vorgang der EP-Summation wurde über das
Nicolet-1072-Oszilloskop verfolgt. Die EPe wurden durch die Summation von 64 Einzelpotentiale, in je drei Blöcken aufgespeichert, erhalten. Jede der Blockaufnahmen, die durch
Muskelspannung, Augenzwinkern oder Bewegung beeinflußt war, wurde verworfen und
durch eine neue Aufnahme ersetzt. Der aufsummierte EP wurde mit einem x-y-Schreiber
aufgezeichnet. Nach der Digitalumsetzung wurden die Spitze-zu-Spitze-Amplituden und die
Spitze-Latenzen des Summations-EPs, aus 192 Einzelpotentialen bestehend, berechnet und
analysiert.

Die VPn haben in einem Zahnstuhl die Position, bei der die maximale Muskelentspannung möglich war, eingenommen. Die elektrischen Reize wurden mit einer langsam stei-
genden Intensität bis zum Spiegel des mittelstarken — starken Schmerzes verabreicht. Nach
drei Wiederholungen wurde die Durchschnittsintensität berechnet und innerhalb aller Experimentsabschnitte konstant gehalten. Die Stromintensitäten mit dem Durchschnittswert
67 μA rangierten von 10 bis 80 μA.

Das Lachgas-Sauerstoff-Gasgemisch wurde im Verhältnis 1 : 2 in einem halbgeschlosse-
nen System nasal eingeatmet. Das Frischgasflow betrug 9 l/min. Die TES wurde im Anschluß an die EP-Aufnahme der LSI begonnen. Die Kathode wurde am Di-4-Akupunktur-
punkt, zwischen dem ersten und dem zweiten Metakarpalknochen lokalisiert, befestigt und
die Anode an die Zeigefingerspitze geklebt. Vorher wurde die Haut mit Alkohol gereinigt
und der Elektrodenwiderstand mit Elektrogel verringert. Die Stimulationsintensität wurde
langsam bis zu einem subnozizeptiven Spiegel erhöht. Die monopolaren, 0,14 ms breiten Impulse wurden mit 20 Hz Reizfrequenz von dem Stimtech-EPC-Clinical-Stimulationsgerät
produziert. Die Stromstärken von 9,65 mA Durchschnitt reichten von 3 bis 24 mA.

Die Technik der EP-Aufnahmen war für die beidenBehandlungen (LSI und TES-LSI)
identisch. Vor der EP-Aufnahme wurde sowohl die LSI als auch die TES-LSI 20 min lang
appliziert. Nach jedem Versuchsabschnitt wurden die SSW und die EPe aufgezeichnet.
Zur statistischen Auswertung wurde der D_2-Mahalanobis-Test (Dixon und Brown, 1979)
und der t-Test für gepaarte Beobachtungen gebraucht.

Resultate

Der Einfluß der LSI und der TES-LSI auf die EPe bei einem representativen Probanden ist aus der Abb. 1 ersichtlich. In Abb. 2 ist der Behandlungseffekt graphisch dargestellt.

Mit dem ersten Schritt der Datenanalyse war zu bestimmen, ob die LSI die Spitze-zu-Spitze-Amplituden und die Spitze-Latenzen der EPe oder die SSW beeinflußt hat. Zur Feststellung eines LSI-Effektes wurden die ganzen Daten der Basisaufnahme und der LSI dem Mahalanobis-D_2-Test unterworfen. Ein signifikantes Resultat wurde für das $D_2 = 5,81$, $F(10,7) = 4,31$, $p = 0,03$ beobachtet. Dieser Analysenausgang spricht dafür, daß die abhängigen Variablen durch die Behandlung signifikant verändert wurden. Die gepaarte t-Test wurde zum Vergleich der individuellen Messungen herangezogen. Es sollte festgestellt werden, welche der Variablen signifikant durch die LSI verändert wurden. Die Tabelle 1 zeigt,

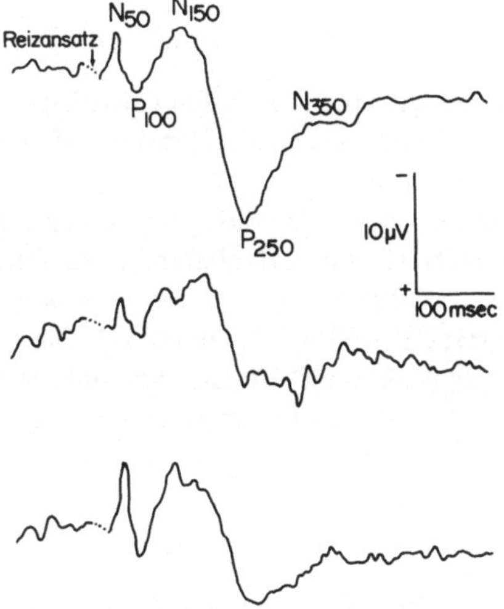

Abb. 1. Die Veränderung des Basis-Summations-EPs (obere Kurve) durch die Lachgas-Sauerstoff-Inhalation (mittlere Kurve) und die Kombination TES – Lachgas-Sauerstoff-Inhalation (untere Kurve) bei einem repräsentativen Probanden. Die Lachgaskonzentration war 33,3%

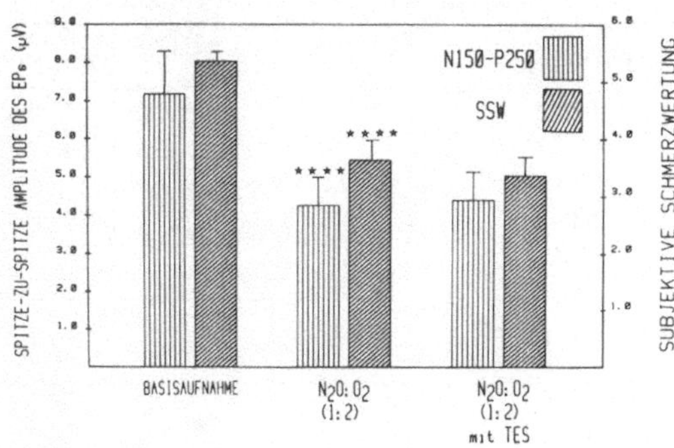

Abb. 2. Der Einfluß der Lachgas-Sauerstoff-Inhalation und der Kombination TES – Lachgas-Sauerstoff-Inhalation auf die subjektive Schmerzwertung und die N150–P250-Amplitude. Dargestellt sind die Mittelwerte und der Standarderror. **** = $p < 0,0001$

Tabelle 1. Die Veränderungen der EP-Komponenten durch die LSI (33,3% N_2O)

	SSW	N50-P100	P100-N150	N150-P250	P250-N350
$\bar{x}$	1,72	0,2	0,41	2,93	1,61
SE	0,31	0,28	0,21	0,59	0,41
t	5,58	0,70	2,00	4,94	3,93
P	0,0001	0,5	0,06	0,0001	0,001

	N50-LAT	P100-LAT	N150-LAT	P250-LAT	N350-LAT
$\bar{x}$	−9,06	−12,39	−8,00	−11,67	−11,83
SE	4,89	6,06	6,54	8,81	12,61
t	−1,85	− 2,04	−1,22	− 1,32	− 0,94
P	0,08	0,06	0,24	0,20	0,36

daß die Amplitude (Amp) N150–P250 und P250–N350 signifikant beeinflußt wurden. Die Veränderung der P100-Amp lag nahe des Signifikanzbereiches. Der Effekt der LSI war dagegen für die SSW sehr hoch signifikant.

Mit dem zweiten Schritt der Analyse war festzustellen, ob die Hinzufügung der TES die Lachgas-Analgesie verstärkt hat. Ein anderer Multivarianztest sollte offenbaren, ob sich die LSI-induzierten Veränderungen der Basis-EPe von den TES-LSI-Veränderungen signifikant unterschieden haben. Das war nicht der Fall (D_2 = 1,63; F (10,7) = 1,21; p = 0,41). Die Tabelle 2 illustriert, daß bei keiner der Variablen eine signifikante Differenz entstanden ist. Es gab somit keine Verstärkung der Lachgasanalgesie nachdem die TES zugesetzt wurde.

Diskussion

Das Lachgas wirkt depressiv auf die interneurale Synapsenübertragung der Impulse im Rükkenmark (Kitahata et al., 1971) und im Gehirn (Haughen und Melzack, 1957). Die Unter-

Tabelle 2. Die Veränderungen der EP-Komponenten durch die LSI versus TES-LSI (33,3% N_2O)

	SSW	N50-P100	P100-N150	N150-P250	P250-N350
$\bar{x}$	−0,28	−0,37	−0,65	0,14	0,18
SE	0,25	0,37	0,34	0,31	0,25
t	−1,10	−1,00	−1,89	0,46	0,72
P	0,29	0,33	0,08	0,65	0,48

	N50-LAT	P100-LAT	N150-LAT	P250-LAT	N350-LAT
$\bar{x}$	2,11	3,06	−2,56	−2,44	−15,44
SE	4,64	6,52	7,04	7,87	9,25
t	0,46	0,47	−0,36	−0,31	− 1,67
P	0,66	0,65	0,72	0,76	0,11

drückung der Reizübertragung nach der Lachgasapplikation trägt wahrscheinlich zu den Veränderungen der somatosensorischen (Chapman und Benedetti, 1979), auditoriellen (Lader und Morris, 1969) und visuellen (Domino et al., 1969) EPe bei. Die Kombinationsanwendung der transkutanen Nervenstimulation und der Akupunkturelektrostimulation zusammen mit der Lachgas-Sauerstoff-Beatmung wurde als das für Risikopatienten geeignete Narkoseverfahren empfohlen (Abdulla et al., 1979; Doenicke et al., 1976; Pauser et al., 1976; Grabow und Criveanu, 1976). Trotz dieser weittragenden Empfehlung wurden jedoch keine sorgfältigen neurophysiologischen Untersuchungen der Nerven-Elektro-Stimulations-Interaktionen mit dem Lachgas durchgeführt. Erst in der klinischen Studie von Baum und Schilling (1979) wurde darauf hingewiesen, daß die Analgesie der Elektrostimulation in der Kombination mit der Lachgas-Sauerstoff-Beatmung erheblich durch das Lachgas bedingt wird.

Die Ergebnisse unserer Studie zeigen, daß 33,3% Lachgas im Sauerstoff und die, von uns gebrauchte, TES-Intensität in einem Kombinationsverfahren von keinem Vorteil sind. Es ist möglich, daß mit höheren Stimulationsintensitäten, etwa wie in den klinischen Untersuchungen angegeben, ein anderes Resultat zu erzielen wäre. Solche Stimulationsintensitäten sind allerdings den VPn bei erhaltenem Bewußtsein nicht zuzumuten.

Literatur

Abdulla W, Cordes U, Sostegno C, Beyer J, Frey R, Gärtner J (1979) Vergleichende Untersuchungen über den Katecholaminspiegel im Plasma unter der Eletrostimulations- und Neuroleptanästhesie bei Netzhaut- und Glaskörperoperationen. Anaesthesist 28:237–242

Abdulla W, Sostegno C, Frey R, Gärtner J (1979) Kreislaufverhalten unter Elektrostimulationsanästhesie bei Operationen am Auge. Anaesthesist 28:221–226

Abdulla W, Sostegno C, Frey R, Gärtner J (1979) Plasma-Cortisol-Verhalten bei Operationen am Auge unter Elektrostimulationsanästhesie. Anaesthesist 28:243–246

Andersson SW, Erickson T, Holmgren E, Lindquist G (1973) Electro-acupuncture, effect on pain threshold measured with electrical stimulation of teeth. Brain Res 63:393–396

Baum J, Schilling A (1979) Die Kombinations-Elektrostimulationshypalgesie bei Lendenwirbelsäulenoperationen. Anaesthesist 28:227–236

Butler S, Benedetti C, Colpitts YM, Chapman CR (1981) Event-related potential correlates of analgesia: Comparison of nitrous oxide and fentanyl. Pain Suppl 1:58

Chapman CR, Benedetti C (1979) Nitrous oxide effects on cerebral evoked potential to pain: Partial reversal with a narcotic antagonist. Anesthesiology 51:135–138

Chapman CR, Wilson ME, Gehrig JD (1976) Signal detection evaluation of the effects of acupuncture on the perception of painful dental stimulation. In: Bonica JJ, Albe-Fessard D (eds) Advances in Pain Research Therapy. Raven Press, New York, Vol 1:775–779

Chen ACN, Chapman CR (1980) Aspirin analgesia evaluated by event-related potentials in man: Possible central action in brain. Exp Brain Res 39:359–364

Dixon WJ, Brown MB (1979) BMDP – 79. Biomedical Computer Programs, P-Series. Berkeley, University of California Press

Doenicke A, Kampik G, Praetorius B, Pitterling P, Göb E, Matusczyk U (1979) Elektro-Stimulationsanästhesie in der Abdominalchirurgie unter besonderer Berücksichtigung der selektiven proximalen Vagotomie. Anaesthesist 25:248–256

Domino EG, Corssen G, Sweet RB (1963) Effects of various general anesthetics on the visually evoked response in man. Anesth Analg 42:735–747

Gehrig JD, Colpitts YH, Chapman CR (1982) Effects of local anesthetic infiltration on brain potentials evoked by painful dental stimulation. Anesth Analg

Grabow L, Criveanu T (1976) Die kombinierte Akupunktur-Analgesie als Verfahren der allgemeinen Anästhesie. Anaesthesist 25:231–234

Haughen FP, Melzack R (1957) The effect of nitrous oxide on responses evoked in the brain stem by tooth stimulation. Anesthesiology 18:183–195

Herget HF, L'Allemand H, Kalweit K, Walter P, Hehrlein FW, Schlepper M (1976) Klinische Erfahrungen und erste Ergebnisse mit kombinierter Akupunktur-Analgesie bei offenen Herzoperationen am Zentrum für Chirurgie der Justus-Liebig-Universität in Gießen. Anaesthesist 25:223–230

Kitahata LM, Taub A, Sato I (1971) Lamina-specific suppression of dorsal horn unit activity by nitrous oxide and by hyperventilation. J Pharm Exp Therap 176:101–108

Lader M, Morris H (1969) The effects of nitrous oxide on the human auditory evoked response. Psychopharmacologia 16:115–127

Marshall BE, Wollman H (1980) General anesthetics. In: Goodman, Gilman (eds) The pharmacological basis of therapeutics. Macmillan Publ Co, New York, pp 276–299

Martin RW, Chapman RC (1979) Dental dolorimetry for human pain research: Methods and apparatus. Pain 6:349–364

Matthews B, Searle BW (1976) Electrical stimulation of teeth. Pain 2:245–251

Mumford JM (1965) Pain perception threshold and adaptation of normal human teeth. Arch Oral Biol 10:957–968

Mumford JM, Bowsher D (1976) Pain and protophasic sensibility. A review with particular reference to the teeth. Pain 2:223–243

Pauser G, Benzer H, Bischko J, Ganglberger J, Haider M, Mayrhofer O, Schmid H, Semsroth M, Thoma H (1976) Klinische und experimentelle Ergebnisse mit der Akupunktur-Analgesie. Anaesthesist 25:215–222

Die Differenzialwirkung der Intensität der Akupunkturstimulation auf den dentalen Schmerz und die bezogenen evozierten Potentiale

F. Schimek, C.R. Chapman und R. Gerlach

Verschiedene Autoren, die die dentale Dolorimetrie als ein Modell zur Untersuchung des experimentellen Schmerzes gebrauchten, haben über die Anwendung der Akupunktur zur Analgesie im Zahnbereich berichtet (Andersson und Holmgren, 1975; Janhunen und Närhi, 1977; Chapman et al., 1980). Damit eine Akupunkturwirkung eintritt, haben Andersson und Holmgren (1975) die Forderung nach einer intensen Stimulation, die zur pochenden Empfindung führt, aufgestellt. Chapman et al. haben wiederholt gezeigt, daß auch die Akupunktur, bei der trotz hoher Stimulationsintensität die Behaglichkeitsgrenze der Versuchsperson (VP) nicht überschritten wird, zur Minderung des Schmerzes führt (Chapman et al., 1975; Chapman et al., 1977; Chapman et al., 1980). Es wurde allerdings auch berichtet, daß bloß das Einstechen der Akupunkturnadeln ohne jegliche Stimulation zur Durchführung von chirurgischen Eingriffen ausreicht (Spoerel, 1976).

Die Amplituden der dental evozierten Potentiale (EP) stimmen gut mit den Änderungen in der Schmerzperzeption, die je nach der Reizintensität variiert, überein (Harkins und Chapman, 1978; Chen et al., 1979). Die analgetischen Behandlungen, die zur Minderung der Schmerzwahrnehmung führen, verursachen auch eine Verkleinerung der EP-Amplituden. So haben zum Beispiel Chapman und Kollegen eine Abnahme der EP-Amplituden nach der Verabreichung von 1,0 g Aspirin (Chen und Chapman, 1980), 0,1 mg Fentanyl (Butler et al., 1981), Lachgas-Sauerstoff-(1 : 2)-Inhalationsgasgemisch (Chapman und Benedetti, 1979) und 2% Lidokainblock der Alveolarnerven (Gehrig et al., 1981) demonstriert. Kürzlich haben Buchsbaum et al. (1981) nach der Gabe von Aspirin und Morphin ähnliche Veränderungen der EPe, durch schmerzhafte Hautstimulation hervorgerufen, gezeigt.

In dieser Studie haben wir den Versuch unternommen, den Einfluß unterschiedlicher Stimulationsintensitäten, an den beiden Di-4-Akupunkturpunkten appliziert, auf den analgetischen Effekt der Akupunktur zu eruieren. Dabei wollten wir herausfinden, ob eine Beziehung zwischen der „Menge" der Stimulationsintensität und dem analgetischen Effekt der Akupunktur, wie bei den Studien der Dosis-Wirkungs-Beziehung der Pharmaka gesehen, besteht. Drei Intensitäten der elektrischen Akupunkturstimulation wurden mittels der subjektiven Schmerzwertung (SSW) und der Messungen der assoziierten Hirn-EPe untersucht.

Methodik

Zwölf bezahlte Freiwillige im Alter 21 bis 31 Jahren wurden in die Studie einbezogen. Jeder der Probanden füllte einen Gesundheitsfragebogen aus und unterschrieb eine Einverständniserklärung, die durch die Kommission für die Ethik der Forschung am Menschen der Universität Washington begutachtet wurde.

Ein gesunder, nicht gefüllter, oberer Schneidezahn wurde über eine leitende Gummielektrode (Kathode) von 4 mm Durchmesser elektrischen Reizen rechteckiger Wellenform, die von einem Grass-S44-Generator bezogen wurden, ausgesetzt. Die Dauer des Reizes betrug 5 ms, die Reizfrequenz 0,5 Hz. Die Kathode war in ein Plastikröhrchen, das während aller Experimentsabschnitte durch einen der Untersucher für die VP gehalten wurde, eingebaut. Vor dem Beginn der Reizung wurde der Zahn mit Alkohol gereinigt und mit Preßluft getrocknet. Die Qualität des Reizes wurde sorgfältig durch die Darstellung der Rechteckimpulswelle auf einem Oszilloskop und durch die koninuierliche Digitalmessung des Kreisstromwiderstandes überwacht. Auf diese Weise wurde ein konstanter Stromfluß garantiert. Am Jochbein, ipsilateral zum stimulierten Inzisivzahn, wurde die Anodenelektrode aufgeklebt. Die SSW wurde auf einer Zahlenskala von 1 bis 6 gewertet. Die Zahlen korrespondierten aufsteigend mit: sehr schwacher Empfindung, sehr schwachem Schmerz, schwachem Schmerz, leichtem Schmerz, mittelstarkem Schmerz und starkem Schmerz. Die VP hat in einem Zahnstuhl die Position, die am bequemsten war und bei der die minimalste Muskelspannung auftrat, eingenommen. Die Intensität der elektrischen Reize wurde langsam bis in den Bereich des starken Schmerzes erhöht. Dieser Vorgang wurde dreimal wiederholt und der festgestellte Durchschnittswert während aller Versuchsabschnitte konstant gehalten. Die Stromstärken reichten von 18 bis 80 μA. Der Durchschnittswert betrug 66 μA.

Das Elektroenzephalogramm (EEG) wurde vom Vertex (Cz), mit der Referenzelektrode am Inion, abgeleitet. Die Erdungselektrode wurde am Jochbein befestigt. Der Widerstand der Elektroden wurde unterhalb von 5 kΩ gehalten. Die Hirnaktivität wurde mit einer Analogisolationseinheitanlage, Modell 277 J, die eine effektive Bandbreite von 0,2 bis 100 Hz beinhaltet, verstärkt. Das Signal wurde dann direkt in den Nicolet-1072-Mittelwertbildner geleitet. Der Inputgrenzbereich des Nicolet-SD-72/4A-Digitalrechners wurde auf die Zeitkonstante von 4 ms und die Sammelrate von 80 kHz eingestellt. Der Vorgang der Summation wurde über das Nicolet-1072-Oszilloskop verfolgt. Die EPe wurden durch die Summation von 64 Einzelpotentiale, in je drei Blöcke aufgespeichert, erhalten. Jede der Blockaufnahmen, die durch Muskelspannung, Augenzwinkern oder Bewegung beeinflußt war, wurde verworfen und durch eine neue Aufnahme ersetzt. Der aufsummierte EP wurde mit einen x-y-Schreiber aufgezeichnet. Die Reize wurden in vier Serien verabreicht und die drei am meisten übereinstimmenden Blockaufnahmen aufsummiert. Dies ergab einen Basis-EP, der aus 192 Einzelpotentialen bestand. Das EEG wurde aufgenommen und die EP-Werte, durch den Nicolet-CAT-Digitalrechner erhalten, der Null-Linie-zu-Spitze-Amplituden und der Spitze-Latenzen berechnet.

Nach dem Erhalt der Basis-EPe wurde die Akupunktur an den beiden Di-4-Akupunkturpunkten, zwischen dem ersten und zweiten Metakarpalknochen gelegen, über die chinesischen Stahlnadeln der Größe 1″ appliziert. Die Haut wurde vorher mit Alkohol gereinigt und desinfiziert. Die Kathode wurde mit der Nadel verbunden und die Anode an die Spitze des Zeigefingers fixiert. Zur Stimulation verwendeten wir einen biphasischen Elektroimpuls von 2 Hz, der dem Stimulationsgerät „Sanyo Denshi SD 207" abgeleitet wurde. Die Outputspannung des Stimulationsgerätes wurde so weit erhöht, bis die VP eine deutlich pulsierende Empfindung verspürte. Dieser Spannungswert wurde aufgeschrieben und als „niedrige Stimulationsintensität (N)" benannt. Die „hohe Stimulationsintensität (H)" wurde durch weitere Erhöhung der Outputspannung, bis zum Punkt der höchst möglichen (nicht nozizeptiven) Stimulation, erreicht. Der Durchschnittswert der H- und N-Spannung wurde als „mittlere Stimulationsintensität (M)" definiert. Jede Stimulationsintensität wurde 20 min appliziert und während der EP-Aufnahme für etwa 7 min unterbrochen. Die berechnete Durchschnittsspannung der einzelnen Intensitäten betrug 0,57 V, 2,05 V und 3,5 V. Die Reihenfolge der Stimulationsintensität wurde innerhalb der Population der VPn balanziert. In dieser Weise entstanden sechs Gruppen von je zwei Probanden. Zur statistischen Auswertung der Ergebnisse wurde die Mixed-Design-Varianzanalyse benutzt. Die Variable der Gruppierung war die Reihenfolge der Behandlung (RB) und die Variable innerhalb der Population der VPn entsprach der Akupunkturstimulationsintensität.

Ergebnisse

In der Abb. 1 ist der Effekt der unterschiedlichen Stimulationsintensitäten der Akupunktur bei einem repräsentativen Probanden aufgezeichnet.

Um die Anzahl der in die Varianzanalyse einzubeziehenden Werte zu verringern, haben wir die Korrelation zwischen dem Intensitätsspiegel und jeder der abhängigen Variablen untersucht. Nur die Variablen, deren Korrelation größer als 0,20 war, wurden berücksichtigt. Unter diesem Gesichtspunkt konnten in die Varianzanalyse nur die SSW, die P100-Amplitude (P100-Amp) und die P250-Amplitude (P250-Amp) einbezogen werden. Das Ergebnis der Varianzanalysen ist in der Tabelle 1 dargestellt. Der Test nach Dunnett (Kirk, 1968) wurde zur a-posteriori-Prüfung der einzelnen Werte gegenüber der Basismessung gebraucht.

Eine signifikante Dosiswirkung wurde bei P100-Amp, P250-Amp und SSW gesehen. Dieser Effekt ist in der Abb. 2 ersichtlich. Der a-posteriori-Test offenbarte, daß diese Wirkung nur mit der H-Stimulation eingetreten ist. Der Effekt ist sehr deutlich in der Zeichnung der P100-Amp. Die Tendenz einer dosisabhängigen Wirkung ist nicht statistisch gesichert. Es scheint, daß die Akupunkturwirkung nach dem Prinzip „Alles-oder-Nichts" zustande kommt und erst dann eintritt, wenn der Spiegel einer adäquaten Stimulationsintensität erreicht wurde.

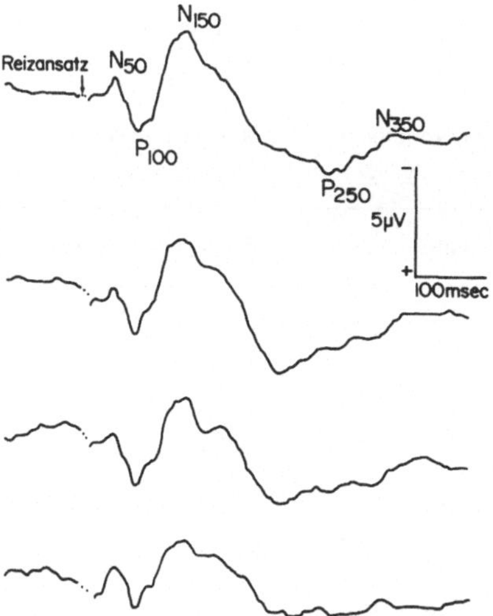

Abb. 1. Die Veränderungen des Basis-Summations-EPs (obere Kurve) durch die N- (zweite Kurve), M- (dritte Kurve) und H-Akupunktur (vierte Kurve)

Tabelle 1. Die Datenzusammenfassung der Varianzanalyse

Variable	Quelle der Variation	SAQ	FG	MAQ	F	p
P100-Amp	RB	3,999	5	0,800	0,19	0,958
	Dosis (D)	6,228	3	2,076	5,76	0,006**
	ϵ – VP innerhalb RB	25,86	6	4,311		
	Interaktion RB × D	8,591	15	0,573	1,59	0,173
	ϵ – VP × D innerhalb RB	6,487	18	0,360		
P250-Amp	RB	121,403	5	24,281	0,82	0,576
	Dosis (D)	26,275	3	8,758	3,23	0,047*
	ϵ – VP innerhalb RB	177,169	6	29,538		
	Interaktion RB × D	31,038	15	2,069	0,76	0,699
	ϵ – VP × D innerhalb RB	48,840	18	2,713		
SSW	RB	19,167	5	3,833	5,75	0,028*
	Dosis (D)	2,292	3	0,764	6,11	0,005**
	ϵ – VP innerhalb RB	4,000	6	0,667		
	Interaktion RB × D	1,458	15	0,972	0,78	0,686
	ϵ – VP × D innerhalb RB	2,250	18	0,125		

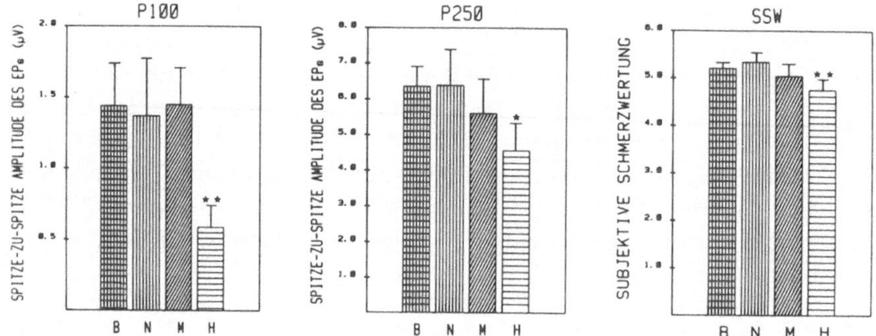

Abb. 2. Der Einfluß der N-, M- und H-Akupunktur auf die EP-Amplituden P100 und P250 und die SSW. Aufgezeichnet sind die Mittelwerte und Standarderror. * = p < 0,05; ** = p < 0,01

Tabelle 2. Die Korrelation zwischen der RB, der Dosis und den abhängigen Variablen P100-Amp, P250-Amp und SSW

	RB	P100-Amp	P250-Amp	SSW	Dosis
RB	1,00				
P100-Amp	0,055	1,000			
P250-Amp	0,271	0,229	1,000		
SSW	0,302	0,089	0,331	1,000	
Dosis	−0,000	−0,300	−0,259	−0,212	1,000

Die Korrelation zwischen den unabhängigen Variablen (Dosis und RB) und den abhängigen Variablen (P100-Amp, P250-Amp und SSW) ist in der Tabelle 2 aufgezeichnet. Interessanterweise gab es zwischen RB und P250-Amp und SSW eine substantielle Beziehung, die jedoch nicht für RB und P100-Amp eingetreten ist. Da dieser Effekt ziemlich schwach erschien, haben wir die mehrfache Regression, in der die abhängigen Variablen die Dosierung und die unabhängigen Variablen P100-Amp, P250-Amp, SSW und RB waren, berechnet. Ein mehrfacher Regressionskoeffizient von R = 0,395 wurde ermittelt und das Quadrat dieser Nummer, 0,156, zeichnete die Varianz der vier Variablen. Da die Werte der EPe, SSW und RB nur 16% der Varianz in den Daten ausmachten, können wir annehmen, daß der Behandlungseffekt sehr schwach war. Es kann der Tatsache zugeschrieben werden, daß wir innerhalb der N- und M-Spiegel mit suboptimalen Stimulationsintensitäten gearbeitet haben. Der optimale (und effektive) Spiegel wurde nur im H-Bereich erzielt.

Diskussion

Unsere Ergebnisse demonstrieren, daß bei Freiwilligen, die sich schmerzhafter Zahnstimulation unter Laborverhältnissen unterzogen haben, die N- und M-Akupunktur zur Herstellung der dentalen Analgesie ineffektiv gewesen ist. Eine Dosis-Wirkungs-Beziehung konnte nicht aufgedeckt werden. Die statistische Analyse deutet an, daß die analgetische Wirkung der Akupunktur abrupt eintritt und zwar bei dem Punkt, bei dem die steigernde Stimulationsintensität eine kräftig pochende Empfindung auslöst. Die Ergebnisse schließen jedoch nicht die Möglichkeit einer Dosis-Wirkungs-Beziehung im Bereich einer sehr hohen Akupunkturstimulation aus. Solche Fragen sind aber schwierig, sogar unmöglich, zu prüfen, da die VPn eventuell einer schädigenden, vielleicht die Toleranzgrenze übersteigenden, Stimulation ausgesetzt werden müßten.

Die von uns beobachtete geringe Akupunkturanalgesie könnte auch durch die Tatsache bedingt sein, daß wir die Inzisivzähne zur Testung herangezogen haben. Mattila et al. (1980) haben gezeigt, daß die Akupunkturanalgesie für den Zahnbereich, die durch die Stimulation der Di-4-Punkten gewonnen wird, am Schneidezahn am kleinsten ist. Sie wird größer, wenn man von den Prämolaren zu den Molaren vorschreitet. Wir könnten somit einen Effekt von höherer Signifikanz im Gebiet der Molarzähne erwarten. Die Schwierigkeiten, die mit der Arbeit an diesen Zähnen verbunden sind, besonders ihre Trockenhaltung, beschränken allerdings ihren Gebrauch nur auf einige Studien.

Literatur

Andersson SA, Holmgren E (1975) On acupuncture analgesia and the mechanism of pain. Am J Chin Med 3:311–334
Buchsbaum MS, Davis GC, Coppola R, Naber D (1981) Opiate pharmacology and individual differences. I. Psychophysical pain measurements. Pain 10:357–366
Butler S, Benedetti C, Colpitts YM, Chapman CR (1981) Event-related potential correlates of analgesia: Comparison of nitrous oxide and fentanyl. Pain Suppl 1:58
Chapman CR, Benedetti C (1979) Nitrous oxide effects on cerebral evoked potential to pain: Partial reversal with a narcotic antagonist. Anesthesiology 51:135–138
Chapman CR, Chen AC, Bonica JJ (1977) Effects of intrasegmental electrical acupuncture on dental pain: Evaluation by threshold estimation and sensory decision theory. Pain 3:213–227
Chapman CR, Colpitts YH, Benedetti C, Kitaeff R, Gehrig JD (1980) Evoked potential assessment of acupunctural analgesia: Atempted reversal with naloxone. Pain 9:183–197
Chapman CR, Gehrig JD, Wilson M (1975) Acupuncture compared with 33% nitrous oxide for dental analgesia: A sensory decision theory evaluation. Anesthesiology 42:532–537

Chen ACN, Chapman CR (1980) Aspirin analgesia evaluated by event-related potentials in man: Possible central action in brain. Exp Brain Res 39:359–364
Chen ACN, Chapman CR, Harkins SW (1979) Brain evoked potentials are functional correlates of induced pain in man. Pain 6:365–374
Gehrig JD, Colpitts YH, Chapman CR (1982) Effects of local anesthetic infiltration on brain potentials evoked by painful dental stimulation. Anesth Analg (im Druck)
Harkins SW, Chapman CR (1978) Cerebral evoked potentials to noxious dental stimulation: Relationship to subjective pain report. Psychophysiology 15:248–252
Janhunen MP, Närhi MVO (1977) Effect of electropuncture on the pain perception threshold of human teeth. Proc Fin Dent Soc 73:216–219
Kirk RE (1968) Experimental design: Procedures for the behavioral sciences. Brooks, Cole Publ Co, Belmont, California
Mattila S, Ketovuori H, Poentinen PJ (1980) Experimental studies of acupuncture analgesia in dentistry. Am J Acup 8:241–244
Spoerel WE (1976) Akupunktur-Analgesie in China. Anaesthesist 25:197–203

Sachverzeichnis

ADH 11, 137 ff., 142
Akupunktur 159, 169, 174, 181, 187
–, Punkte 175
Analgesie, geburtshilfliche 5, 9, 25
–, Lachgas 181
Analgesiequalität 4, 116
Analgetikaverbrauch 44
Arteriolendilatation 67
Atropin 174

Bakterienfilter 35
Beinvenenthrombose 14
Blut-Hirn-Passage 85
Blutrückstrom 14
Bronchialkarzinom 41
Bronchopneumonie 106
Bupivacain 8, 10, 14, 40, 66, 79, 93, 102
Buprenorphin 37, 45, 52, 78 ff., 85, 127, 149

Capnographie 98
Cardiotokogramm 27
Cephalgie 170
C-Faser-Transmission 10
Chordotomie 42
Clonidin 21
Cortisol 11, 142, 162

Diazepam 11, 17, 60, 72
Dolorimetrie, dentale 187
Domperidone 45
Doryl 50

EEG 182, 188
Elektrostimulationsanaesthesie s. ESA
Endorphine 21
Erregbarkeitsquotient 73
ESA 162, 174
ESB 159

Etomidate 10, 143, 175
Extraversion 132, 170

Fentanyl 10, 13 f., 50, 57, 75, 102 f., 137
–, Konzentration im Plasma und Liquor 12
Fettsäuren, freie 175

Geburtshilfliche Analgesie 5, 9, 25
Gelenksteife 93
Gestose 29
Glucagon 142
Glukose, Plasma 164
Glycerin, freies 175

Halothan 11, 143, 162
Hautwiderstand 159
Heparintherapie 45
Herzfrequenz, fötale 25
Hot-plate-tail-flick assay 16

Intercostalblockade 90

Kaiserschnitt 29
Karzinomschmerz 5, 35
Kokain 37

Lachgas, Analgesie 181
Liquor, Ausbreitung der Opioide 57
Lösungsmittel, Opiate 60
Lungenembolierate, PDA 69

Maudley Medical Questionnaire 159
McGill/Melzack-Fragebogen 123, 132
Meperidine s. Pethidin
Mepivacain 60

Morphin 13 f., 16 f., 25, 45, 66, 71, 78
–, Plasmakonzentration 28, 30
Mortalität, postoperative 116

Naloxone 21, 27, 45, 51, 57, 144
Neuroleptanalgesie s. NLA
Neurotransmitter 21
Neurozitismusscore 126, 132, 170
Nicomorphine 16, 127
NLA 11, 102, 134, 143

Opiatanalgesie, intrathekale 4, 54 ff.
–, peridurale s. epidurale Opiatanalgesie
Opiate, Klassifikation 21
Opiatrezeptoren 4, 49, 60
Oxycodone 17

Pain sensitivity 21
Pancoast-Symptomatik 42
PDA/NLA-Kombinationen 145
Pentazozin 61, 87, 123, 133, 149
Peridurale Opiatanalgesie 4
–, ADH 137 ff.
–, Alternativen zu Morphin 24
–, ambulant 43
–, Atmungsbeeinflussung 11, 73, 92, 96 ff.,
    102, 108, 114
–, Fentanyl 11
–, Geburtshilfe 5, 9, 25
–, Hämodynamik 11, 82, 108, 114
–, Indikation 5
–, intraoperative Anwendung 10
–, Karzinomschmerz 5, 35
–, Komplikationen 6, 7, 8, 13 f., 18 f., 27 f.,
    32 f., 37, 39, 45, 50, 55, 60, 83, 87, 91, 94,
    114
–, Liquorkonzentration 8, 71
–, Lösungsmittel 60
–, Nachinjektion 40, 55, 62
–, postoperative Pneumonierate 116
–, postoperativer Schmerz 10, 39, 78
–, Rippenserienfraktur s. dort
–, Schmerzintensität 62
–, Sedierung 87
–, Streßhormone 11
–, Tachyphylaxie 33, 37, 44
–, Therapie v. Gelenksteifen 93 ff.
–, Tiermodell 8
–, Verkürzung einer Beatmung 90
–, Wirkungsdauer 26, 55, 61, 80
Periduralkatheter, Fixierung 36
–, Katheterpflege 36

–, Liegezeiten 37, 43
–, Materialveränderungen 43
Persönlichkeitsdiagnostik 169
Pethidin 17, 25, 30, 50, 87, 133
Phäochromozytom 21
Piritramid 78, 103, 123, 133, 137
Plasmaosmolalität 138, 142
Plazeboeffekt 126
Pneumonierate, postoperative 116
Pooling, venöses 68
Prämedikation 174
Propanidid 9
Psychotizismus 133

Renin-Angiotensin 142, 162
Rippenserienfraktur 5, 9, 31, 40, 85, 90, 108

Schmerz, chronischer 44, 49
–, Differenz 135
–, Einschätzung 123
–, Lokalisation 134
–, Messung 49, 187
–, neurogener 42
–, ossärer 42
–, Perzeption, cutane 26
–, postoperativer 7, 116, 123, 132, 149
–, Tumorschmerz 87
Schmerzintensität 82, 151
Sedierung 80
Segmentplethymographie 65
Serotonin 21
Serumelektrolyte 138
Spinalanaesthesie 5
Streß, chirurgischer 15
Stress-free-anaesthesia 137
Streßhormone 11, 137, 142, 162
Strömungswiderstand 67
Substantia gelatinosa 4
Sympathikusblockade, PDA 65

TES 181
Thoraxverletzungen 108
Thrombosegefahr 69
Thiopental 18, 79, 150
Tibial-Pressure-Test 114

Vilan 17

Wechseldruckbeatmung 14
Wehenparameter 27
Wehenschmerz 25

Anaesthesiologie und Intensivmedizin

Anaesthesiology and
Intensive Care Medicine

vormals „Anaesthesiologie und Wiederbelebung"
begründet von R. Frey, F. Kern und O. Mayrhofer

Herausgeber: H. Bergmann (Schriftleiter)
J. B. Brückner, M. Gemperle, W. F. Henschel,
O. Mayrhofer, K. Peter

Band 134
Thrombose und Embolie
Herausgeber: H. Vinazzer
Mit Beiträgen zahlreicher Fachwissenschaftler
1981. 124 Abbildungen, 48 Tabellen.
XII, 345 Seiten. DM 118,-. ISBN 3-540-10393-7

Band 135
P. Sefrin
Polytrauma und Stoffwechsel
1981. 28 Abbildungen. VIII, 90 Seiten. DM 49,-.
ISBN 3-540-10525-5

Band 136
W. Seyboldt-Epting
Kardioplegie
Myokardschutz während extrakorporaler Zirkulation
1981. 36 Abbildungen. IX, 74 Seiten. DM 78,-
ISBN 3-540-10621-9

Band 137
G. Goeckenjan
Kontinuierliche Messung des arteriellen Sauerstoffpartialdrucks
1981. 49 Abbildungen, 11 Tabellen. IX, 110
Seiten. DM 78,-. ISBN 3-540-10730-4

Band 138
Neue Aspekte in der Regionalanaesthesie 2
Pharmakokinetik, Interaktionen, Thromboembolierisiko, New Trends
Herausgeber: H. J. Wüst, M. Zindler
1981. 72 Abbildungen. XIV, 178 Seiten (87
Seiten in Englisch). DM 78,-.
ISBN 3-540-10893-9

Beiträge des Zentraleuropäischen Anaesthesiekongresses 1979
Band 139
Prae- und postoperativer Verlauf Allgemeinanaesthesie
Band 1
ZAK Innsbruck 1979: Begrüßungsansprachen,
Festvortrag. Panel III: Präoperative Anaesthesieambulanz. Freie Themen: Allgemeinanaesthesie, Postoperative Nachsorge.
Panel V: Anaesthesieletalität
Herausgeber: B. Haid, G. Mitterschiffthaler
1981. 106 Abbildungen, 86 Tabellen.
XXXIII, 225 Seiten (40 Seiten in Englisch).
DM 98,-. ISBN 3-540-10942-0

Band 140
Regionalanaesthesie Perinatologie Elektrostimulationsanalgesie
Band 2
ZAK Innsbruck 1979: Hauptthema I: Regionalanaesthesie. Freie Themen: Elektrostimulationsanalgesie. Panel II: Perinatalperiode
Herausgeber: B. Haid, G. Mitterschiffthaler
1981. 134 Abbildungen, 51 Tabellen. XI, 218
Seiten. DM 85,-. ISBN 3-540-10943-9

Band 141
Experimentelle Anaesthesie – Monitoring – Immunologie
Band 3
ZAK Innsbruck 1979: Freie Themen: Experimentelle und klinisch-experimentelle Anaesthesie, Technik und Monitoring, Anaesthesie
und EEG. Panel I: Immunologische Aspekte.
Freie Themen: Immunologie
Herausgeber: B. Haid, G. Mitterschiffthaler
1981. 183 Abbildungen, 32 Tabellen.
XIII, 252 Seiten (7 Seiten in Englisch).
DM 98,-. ISBN 3-540-10944-7

Band 142
Herz Kreislauf Atmung
Band 4
ZAK Innsbruck 1979: Freie Themen: Kontrollierte Blutdrucksenkung, Anaesthesie bei Cardiochirurgie, Haemodynamik, Atmung
Herausgeber: B. Haid, G. Mitterschiffthaler
1981. 263 Abbildungen, 51 Tabellen. XIV, 335
Seiten. DM 128,-. ISBN 3-540-10945-5

Springer-Verlag
Berlin Heidelberg New York

Anaesthesiologie und Intensivmedizin

Anaesthesiology and Intensive Care Medicine

vormals „Anaesthesiologie und Wiederbelebung"
begründet von R. Frey, F. Kern und O. Mayrhofer

Herausgeber: H. Bergmann (Schriftleiter),
J. B. Brückner, R. Frey, M. Gemperle,
W. F. Henschel, O. Mayrhofer, K. Peter

Band 143
Intensivmedizin – Notfallmedizin
Band 5
ZAK Innsbruck 1979: Hauptthema II:
Anaesthesie und Notfallmedizin. Haupt-
thema III: Grenzen der Intensivmedizin. Freie
Themen: Intensivmedizin, Parenterale Ernäh-
rung und Volumenersatz, Säure-Basen-Haushalt
Herausgeber: B. Haid, G. Mitterschiffthaler
1981. 269 Abbildungen, 95 Tabellen. XV, 373
Seiten (13 Seiten in Englisch). DM 148,–.
ISBN 3-540-10946-3

Band 144
Spinal Opiate Analgesia
Experimental and Clinical Studies
Editors: T. L. Yaksh, H. Müller
1982. 55 figures, 54 tables. XII, 147 pages.
DM 68,–. ISBN 3-540-11036-4

Band 145
J. D. Beyer, K. Messmer
Organdurchblutung und Sauerstoffversorgung bei PEEP
Tierexperimentelle Untersuchungen zur regionalen Organdurchblutung und lokalen Sauerstoff-
versorgung bei Beatmung mit positiv-endexspira-
torischem Druck
1982. 17 Abbildungen, 18 Tabellen. X, 84 Seiten.
DM 54,–. ISBN 3-540-11220-0

Band 146
H. Harke
Massivtransfusionen
Hämostase und Schocklunge
1982. 78 Abbildungen, 50 Tabellen.
XIV, 196 Seiten. DM 65,–. ISBN 3-540-11467-X

Band 147
L. Tonczar
Kardiopulmonare Wiederbelebung
1982. 44 Abbildungen, 15 Tabellen.
160 Seiten. DM 58,–. ISBN 3-540-11760-1

Band 148
Regionalanaesthesie
Ergebnisse des Zentraleuropäischen Anaesthesie-
kongresses Berlin 1981, Band 1
Herausgeber: J. B. Brückner
192. 125 Abbildungen, 43 Tabellen. XIII, 215 Seiten
DM 83,–. ISBN 3-540-11744-X

Band 149
Inhalationsanaesthesie Heute und Morgen
Herausgeber: K. Peter, F. Jesch
1982. 126 Abbildungen, 19 Tabellen.
XII, 276 Seiten. DM 42,–. ISBN 3-540-11756-3

Band 150
Inhalation Anaesthesia Today and Tomorrow
Editors: K. Peter, F. Jesch
1982. 126 figures, 19 tables. XII, 258 pages
DM 76,–. ISBN 3-540-11757-1

Band 151
H. Marquort
Kontraktionsdynamik des Herzens unter Anaesthetika und Beta-Blockade
Tierexperimentelle Untersuchungen
1982. 136 Abbildungen, 34 Tabellen.
Etwa 240 Seiten. DM 62,–. ISBN 3-540-11745-8

Band 152
Der Anaesthesist in der Geburtshilfe
Ergebnisse des Zentraleuropäischen Anaesthesie-
kongresses, Berlin 1981
Band 2 Herausgeber: J. B. Brückner
1982. 60 Abbildungen, 19 Tabellen. 196 Seiten
DM 42,–. ISBN 3-540-11831-4

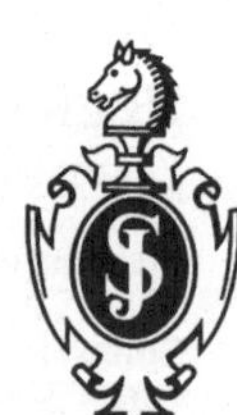

Springer-Verlag
Berlin
Heidelberg
New York